魅惑の生体物質をめぐる光と影

ホルモン全史

R.H. エプスタイン 著　坪井貴司 訳

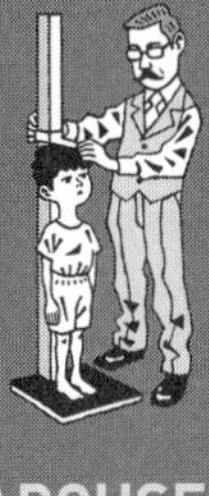

AROUSED : The History of Hormones and How They Control Just About Everything

Randi Hutter Epstein

化学同人

AROUSED

The History of Hormones and How They Control Just About Everything

by Randi Hutter Epstein

Japanese translation published by arrangement with the proprietor,
c/o The Joy Harris Literary Agency, Inc., New York, U.S.A.
through Tuttle-Mori Agency, Inc., Tokyo.

スチュアート、そして、ジャック、マーサ、ジョーイ、エリザに捧ぐ

目次

序章 1
1章 太った花嫁 9
2章 ホルモン誕生 25
3章 脳の瓶詰め 48
4章 殺人鬼ホルモン 73
5章 男らしくなる秘密の方法!? 94
6章 ホルモンで結ばれたふたり 113
7章 ジェンダーを作り出す 129
8章 成長させるために 159
9章 測れないものを測る 187

10章　強くなり続ける痛み　203
11章　頭がかっかする：更年期の謎　221
12章　テストステロン研究の創始者　245
13章　オキシトシン：これぞ愛の感覚　270
14章　性転換　291
15章　飽くなき欲求：視床下部と肥満　310
エピローグ　324
謝辞　327
訳者あとがき　333
注釈　343
索引　349

序章

一九六八年の夏休み、当時六歳だった私は、ニューヨーク州ヨンカーズにあるスプレイン・ブルック・ゴルフ倶楽部内にあるプールに通うのが日課だった。祖母マーサと彼女の三人の友人(おきまりの四人組)が、コーヒーとケントをくゆらせながら、トランプに興じていた。

私はプールで泳ぐつもりだったが気が変わり、姉と一緒に日光浴をすることにした。身体にジョンソンベビーオイルをたっぷりと塗りたくって、レコードのジャケットにアルミホイルを巻きつけた手製の日焼け装置のなかに頭を押し込み、陽のあたるプールサイドに寝そべっていた。

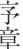

帰り道、姉と私は腕を組んで歩いた。姉は、きれいな小麦色に日焼けしていたのに、私の顔は、熟したトマトのような色で、翌日には皮がむけてしまうほどの日焼け、つまり〝やけど〟を負っていた。一方、祖母のマーサの肌は、見事なブロンズ色だった。「おばあちゃんは何もしなくても上手に日焼けができるのだな」と当時の私は思っていた。

その五年後、祖母のマーサが実は日光浴をしてはいけない体であることがわかった。マーサは、ホルモン疾患のひとつ、アジソン病を患《わずら》っており、適正な血圧の維持や免疫系を強化するためのホルモンであるコルチゾールを十分に産生できなかった。アジソン病患者は、極度の疲労感、吐き気、ときには命を脅《おびや》かすほどの低血圧に苦しむ。また、皮膚が黒くなる。しかし祖母がアジソン病だと診断されてからの治療は、きわめてシンプルで、体内で産生できないコルチゾールと化学的に似ているコルチゾンの錠剤を毎日摂取する、それだけだった。

〝ホルモン〟という言葉が生まれたのは、一九〇五年。祖母が生まれた一九〇〇年には、〝ホルモン〟という言葉はまだ存在しなかった。一九七〇年代に祖母が病気になった頃、研究者たちは、どのホルモンの分泌に異常があるのかを、一〇億分の一グラム（一ナノグラム）の精度で測定することで見つけだし、祖母の病気の進行を食い止めるための錠剤を処方した。

肝臓が、血糖量の急激な変化を防ぐ役割を担っているのではないかと、かねてより感じていたクロード・ベルナールは、食物の消化のしくみに関する研究に取り組み、膵臓が消化液を分泌することを一八五五年に発見した。彼は犬に肉だけを与え、肝臓の糖動態について調べた。そして食事を与えた直後に犬を解剖し、すばやく肝臓を摘出し、まだ生暖かい肝臓に含まれている糖分量を測定した。そして数分後、また、その数時間後に再び肝臓に含まれている糖分量を測定した。ベルナールを喜ばせたのは、犬の肝臓に含まれている糖分は食前にはほぼゼロだったにもかかわらず、その後上昇し続けたことだ（肝臓を摘出された犬はすでに死んでしまっていたが、肝臓自体はほかの臓器と同様、数日間は機能し続ける。このような臓器の性質こそが、臓器移植を可能にしている理由のひとつだ）。

ベルナールは同僚の研究者たちに、肝臓は糖を貯蔵するだけでなく、糖を産生する化学物質を含有していると報告した。また、彼は、肝臓や膵臓だけでなくすべての臓器が、私たちの体を円滑に機能させるためのなんらかの化学物質を分泌しているとも主張した。そしてベルナールは、この化学物質のことを〝内分泌物（internal secretions）〟とよび、体の制御機構に関するまったく新しい仮説を展開した。

多くの科学史学者たちは、ベルナールが内分泌学の父だと考えている。しかし、私はそう思わない。内分泌学の父であれば、臓器が分泌する内分泌物の正体である化学物質を単離し、その生理作用についてより詳細に調べたくなるはずである。実際、内分泌物は、さまざまな臓器に存在する標的細胞の受容体を活性化し、情報を伝え、体内の臓器が正しく機能するように作用する。

私はホルモンに関する歴史を深く調べ始めた。なぜなら二〇世紀は、驚くべき発見の連続した時代であったが、ホルモンの作用について途方もなく誇張された主張が展開された時期でもあったからだ。一九二〇年代にインスリンが発見され、そしてインスリンを治療に用いることで糖尿病は、死刑宣告の病気から慢性疾患へと変化した。一九七〇年代の新生児での甲状腺ホルモン量の検査は、数千人もの子どもたちを知的障がい（クレチン症）から遠ざけた。しかし同じころ、とんでもない間違いも起こっていた。たとえば、年老いた人びとを若返らせる治療法として行われていた精管切除《パイプカット》術は、一九二〇年代半ばから十年以上もてはやされたし、知識階級の人物を治療した医師が、人相を調べることでホルモンの病気に気づくことができると主張してホルモン治療を行った記録もある。それらの治療法はまったくのでたらめで、加えて非常に危険きわまりないものだった。

本書では、向こう見ずな科学者や、子どものために命を懸ける両親たちの物語も取り上げている。前者は、高度な医療画像診断技術が開発される前の二一世紀初頭、ある向こう見ずの天才脳神経外科医が、ホルモンの過剰分泌によって引き起こされる病気の原因の根源だと考えていた、脳の奥にある非常に小さなホルモン分泌腺を手術で取り除くに至った話である。後者は一九六〇年代、ある夫婦が低身長に悩む息子のために成長ホルモンを入手しようと、大学の病理学研究室や遺体安置所を東奔西走する話だ。

その他には、好奇心旺盛な消費者の話も興味深い。彼らは少しでも長生きするために、少しでも気分を良くするためにと、ホルモン注射を切望する（その注射で死んでしまうこともあるのに）。

本書の執筆にあたって私は、ときには一八〇〇年代後半の医師たちとともに墓地を掘り起こして遺体を盗み、分泌腺をかき集めた。またあるときには、研究者たちとともにホルモンの作用機序やホルモン遺伝子を血眼になって徹底的に追求した。

成長ホルモンが、〝成長〟するためだけに用いられるわけではないことは、どのように発見されたのだろうか？　精巣や卵巣が脳から分泌されるホルモンによって制御されていることをどのように発見したのだろうか？　ダイエットが成功しないのは、意志の弱さゆえではなく、最近発見された空腹ホルモンのせいだというのは本当だろうか？　もしそうであれば、意志の弱さとホルモンの間には、何の違いがあるのだろうか？　と、まあいろいろと述べたが、結局のところ、私たちはホルモンによって〝調節されて〟いるのである。また、今日治療に用いられているホルモン、たとえば、高齢男性の間で人気のテストステロンや、更年期の女性たちに用いられているホルモン補充療法についての最新の研究成果についても取り上げた。

序章

第1章では、ホルモン研究の夜明け、つまり一九世紀初頭の医師たちが体内のあらゆる場所に存在する化学物質を分泌する腺、すなわちホルモン分泌腺に注視し始めた頃の話を取り上げる。そして、続く第2章では、一九〇〇年代初頭の、ホルモンという概念の形成につながった研究について取り上げる。一九二〇年代に、内分泌学は、目立たない医科学研究分野から、最も注目される分野のひとつになるまで爆発的に広まった。また、インスリンの発見やエストロゲンやプロゲステロンの単離もなされた。同じ頃、ホルモンに注目したあらゆる奇々怪々な治療法を紹介する本が流行した。

もし狂騒の一九二〇年代に内分泌学が勃興していたら、本物と偽物の治療法の両面で人気を博していたかもしれない。一方、一九三〇年代に立ち上がっていれば、重要な研究分野のひとつとしての確固たる地位を築いていたに違いない。その頃生化学が、何年も前から一般人に信じられていた三つの事柄について、誤りを指摘したからだ。一つ目は、エストロゲンとテストステロンは全く異なる物質だと考えられていたが、実際には、たった一個のヒドロキシ基の違い、つまりたった一個の水素原子と酸素原子の違いでしかないことだった。エストロゲンとテストステロンは、異なる衣装を身にまとった双子の兄弟と言ってもよい。二つ目に、エストロゲンがウマの尿から単離されたとき、それは、雌馬の尿ではなく、種馬、つまり雄馬の尿からだった。それまで、卵巣はエストロゲンだけを産生し、精巣はテストステロンだけを産生すると科学者たちは思い込んでいた。しかし実のところ卵巣と精巣は、エストロゲンもテストステロンも産生することが明らかになった。そして三つ目に、エストロゲンとテストステロンは、シーソーにのった子どものように、どちらかが上に行けば、もう片方は下に行くような、お互いに拮抗的な作用をする物質だと考えられていた。しかし実際には、二つのホルモンは拮抗的な作用どころか、共同して作用するホルモンだった。

これらの発見から、当初考えられていたよりも、ホルモンの作用はかなり複雑らしいということがわかった。科学者たちは、ひとつのホルモンだけ研究するのでなく、ホルモン同士がどのように影響しあうのか調べ始めた。

二〇世紀の後半は、科学者たちの勝利とともに始まった。二〇世紀前半の科学者たちは、ホルモン自身は強大な作用能力があるにもかかわらず、細胞内の非常に小さい顆粒に貯蔵されていて、分泌される量があまりにも少なすぎるため、分泌量の測定は不可能だと考えていた。しかし、ホルモンを測定する方法は開発された。その後まもなくして、経口避妊薬であるピルが承認された。おかげで、自宅でできる妊娠検査テストは古くて遅い方法になった。またバイアル詰めされたホルモンが更年期障害の症状を緩和するための薬として売られ始めた。しかし、その喜びは長続きしなかった。ホルモン剤が広く用いられるようになると、副作用が問題になった。実は、経口避妊薬の投与量によっては致命的な脳梗塞のリスクが高まることがわかった。ホルモン補充療法は高齢者の慢性病を予防するといわれていたが、実際はそうではないことが明らかになった（そもそもなぜ効果があると言われ始めたのか疑問に感じる）。現代を生きる私たちは、ホルモン療法に対してこれまでよりも鋭い目でチェックするようになっているが、それでもまだホルモン療法の是非についてわからないことが多いのも事実である。

それでは、私たちはどのようにしてホルモン療法のリスクとベネフィットを検討すればよいのだろうか？　検討するためのポイントとして、永遠の若さを維持する新しい方法を追い求めることを推奨しているわけではなく（永遠の若さを維持する話自体古いテーマだが、いつの時代でも関心を集めている）、また、あるがままでいることを推奨しているわけでもない（実際私たちの体はホルモンによって調節され、すべてのホルモンは、私たちの体内に存在する天然物質である）。むしろ本書では、読者の皆さんに、私たちの体のなかに存在するホルモン同士が非常に複雑な相互作用をしていて、私たちは絶えずホルモンにさらされているということを理解してもらえればと思っている。

祖母マーサの話に戻るが、つい最近、祖母と一緒にトランプゲームに興じていた女性から、祖母がアジソン病と診断されるまでの数週間は本当に疲れている様子だった、という話を聞いた。ゲーム中に寝落ちしてしまうほどだったらしい。確かに一九七四年の感謝祭前の月曜日に、祖母はニュージャージー州の私たちの家に遊びに来たが、ずっと静かに座っていた。スープにスプーンを浸す代わりに、鼻にしわを寄せ、小声でスープに塩が足りないとつぶやいたと思えば、その後はソファで休んでいた。これはこんなのは私が知る祖母の姿ではなかった（食塩渇望、この症状にすぐに気づくべきだった。これはアジソン病の特徴的な症状のひとつなのだ）。祖母は、大好きなうわさ話も不平不満も話さなくなり、裏口まで行き夕バコをくゆらす元気すらなくなった。これに母は驚き、医師をよんだ。

医師は、当初何が問題なのかわからなかったが、性格の奇妙な変化に気づき、さらなる検査のため祖母を入院させた。ベッドに運ばれたときにはあまりにも衰弱していて、フォークすら持ち上げられなかった。そのため、母がスプーンを祖母の口元へと運んでいた。そして、その際、祖母の舌が真っ黒に変色していることに気づいたのである（今振り返ってみると、最初に祖母を診た内科医は、何を診ていたのだろう。この症状を見逃すなど不自然すぎる)。

病理学者である私の父は、黒く変色した舌、ブロンズ色の肌、極度の疲労といった症状から、祖母がアジソン病ではないかと疑った。父は、ホルモン検査をするよう医師に頼み、結果、実際に副腎髄質から分泌されるコルチゾールが不足していることがわかった。

当時私は、ジョン・F・ケネディがアジソン病だったことを除いて、祖母の病気についてまったく理解できておらず「おばあちゃんは大統領と同じ特別の病気になった」としか思っていなかった。子どもの頃の私の記憶では、母が祖母に「お母さん、コルチゾンを必ず飲んでね」としきりに言っていたことしか頭にない。祖母は、午前と午後に一錠ずつコルチゾンを飲まなければならなかった。当時の私は、アジソン病がホルモンの不足によって起こる病気であることさえも知らなかった。私にとってホルモンとは乳房を大きくするもの、生理を引き起こすもの、そして性別に関係するものでしかなかった。なんとも貧弱な知識だろうか。

人体ではたらくホルモンの数はかなり多い。ホルモンは、思春期や性別に関係するだけでなく、代謝調節や行動、睡眠、気分変動、免疫系、そして闘争や逃走といったものを制御する強力な物質である。そのため、ある意味では、生きること、呼吸すること、情動に関する物質でもある。ホルモンの歴史は、単にホルモンが発見された年を順番に並べたようなものではなく、間違った方向へ研究が進んだり、粘り強く研究に取り組んだり、得られた研究成果がわたしたちに希望をもたらしたりする物語の連続である。本書では、ホルモンに関する基礎医学の研究成果と、それらの研究に尽力してきた人びとの物語を軸にして、私たち人間を人間たらしめる〝モノ〟の正体について見ていこう。

1章　太った花嫁

〝太った花嫁〟が亡くなり埋葬されたその日の夜、死体泥棒が遺体を掘り起こして科学者に売り渡そうとしていた。最初の墓荒らしは、一八八三年十月二七日の真夜中、ボルチモアのマウント・オリヴェット墓地で起こった。墓地の警備員が威嚇射撃したため、墓荒らしたちは驚き、鋤《すき》とシャベルを持って退散した。しかしその一時間後には、別のグループがやってきて、同じく威嚇射撃に驚いて逃走した。新聞各紙の報道はてんでバラバラだった。ある新聞では、弾丸が二人の墓荒らしに命中したと伝え、またある新聞では、負傷者なしと伝えていた。実際のところ、墓荒らしは全員無事だった。

死体泥棒たちが、体重二三五キロもある〝太った花嫁〟、ブランシュ・グレイの遺体を盗み出せると思っていたのは驚きである。というのも、彼女の遺体を埋葬するにあたっては、十数人の屈強な男性が遺体を木の板にくくりつけ、三階から階段を下って霊柩車に乗せていた。つまり、彼女を持ち上げるのに少なくとも数十人が必要だった。そして第二に、彼女の遺体は、医学的に価値があるとして多くの科学者たちが熱望していたので、警備員は、とくに夜、彼女の墓の区画が見える墓地の敷地内にある自宅の二階の窓から、監視の目を光らせていた。警備員は数名で勤務し、交代で銃を構え、常に窓の外を監視していた。

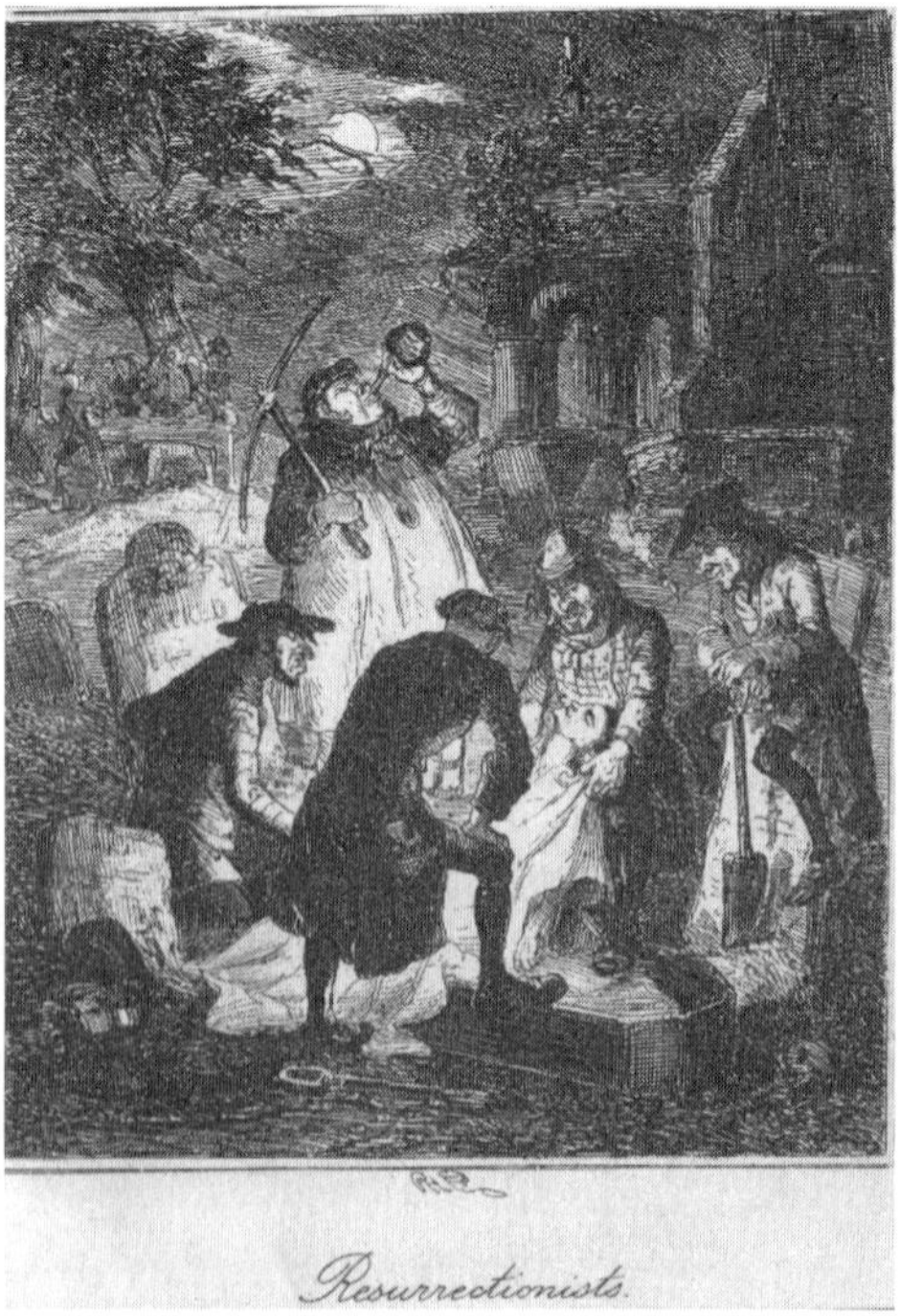

死者の復活を信じる人　（死体盗掘人？）
ヒーリーコレクション、ニューヨーク医学アカデミー、ニューヨーク医学アカデミー図書館のご厚意により掲載。

ブランシュ・グレイは不憫な娘だった。約五四〇〇グラムの巨大児としてデトロイトで生まれ、一二歳になる頃には、一一三キロを超えていた。母親は、彼女を生んだ数日後に亡くなった。父親と二人の兄弟は、グレイには結婚相手など現れず、一生家に閉じこもったまま過ごすだろうと思っていた。しかし、グレイ本人はまったくそのようには思っていなかった。彼女は、家族からの批判的な視線からも、医者からの好奇な目からも逃れて、できるだけ実家から離れたところで、自分のための新しい生活を始めたい、とにかくスポットライトを浴びるようなプロの仕事に就きたい、と思っていた。

一七歳のとき、グレイは見世物小屋《フリークショー》

で仕事を得るためにマンハッタンに向かった。ひげ女や小人、巨人、そのほかの奇人変人《フリーク》たちと並んで座る〝太った女性〟として仕事に就けると踏んだのだ。彼らは、ときには洞窟のような一室に並んだり、またあるときには、遊園地のジェットコースターのうしろに登場したりした。抜け目のない起業家たちは、フリークショーを〝教育的な娯楽〟として客集めしていた。

　多種多様な奇人変人をひとところに寄せ集めて見せ物にすることは、単に物好きな大衆を楽しませるだけではなく、生理学や神経科学、そして生化学を専門にする学者たちの好奇心も刺激した。科学者たちは、グレイのような奇形が、当時一般的に考えられていたような不道徳な行いや神の罰によって起こるのではなく、肉体的な欠陥によって起こるのだと証明しようとしていたのである。もしグレイのような奇形を引き起こす原因を解明できれば、逆に何がヒトを五体満足にしているのか、そのしくみを解明できるかもしれないと考えたのだ。

　もしグレイが一〇〇年後、つまり一九世紀ではなく二〇世紀後半に生まれていたら、医師は、おそらく肥満に関連するホルモン、甲状腺ホルモンや成長ホルモンについて検査しただろう。さらにもし二〇〇〇年頃に生まれていたなら、内分泌科医の診察を受け、レプチンやグレリンといったホルモンの検査を受けているにちがいない。また、グレイの母親の担当医は、彼女の母親が糖尿病に罹《かか》っている可能性について疑ったかもしれない。妊婦の糖尿病は巨大児を出産するリスクにつながるからだ。現代の医者たちは、ホルモンが私たちの体へ引き起こすさまざまな問題について知識をもっているので、ほかのホルモンについても検査したにちがいない。たとえば、出生時に甲状腺ホルモンが低下した状態だと、生まれてくる子どもの体重が増加するだけでなく、認知機能障害や乾燥肌を引き起こす。

しかしグレイは残念ながら、これらの科学的知識がない時代、一九世紀を生きていた。

グレイの病気に関するヒントはすでにあった。グレイが亡くなる四〇年前の一八四〇年、致命的な肥満で亡くなった女性の遺体解剖から、脳内にある、ホルモンを分泌する神経部位に腫瘍があることがわかっていた。また、発達遅延を示す十歳の肥満児では、甲状腺が欠損していたことがわかっていた。なぜ、ホルモンを分泌する組織に異常があることでグレイは亡くなったのだろうか?

グレイは、ニューヨークに到着するやいなや、バワリー通り二〇〇番地の博物館で〝太った女性〟として週二五ドル（訳注：現在の日本円で約七万）を稼いでいた（この博物館は、一九三〇年代には路上生活者用のモンロー・ホテルとなり、その後二〇一二年に豪華な高層ビルになった）。彼女はすぐに、週五ドルという安月給で働いていたチケット売りのデビッド・モーゼスの目に留まった。数回のデートのあと、モーゼスはグレイに「君と結婚し、君のマネージャーになりたい」と申し出た。グレイは両方の申し出《プロポーズ》にOKした。グレイは当時一七歳だったが、周囲には一八歳だと嘘をついていた。モーゼスは二五歳だった。

モーゼスは、ニューヨーク市のダイム博物館（訳注：ダイム博物館は、一九世紀末期に労働者階級の安価な娯楽と道徳教育センターとして人気を博していた）で、二人の結婚式のチケットを売った。博物館の入り口には、巨大な横断幕がはためいていた。そこには「ブランシュ・グレイ、世界で一番太った女の子は、今夜九時にステージ上で結婚します！」と書かれていた。モーゼスは、チケットが完売するように地元の新聞にも広告を打った。その広告には、ブランシュを「一九世紀の不思議」として宣伝していた。

「ずっしりと重い花嫁」とボルチモア・サン紙は記事にした。ニューヨーク・タイムズ紙は「妻にして余りある」と記事にした。「ブランシュ・グレイの体重は、約二三四キロもある。重力の法則に従うと小さい体（の新郎）は大きい体（新婦）に引き寄せられる」とまで揶揄された。ニューヨーク・タイムズ紙は彼女のことを「脂肪の怪物」とすら呼んだ。

結婚式後、モーゼスはひとつの提案をした。グレイの芸名を〝太った女性〟から〝太った花嫁〟に変えることだった。芸名を変えることによって、競争が激しくなっている世界で優位に立てると思いついたからである。実際、太った少女、太った女性はほかにもいて一般的だった。しかし太った花嫁は珍しかった。ブランシュの婚約と結婚式を、メディアが大々的に取り扱ったため、モーゼスは出演者たちに、大勢の見物客が来ることを伝え、興行を兼ねた新婚旅行も計画した。結婚式の翌朝、モーゼス夫人はニューヨークの賑やかなコニーアイランドのボードウォークで公演を行った。その裏でモーゼスは、ボルチモアのダイム博物館や、フィラデルフィアのヘーガー&キャンベルカジノでの公演をとりつけた。

すべてが驚くほどうまくいっているように見えた。ボルチモアのダイム博物館は、新婚夫婦のためだけでなく、結婚式の参列者である腕のない小人やひげ女、白いムーア人のための下宿を無料で提供した（地元の人たちは、この下宿を見世物小屋宿舎《フリークホテル》とよんだ）。唯一の問題は、ハネムーン用のスイートルームだった。ブランシュは、スイートルームのある三階へ上ることができなかったのである。そこで博物館は、男性たちとクレーンの助けを借りて、彼女を滑車で吊り上げることにした。モーゼスは、三階へ彼女が運ばれる光景を見せるだけでもチケットが売れると踏んだ。

しかし、数日のうちに不吉な兆候が現れてきた。観客から、太った花嫁は目をつぶってばかりいると苦情が寄せられ始めた。ひげ女は、ブランシュの肌が湿疹だらけで紫色に変色してきたのを心配し始めた。のちにモーゼスは「ブランシュを見守っていたが、これほどまでブランシュが重い病気だとは気づかなかった」と述べている。ちなみにボルチモア・サン紙は「ブランシュは陽気で幸せそう」、さらには「夫が嫉妬深いことに対する不快感から目をつぶりがちだった」と報じていた。

公演の数日後、彼女は亡くなってしまった。モーゼスは絶句した。彼は眠っていたが、妻の寝返りで七時頃に目が覚めたときには、彼女はぐっすり寝ていたため、キスをして再び眠りについた。しかしその一時間後、マネージャーがドアをノックする音に気付いて飛び起きた。彼はそのとき、妻が死んでいることに気づいたという。

グレイの死は、結婚式と同様に大ニュースになった。ボルチモア・サン紙は「世界一太った花嫁が亡くなった」と報じた。シカゴ・デイリートリビューン紙は「彼女の脂肪が彼女を殺した」と報じた。彼女の死は、アイルランドの新聞であるアイリッシュ・タイムズ紙でも「太った女性の突然死」として報じられた。

グレイが墓地へ運ばれる様子をひと目見ようと群衆が集まった。買い物帰りの女性たちは、買い物袋を足元に下ろしてその様子を凝視していた。若い女の子たちは群衆を押しのけ最前列で、少年たちは電柱によじ登って、近隣の人びとは窓から身を乗り出して、〝見世物小屋宿舎《フリークホテル》〟から太った女性が霊柩車に乗せられるのを見ていた。すると、歩きながら涙目になっている片腕のないひげ女やほかのサーカス団員を無料で見ることができた。ボルチモア・サン紙は「歩道に集まった群衆は、哀れな亡くなった新婦の友人たちが悲しみにくれる様子をショーとして見学し、お互いに小突き合いながら笑っていた」と報じた。

グレイの悲劇的な話は、黄金時代（訳注：一九世紀後半の南北戦争が終結して人口が爆発的に増加し、経済が最も成長した時代）の米国を象徴している。それは、フリークショー、障がい者への差別（現在でも残念ながら存在する）、そして差別を煽る報道である。記事によるとモーゼスは、彼女の遺体の写真を一枚十セントで販売し、グレイの死を利用して利益を得ようとしていた。

報道というよりゴシップのような記事が相次いで書かれ、グレイの死について彼女の人生と同様にひどい扱いがなされ続けた。つまり、彼女を一人の人間として扱うことのないセンセーショナルな記事しか書かれなかった。つまり彼女の死は、マスコミと一般大衆にとっては、ただ単に興味を引くネタのひとつでしかなかった。

しかしブランシュの話は、いつしか忘れ去られる誹謗中傷や不運な話としては終わらず、一九世紀後半の医学・医療の分野へ大きな影響を与えた。ブランシュが亡くなったちょうどその頃、科学者たちは私たちの内分泌の謎、つまり私たちの内臓から分泌されるホルモンについて、解明しようとし始めていた。なぜ極端に太っている人がいるのか？　なぜ毛深い人がいるのか？　なぜ身長が高くなりすぎるのか？　なぜ身長が伸びないのか？　ホルモンが発見されていれば、これらの疑問に対して明確な答えが得られるかもしれないが、残念ながらそれは彼女が埋葬されてから数年後の話だった。もし当時、ホルモンの作用について理解が進んでいれば、糖尿病に対するインスリン注射のように、彼女の命を救う治療法の開発につながっていただろう。

研究の進歩によって、何が私たちを作り出しているのか明らかになるにちがいない。それにより私

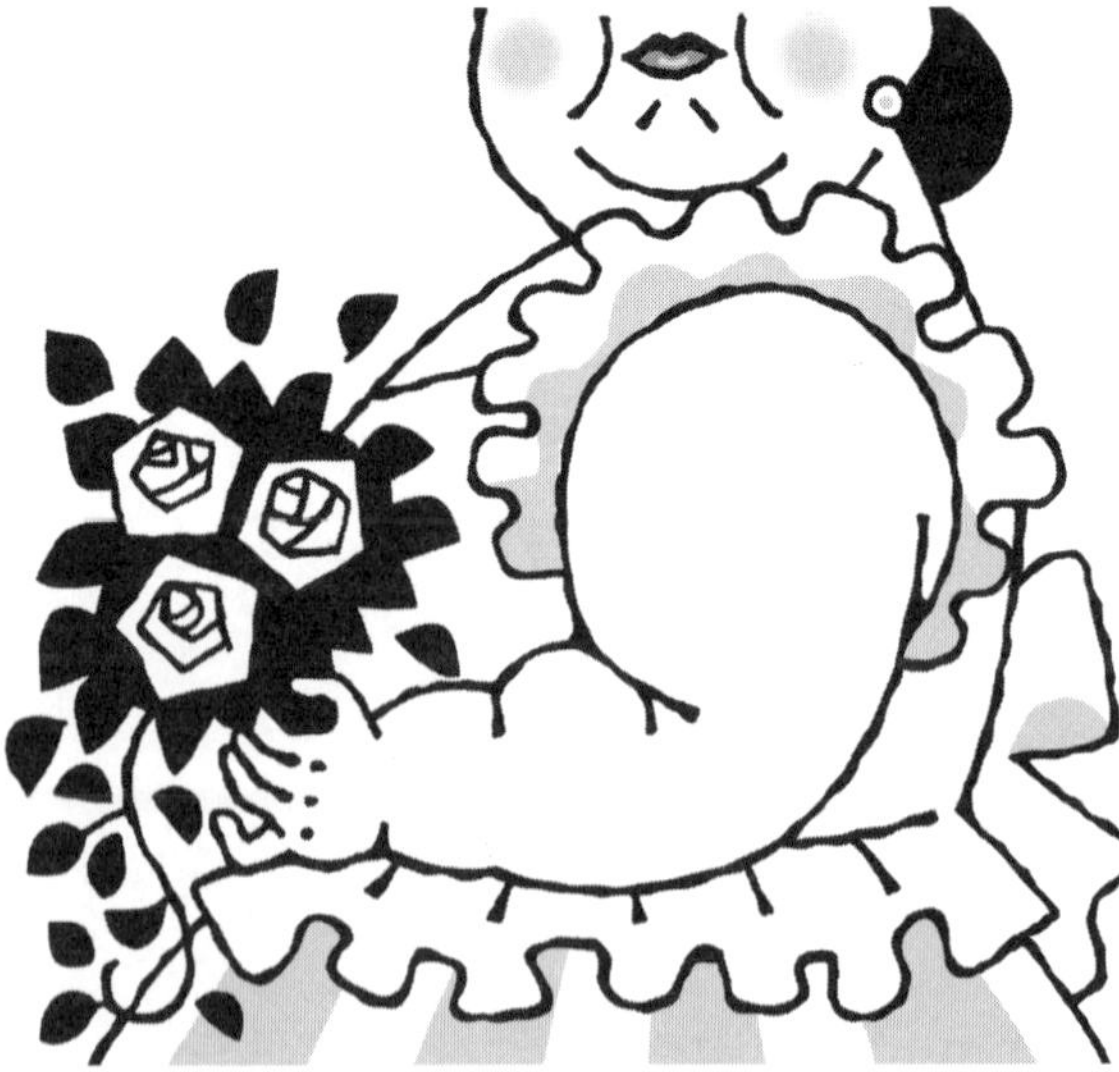

たちの身体的な発達だけでなく精神的な発達に対しても理解が進むだろう。何が怒りを引き起こすのだろうか？　何が母親と胎児の絆を形成するのだろうか？　私たちの体内の化学物質、つまりホルモンは、憎しみや愛情、そして欲望について説明できるのだろうか？　内分泌学、つまりホルモン研究を進めることで、これらの疑問に対して何かしらの説明ができるようになるだろうし、そのようなことに関われる医学研究分野はほかに存在しない。

生化学的にホルモンとは、アミノ酸が鎖状につながっている、もしくはリング状の炭素原子に水素原子や酸素原子がぶら下がっているような物質である。しかし、分子構造でホルモンについて考えることは「サッカーとは革製のボールを一〇〇メートル四方のコートのなかで蹴り合うスポーツです」と説明するようなものだ。何が言いたいかというと、ホルモンのような非常に小さい分子がどうして、私たちヒトに驚くべき作用を起こし複雑な生命現象を引き起こすのか、その説明にはまったくなっていないのだ。

私たちの体を広大な情報通信網と考えると、神経系は固定電話のように、発信地から受信地まで情報を届けるための〝回線〟とみなすことができる。神経間のつながりは、目で追うことができる。一方ホルモンは、神経とはまったくの別物である。ホルモンがほかの物質と大きく異なる点は、その驚くべき作用に至るまでのシステムにある。ホルモンは体の分泌組織に存在する細胞から分泌され、特別な情報を伝える経路がなくても遠方にある標的の臓器や細胞に到達して情報を伝える。いわば現代の無線ネットワークともいえる。たとえば、脳にあるホルモンを分泌する神経分泌細胞は、ごく少量のホルモンを分泌し、精巣や卵巣へ作用させる（酸素などほかの物質も血液で全身に運ばれるが、酸素はホルモンのように分泌組織から分泌されることもなければ、特定の標的の臓器のみに送り届けられるものでもない）。

私たちの頭部から生殖器に至るまで、体内には主要な分泌組織が九箇所存在する。脳の視床下部、松果体、下垂体、喉にある甲状腺と副甲状腺、膵臓のランゲルハンス島、腎臓の上にある副腎、そして卵巣と精巣である。科学者たちは一九〇〇年代初頭に、イヌの脳からホルモンを分泌する神経分泌細胞を取り除き、その組織から抽出したホルモンをイヌの体内に注射すると、イヌは普通に生きられることを発見していた。驚くべき実験結果だが事実である。科学者たちは、私たちのすべての細胞には、私たちがふだん用いる電子メールのように、必要な場所に正確にホルモンが送り届けられることを発見していた。

さらに科学者たちは、ホルモンが単独で機能することが稀であることにも気づいていた。あるホルモンの分泌量が減ると、ほかのホルモンと干渉しあい、まるでドミノ倒しのように体のさまざまな機能が変調をきたす。ホルモン分泌組織から分泌されたホルモンは、それぞれ機能が異なるが、その作用については兄弟やいとこのようによく似ている。

ホルモン分泌組織の仕事は非常にシンプルで、ホルモンを分泌することだけである。一方、ホルモン自身はより高度な仕事を行う。それは、体の恒常性《こうじょうせい》を保つことである。

ホルモンは、成長、代謝、行動、睡眠、授乳、ストレス、気分の浮き沈み、睡眠覚醒サイクル、免疫システム、求愛行動、闘争、逃走、思春期、子育て、性行動を〝制御〟する。ホルモンは、私たちの体が不調に陥った際、それを正常な状態へと戻そうとしてくれる。ただ、ときにホルモンは、不調を引き起こす原因にもなる。

一七世紀末には、血液が身体を循環していることだけでなく、人体構造に関しても多くの知見が得られていたが、一九世紀に発展した内分泌学は、ほかの医学分野から遅れをとっていた。ホルモンは、一八〇〇年代半ばに生理学と生化学が登場するまで発見されなかった。ただ、生理学と生化学の発展により人体の理解に新たな局面が訪れた。それは、測量士が新しい土地を探検するため地形を計測するように、研究者が人体を解剖し、血管や神経のつながりを追うような研究から脱したことを意味する。つまり科学者たちは、人体の化学物質を直接操作することで、健康や病気への影響を解析し、より論理的に理解できるようになったのである。つまり医学が、経験的なものからより科学的なものへと発展したのである。現代医学の父とよばれたウィリアム・オスラーは、一八九四年に「生理学と生化学の知識のない医者は、病気が起こるしくみについて理解できず、ただあてずっぽうに薬を出してあがくだけだ」とこきおろした。

その後、二〇世紀の一〇〇年間、私たちは、ホルモンが免疫細胞や脳からの化学伝達物質に依存して分泌されることや、またその逆も起こることを発見してきた。実は、私たちの体を防衛する免疫細胞や脳の神経細胞由来の化学伝達物質も、正しく機能するためにはホルモンが必要なのである。このシステムは、これまで科学者たちが想像していたシステムよりも非常に複雑で、今なお私たちはその全容について理解できていない。

ブランシュ・グレイの時代にさかのぼると、研究者たちは体の謎を解き明かし始めたばかりだった。医学はまだ発展途上で、患者に対して無礼で、尊大で、身勝手だった。倫理委員会やインフォームドコンセントといった、二〇世紀後半になって医学研究を立て直した考えはいまだ存在せず、挑戦的な科学者たちが探検家のような感覚で闊歩し、自分の流儀で新発見をし、やりたい放題であった。ただ、彼らの無礼な研究方法は、患者の権利が侵害されないよう細心の注意が払われている現在よりも、きわめて早いスピードで科学を進歩させたのも事実である。

研究に進展がなければ、新しい研究アイディアも湧いてこない。そのため、数十年も研究が停滞することもあった。チャールズ・ダーウィンが一八五九年に進化論を刊行する何年も前から進化論は議論されていた。ロベルト・コッホが病原菌によって感染症が引き起こされるしくみについて完全に証明し、その結果を一八八〇年代に報告するまでの間、ヨーロッパ各国の多くの研究室でそのしくみについて議論がなされた。実は、ホルモンの発見についてもまったく同じである（ホルモンによって離れた臓器の生理機能が調節されるという理論と病原菌に感染することによって感染症が起こるという理論が同時代に登場したことは驚くにあたらない。双方とも研究分野はまったく違うが、人体に対して大きな影響を引き起こすホルモンや病原菌といった物質を研究対象として扱った点で似ている）。

何世紀にもわたり、医者は、卵巣と精巣から分泌される物質の作用に注目していた。さらに、首にある甲状腺や腎臓の上にある副腎を不思議に感じていた。これらの臓器は、きっと何らかの目的のために存在しているのに違いない。しかし、何のために存在しているのだろうか？　と。

一八四八年八月二日、ドイツのゲッチンゲンで世界最初の、ホルモンに関する科学的な実験が行われた。アーノルド・A・ベルトルド医師が、六羽の雄鶏を用いて自身の裏庭で行ったものだ。当時の多くの研究者たちは、睾丸に興味を持っていた。睾丸には、命を司る分泌物が含まれているのかどうか、また含まれているとすると、どのように体に作用するのかという点である。睾丸を体の違う場所へ移植した場合、同じように機能するのだろうかと考えた。そこでベルトルドは、二羽の雄鶏から片側の睾丸だけを切除した。次の二羽の雄鶏からは、両側の睾丸を切除した。そして残りの二羽の雄鶏では、両側の睾丸を切除し、切除した睾丸をお互いの腹腔へと移植した。つまり、最後の二羽の雄鶏では、異なる個体の睾丸を本来とは異なる場所へ移植したのである。

ベルトルドは、両側の睾丸を除去した雄鶏は太り、怠け、臆病になることを発見した。まるで雌鶏のような振る舞いをした。赤く鮮やかなとさかが色あせて縮み、雌鶏を追いかけなくなった。一方、片側の睾丸を除去した雄鶏は、これまでと何ら変化はなかった。歩き回り、胸を膨らまし、雌を追い求めた。死後、解剖を行ったところ、切除しなかった片側の睾丸が肥大していた。ベルトルドは、片側の睾丸が除去されたことを埋め合わせるために、残された睾丸が肥大化したのだろうと考えた。

しかし、睾丸を研究している者にとって最も衝撃的な発見は、異なる個体の睾丸を移植した実験だった。ベルトルドは、睾丸が正しい場所に存在しなくても、身体のどこにあっても機能するのか疑問を持っていた。彼の実験結果は、それを証明した。ベルトルドは、両側の睾丸を除去したことで太り、怠惰になった三か月令の雄鶏に、睾丸を腹腔へ一個だけ移植した。その結果、睾丸を移植された雄鶏は、雌を追い回し、とさかが赤くなるなど、雄鶏の特徴を備えた大人の雄鶏へと変化した。ベルトルドは、睾丸を腹腔へ移植する実験をほかの雄鶏でも行ったが、まったく同じ結果を得た。後に彼は「手術後の雄鶏はけたたましく鳴き、ときにケンカしあい、雌に対して通常の反応を示すようになった」と書き記していた。

ベルトルドは、手術後の雄鶏を解剖すれば、移植した睾丸と体とをつなぐ神経ネットワークが観察できると考えていた。しかし実際は、睾丸は血管で覆われていた。彼の四ページにもわたる科学論文では、ホルモンがどのように体に作用するのかについて説明されていた。精巣が血液中に何らかの物質を分泌し、その物質が全身へ運ばれ、特定の場所へ到達するのではないかと考察した。ベルトルドのこの考察は正しかった。ホルモンは、体のある場所から分泌されて特定の標的器官へ到達する（当時ベルトルドは、ホルモンという言葉を用いることができなかった。なぜなら、ホルモンという言葉は、ベルトルドの実験からさらに五〇年後に造られたものだからである）。しかし、誰も彼の論文には興味を持たなかった。ホルモン研究は発展する可能性があったが、残念ながら彼が生きた当時では、叶わなかった。

科学とは、実験を行うだけでなく、先行研究を追試し、疑問を解決するためのヒントを見つけ、生理的意義を見出し解明する行為のことである。ベルトルドの裏庭で行われた睾丸移植実験は、パラダイムシフトを引き起こし、内分泌学研究の転換期を引き起こす可能性があるものだった。ベルトルドは、自身の発見や知見を「睾丸移植」というタイトルで、ドイツの生理学・解剖学者であるJohanne Muellerが編集した雑誌に発表した。発表後ベルトルドは、自身の研究成果についてはあまり宣伝せず、別の研究テーマに取り組んだ。このことについて、アルバート・Q・メイゼルが『ホルモンクエスト（原題：The Hormone Quest）』という書籍のなかで「まるでコロンブスがアメリカ大陸を発見したあと自宅へ戻り、残りの人生をマドリードの路地の研究に費やしたようなものだ」と述べている。

ベルトルドの死後、内分泌学の研究分野を開拓した研究者がいた。ロンドンの外科医であったトーマス・ブリザード・カーリングである。カーリングは、肥満で精神遅滞のある二人の女子（一人は六歳、もう一人は十歳で亡くなった）の解剖を行い、体内の異常を調べた。すると、どちらの子も甲状腺を欠損していた。そこで、甲状腺機能不全と精神遅滞との関連性について研究論文を発表した。もう一人、ロンドンの医師であるトーマス・アジソンは、副腎の異常によって茶色の発疹と疲労が起こることを発見した。のちにこの病態は、彼の名前を冠して、アジソン病と名づけられた。イギリス北部の内科医ジョージ・オリバーは、肉屋から手に入れたヒツジやウシの副腎の抽出物を息子へ投与し、何が起こるかを観察した。その結果、血圧が急上昇することを見いだした。この発見に触発され、ロンドンの研究者とともにイヌを用いて実験を行い、イヌでも血圧が急上昇することを発見した。この副腎から抽出された謎の分泌物は、のちに〝アドレナリン〟とよばれることになった。

さまざまな研究が行われてきたが、一九世紀では、誰もホルモンの全体像をつかめていなかった。ホルモン分泌腺はそれぞれ異なる器官であったため、ホルモンの共通性に研究者たちは気づけなかったのだ。そのため、ある分泌腺を専門とする研究者たちがただ集まり、その分泌腺について話し合うだけで、さまざまなホルモンについて総合的に研究する学問分野としては成立しなかった。副腎の研究者たちが睾丸の研究者たちと議論することはなく、また睾丸の研究者たちが甲状腺の研究者たちと議論することはなかった。

これらバラバラな研究をひとつのカテゴリーにまとめ、共通した作用機序を見いだし、ひとつの研究分野として定義するためには、鋭い観察眼と研究者間での連帯が必要だった。ブランシュ・グレイのような人びとを墓から掘り起こし、ボルチモア、ニューヨーク、ボストン、ロンドンの研究室で詳細に研究する必要があったのかもしれない。事実、生理学者、神経科学者、そして生化学者たちは、分泌腺や分泌腺が分泌する物質について解析するため、生死に関係なく被検者が必要だった。そして、アイディアや発見を共有し、治療法を試すため、研究者や医者が一堂に会する研究分野が必要だった。そのような研究分野がつくられたのは、二〇世紀初頭に入ってからであった。

ブランシュ・グレイについては、そのあとも複数回の盗掘未遂が起こったが、遺体がボルチモアの研究室に持ち運ばれることはなく、埋葬されたままだった。もし研究者たちが彼女の遺体を入手していたら黄金色の落ち葉のような大量の脂肪組織が臓器を取り巻いていることを見つけただろう。好奇心旺盛な研究者であれば、脂肪組織をはがして、脳下垂体や甲状腺を取り出し、それらの分泌腺が肥大化もしくは委縮していることに気づいたかもしれない。グレイも、高身長な人と同様に、科学的な好奇心の的となり、研究材料となり、そこから数多くの科学的な発見を導きだすきっかけとなったかもしれない。

2章 ホルモン誕生

ロンドン大学の医学生たちは、一九〇七年一一月二〇日の夜、〝茶色のイヌの像〟を破壊するためバタシーに集合した。霧で有名なロンドンだが、その日の霧はとくに濃かった。学生たちは、イヌの像を破壊してもこの濃霧のなかなら逃げ切れると思っていた。

高さが約二・三メートルもある大きな記念碑には、人とペット用の水飲み器が取り付けられており、花崗岩でできた台座の上には、茶色いテリア犬の銅像が飾られていた。しかし、台座に刻まれた碑文が医学部生たちを激怒させた。

台座には、次のように刻まれていた。

「ロンドン大学の研究室で一九〇三年二月に亡くなるまでの二か月間以上もの間に、二つの異なる生体実験に用いられたテリア犬を追悼する。この研究室で一九〇二年に亡くなった二三二匹の犬も追悼する。英国民よ。いつまでこのようなことを許すのだ」

〝茶色のイヌの像〟を建立することで、動物愛護活動家たちは生体解剖実験に反対の狼煙をあげた。なぜ、医学部生たちはこれほどまでに激怒したのだろう？　茶色のイヌの像の台座には、個人名こそ刻まれていなかったが、ロンドン大学の二名の教授を間接的に糾弾していたからだ。その教授たちとは、ウィリアム・ベイリスとアーネスト・スターリングで、茶色のテリア犬で動物実験を行っていた。

何百人もの医学部生たちが、茶色のイヌの像を破壊するつもりでいたが、決行直前に日和った者が続出した。結局七人の学生が、ロンドン大学を出発してテムズ川を渡り、その頃は労働者階級の居住地区だったバタシーに向かった。当時のバタシーは「用が無ければ行くべきではない」と歴史学者が記録に残すほど治安の悪い地域だった。

学生たちの一団は、集合場所に集結したあと、イヌの像へと静かに向かった。しかし、像に近づくにつれ、近隣住民や警察に逮捕されるのではないかと心配し始めた。そこで現地に到着すると、思い思いにベンチや植え込みに潜んだ。グループの一人、アドルフ・マックギルカディーは、手にバールを握って周りを見回し、誰もいないことを確認したうえで、植え込みから飛び出すと、像のできるだけ高いところまでよじ登り、イヌの像の足に向かってバールを大きく振り下ろそうとした。するとそのとき、足音が聞こえた。警察だ！　アドルフは急いで公園から逃げた。

出発直前に日和った医学部生たちのうち、第二陣として二五人がバタシーに到着した。しかし、第二陣は今が夜中であることをすっかり忘れていた。第一陣のグループは、静かにイヌの像まで近づいたのに第二陣は、イヌの像に到着したぞと周囲に知らせんばかりにメガホンで騒ぎ立てた。第二陣のメンバーの一人であるダンカン・ジョーンズが、ハンマーを茶色のイヌの像めがけて振り下ろし、二発目をお見舞いしようとした瞬間、二人の私服警官に拘束された。ダンカンと、彼と一緒に捕まった九人の学生は、罰金を支払うつもりで警察署へ向かったが、到着するや否や留置所に入れられてしまった。

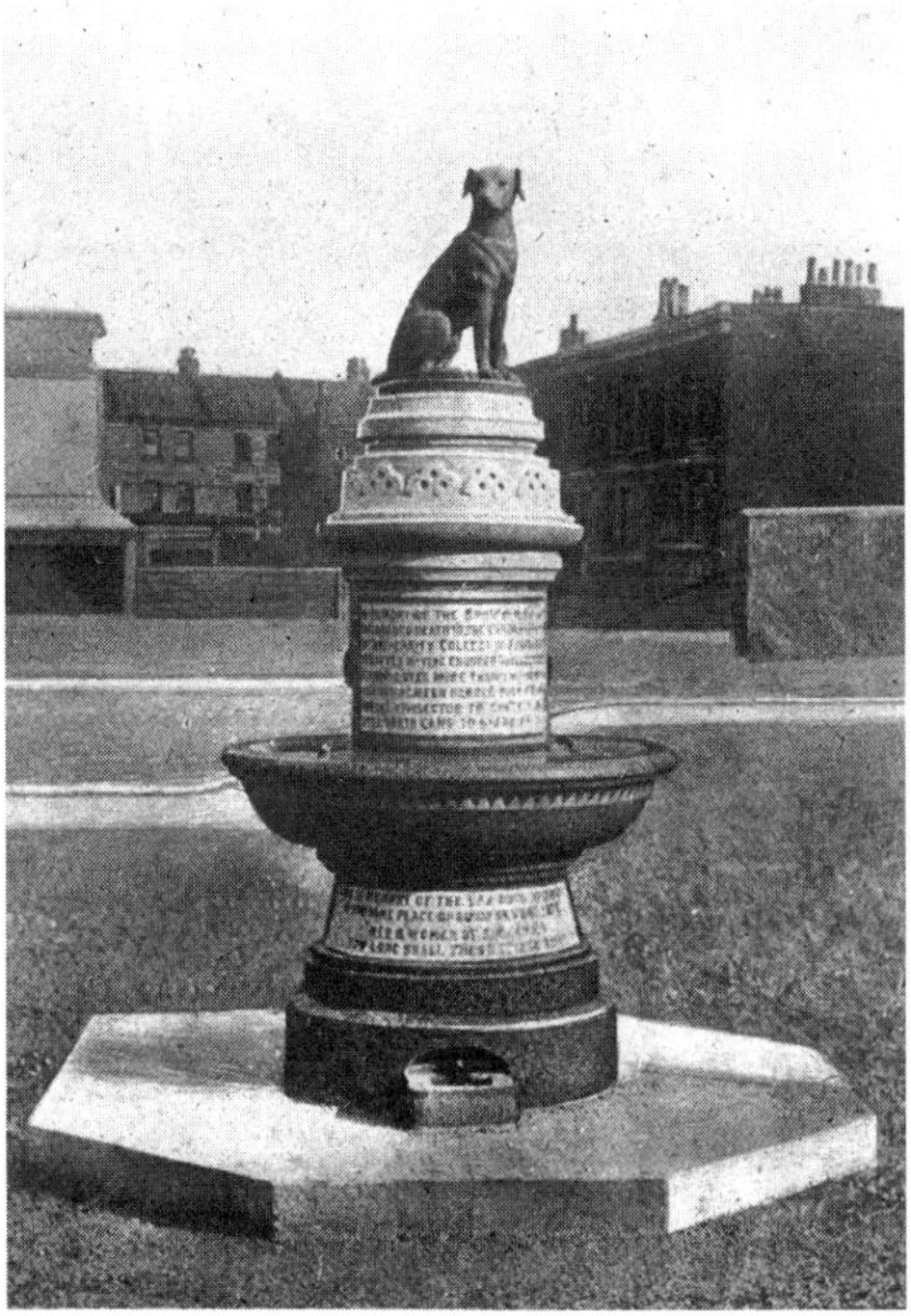

Latchmere Garden Estates（ラッチメアー　ガーデン　エステート）にあった初代「茶色のイヌの像」。Wellcome図書館のご厚意により掲載

翌朝、ロンドン大学がダンカンとほか九人の保釈金を警察に支払った。そのおかげで、彼らは保釈された。彼らは、イヌの像を破壊したことを認めたが、それはロンドン大学の名誉を守るためだったと主張した。いずれにしても、イヌの像に刻まれた碑文は、研究者を動物虐待者として一般人に知らしめることが目的だった。デビッド・グリムは、自著『市民犬（原題：Citizen Canine）』のなかで「何百年間にもわたるネコとイヌの命に対する扱い方の懸念や不安が頂点に達した結果だ」と述べた。

イヌを用いた動物実験について理解ある人でさえ、茶色のイヌの像を破壊しようとした行為については許容しなかった。地元の新聞は「医学部の授業料が払えるほど親が裕福だからといって、今回のような野蛮な行為が許されるわけではない」と非難した。結局医学部生たちは、五ポンド（現在の二五万円に相当）の罰金を支払った。さらに、イヌの像を再度破壊することをすれば、二か月の禁固刑と重労働を課すと警告された。結局イヌの像は、無傷のままドヤ顔でその場にそびえたっていた。

茶色のイヌの像の襲撃に失敗したことは、医学部生たちの運動を鎮静化させるどころか、逆に怒りを爆発させた。学生たちが警察から釈放された日の夕方、トラファルガー広場に若い男性が集合し「茶色のイヌの像を記念碑から引きずりおろせ！」と大声を上げ始めた。そして彼らは、イヌのぬいぐるみのようなものを振り上げながらロンドンの中心街をデモ行進した。このデモ行進には、多くのロンドン大学の学生たちが参加しただけでなく、周囲のチャリングクロス病院、ガイズ病院、キングズ・カレッジ・ロンドン、ミドルセックス病院を含む医学校の医学部生たちの多くが合流した。

ロンドンの中心街をたまたま散策していた老人は、肩に棒が触れるのを感じた。振り返ってみると、棒にはイヌのぬいぐるみがくくりつけられていた。一方、イヌのぬいぐるみを抱きかかえながら怒り狂っているグループも傍にいたため、一体何が起こっているのか不安に思った。

すると、たまたま警察官から「彼らは茶色のイヌの像襲撃事件を引き起こしたグループの仲間ですよ」と教えてもらえた。そして「彼らは、自分たちの大学の教授たちがイヌを使って残酷な生体解剖実験をしたとして、教授や大学の名誉を傷つけられたことに苛立っているんです。一方、女性たちはイヌを追悼する記念碑をバタシーに建立して、教授たちが法を犯してイヌを虐待したと声を上げてるんです。これは、たいへんなことになりそうですよ」とも聞いた。

しかしながらこの騒動は、一般人が権力者に対して抗議した事件だととらえられたようで、すぐに忘れ去られてしまった。歴史学者たちも、この茶色のイヌの像事件が、のちの科学研究に大きな影響を与えることになるとはまったく思ってもいなかった。

ウィリアム・ベイリスとアーネスト・スターリングは、二〇世紀初頭、イヌを用いて実験することで、分泌腺とよばれるホルモンを分泌する細胞が集まった組織は、すべて類似したしくみで機能することを証明した。具体的には、膵臓、副腎、甲状腺、卵巣、精巣、そして脳下垂体は、それぞれ独立した組織のように見えるが、実は互いに関係しあいひとつの大きなシステムとして機能することを証明したのである。

ベイリスとスターリングは、一九〇三年のある朝、茶色いイヌの像のモデルとなったテリア犬の雑種を用いて実験していた。偶然が重なり、生体解剖実験を非難するために建立した茶色のイヌの像が、科学的な大発見を記念するものへと変わった。ベイリスとスターリングは、反動物実験活動を焚きつけたのと同時に内分泌学という学問分野を切り開いたのである。茶色のイヌの像は、確かに医学部の学生実習で用いたイヌではあるが、それと同時に、医学部生たちに新しい概念と新しい科学用語〝ホルモン〟を教えるための象徴にもなった。

スターリングとベイリスは、研究上の良きパートナーだったが、まったくタイプが異なった。スターリングは、労働者階級出身で、鋭い青い目と金髪をした映画俳優のようなハンサムだった。一方、ベイリスは裕福な家庭で育てられたが、放浪者のようなヨレヨレの洋服に、細長い顔、そしてだらしな

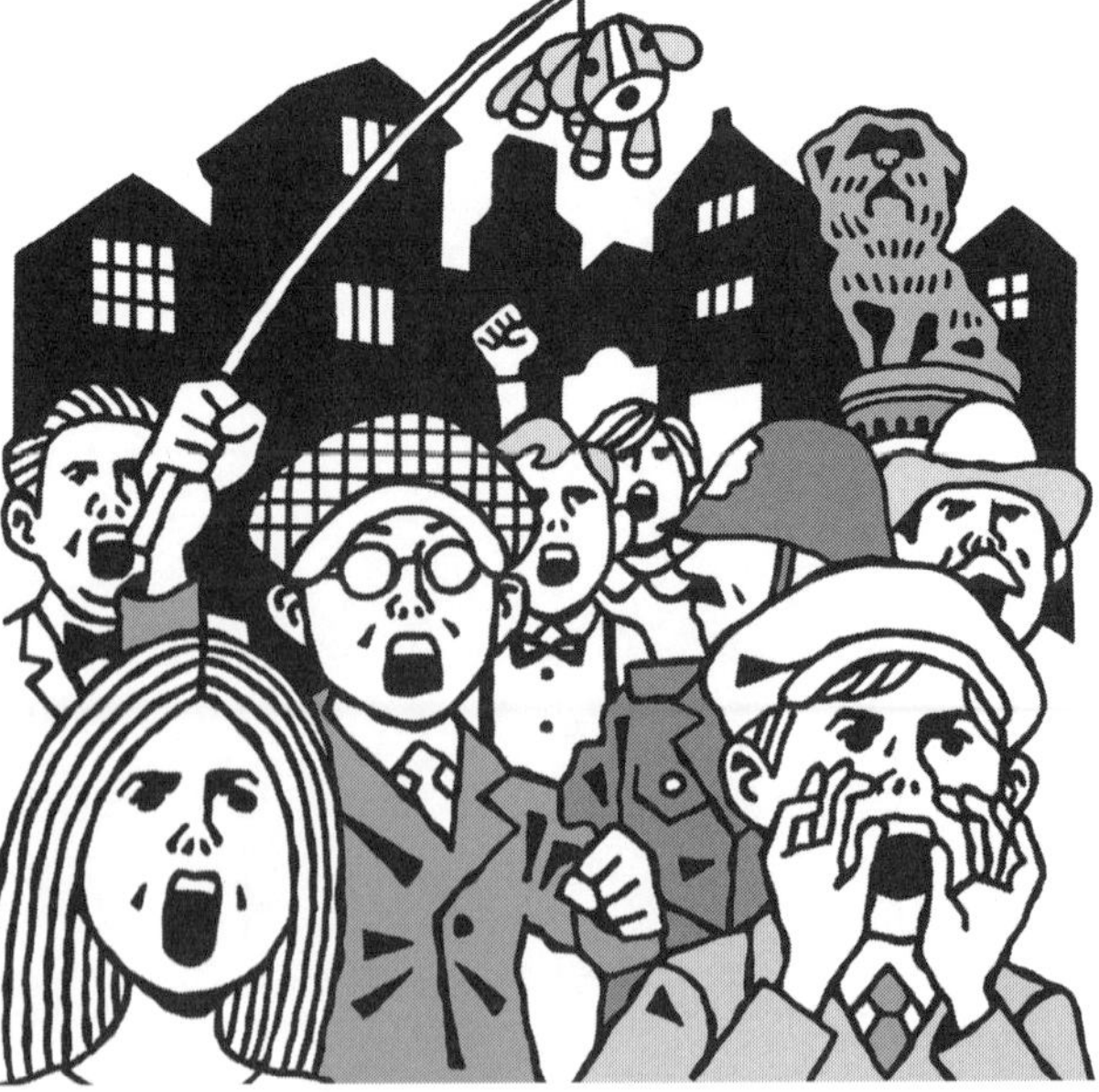

く髭をのばしていた。どうもベイリスは一度も髭を剃ったことがないようだった。スターリングは、楽観的で外向的であるが、衝動的な一面も持ち合わせ、実験することに生き甲斐を感じていた。一方のベイリスは、非常に慎重かつ内向的で、細かいことにこだわり、実験結果より、結果を得るまでの過程を重視し、その過程を楽しんでいた。ベイリスは、爵位授章のためバッキンガム宮殿から招待されていたが、学会発表と日程が重なってしまったため、バッキンガム宮殿からの招待を断った。それほどまでにベイリスは、研究にのめり込んでいた。ベイリスとスターリングは、その後プライベートでもつながりを持つようになった。ベイリスは、スターリングの妹であるガートルードと結婚した。つまり、スターリングはベイリスの義兄となった。一方スターリ

ングは、かつての恩師であるレオナルド・ウーリッジの未亡人、フローレンス・ウーリッジと結婚し、裕福になった。

ホルモン研究に取り組む前から、ベイリスとスターリングは、有名な生理学者だった。スターリングは、血液を送りだす心臓のポンプ機能の能力は、心筋が伸びれば伸びるほど大きくなるという、のちに〝スターリングの心臓の法則〟と呼ばれる法則を提唱した。ベイリスとスターリングは、免疫系の細胞がどのようにして全身を巡回するのかも研究した。さらには、蠕動《ぜんどう》運動〔蠕動運動を意味するperistalisisは、ギリシャ語のperi（周囲）とstalsis（絞る）を組み合わせた彼らが作り出した造語〕によって腸内の消化物が輸送されるしくみも解明した。

ベイリスとスターリングは、心臓や消化管といった身体の生理機能研究から、ロシアの生理学者であるイワン・パブロフに触発され、ホルモン分泌研究へと研究分野を変更した。彼らは、内分泌学研究分野のトップランナーとなり、イヌを用いた実験を一般に向けて公開する羽目になった。それがきっかけで、裁判に巻き込まれてしまった。そもそもベイリスとスターリングは、食物が胃や十二指腸に運ばれた情報が神経を介して膵臓へ伝えられ、その結果、膵液が分泌されるというパブロフが提唱した神経仮説を検証したかっただけである。

一九〇二年一月一六日、ベイリスとスターリングは、イヌに麻酔をかけ、消化管を支配している迷走神経を切断し、迷走神経が切断された状態でも、膵臓から膵液が分泌されるかを確かめた。もし切断された状態でも膵液が分泌されるなら、消化管から膵臓への情報伝達は、迷走神経以外の方法で行われていることになる。つまり、膵臓から膵液が分泌されれば、パブロフが提唱した神経仮説が間違っていると証明される。

彼らは、消化された食べ物を再現した酸性の食物をイヌに与えた。すると、迷走神経を切断されているにも関わらず、膵臓から膵液が分泌された。つまり、迷走神経を介して膵臓に情報伝達が行われるのではなく、〝なんらかの未同定の物質〟が膵臓に作用し、膵液の分泌を促すことを発見したのである。

さらに二人は、イヌの十二指腸を摘出し、摘出した十二指腸をすりつぶして塩酸と一緒に混ぜて、抽出液を作成した。しかし今回は、この抽出液を十二指腸を除去したイヌの膵臓からはなれた静脈に直接注入した。

見事な実験だった。これらの結果は、ベイリスとスターリングが予想していた通りだった。膵液の分泌を促進するなんらかの物質が十二指腸から分泌されていることを発見したのである。つまり、膵液を分泌させるのに迷走神経は不要で、むしろ十二指腸自体が塩酸に対して〝化学的な反応〟をすることで、膵液が分泌されることを発見した。そしてスターリングは、この十二指腸が分泌する物質を〝セクレチン〟と命名した。

このセクレチンは、人類が初めて手にしたホルモンとしてのちに有名になった。

パブロフは、自身の神経仮説が正しいことを証明しようと、ベイリスとスターリングの実験を追試し、彼らと同じ結果を得た。つまり迷走神経を切断しても、膵臓から膵液の分泌が観察された。しかしパブロフは、消化管を支配している迷走神経を完全に切断できず、目に見えないほど細い迷走神経が残存したため、この残存した迷走神経が十二指腸から膵臓へ情報を伝達したと結論付けた。まったく同じ実験を行い、まったく同じ実験結果が得られたというのに、まったく異なる解釈がなされたのである。

当時の研究者たちの多くは、パブロフと同様に、実験結果に関係なく、これまで信じてきた体内の情報伝達は必ず神経系を介して行われるという仮説を信じて疑わなかった。

十二指腸から膵臓へなんらかの情報が伝えられるというパブロフの発見自体は、確かに正しかった。パブロフは、消化生理に関する研究でノーベル生理学医学賞を一九〇四年に受賞していたが、消化管の情報が神経を介して膵臓に伝達されるという神経仮説は間違っていた。なおパブロフは、イヌがベルの音を聞いただけでよだれを垂らすようになる、いわゆる〝パブロフの条件反射〟を発見したことで有名だが、この件ではノーベル賞を受賞していない。

ベイリスとスターリングは、新たな仮説、ホルモン仮説を英国王立協会で報告した。喉から消化管まで支配している迷走神経をいくら刺激しても、膵臓から膵液の分泌は起きなかった。そこで、迷走神経が膵臓からの膵液の分泌を調節しているという神経仮説について、懐疑的だとした。

パブロフの神経仮説を疑うとは何事だ？　ロシアの偉大な生理学者に対してなかなか強気な議論を吹っ掛けたものだと聴衆は感じたようだった。もし神経を介さないとすると、消化管からどのようにして膵臓へ情報が伝達されるのだろうか？　王立協会の研究者たちは、神経を介さず情報を伝達する経路や物質が体内に存在することについて、まったく理解できなかった。ポール・リビア（訳注：米国独立戦争時の英雄で、ボストン茶会事件では英国軍の動向を周囲の米国人に伝えていた）に対して、将来、大量の警戒情報を電子メールで、瞬時にかつ一斉に、多くの人びとまで送ることができるようになることを話すようなものである。つまり、何を言っているのかわからないのである。

ベイリスとスターリングの説に反対する研究者たちは、目に見えない非常に細い迷走神経が残存していて、その神経が情報伝達を行っていると考えた。神経が情報伝達を行っているという考えは、工場のベルトコンベヤーの上に載った製品が、次から次へと運ばれていく産業革命的なイメージを連想させ、二〇世紀初頭の科学者たちにとっては、こちらのほうが斬新で、よりしっくりくると感じていたようである。

パブロフは自身の仮説が否定されたことに驚いた。しかし、ベイリスとスターリングの仮説を否定することはしなかった。パブロフは、二人の仮説に分があることがわかると「彼らは正しい」と繰り返し発言するようになった。そして「ベイリスは正しい。ただ真実を発見するための独占的な権利をお互いに持っているわけでもない」とも発言した。しかし、パブロフは、自身のノーベル賞受賞スピーチでは、ベイリスとスターリングの新発見について一度も触れなかった。

英国の一流医学雑誌であるランセットにベイリスは、膵臓からの膵液の分泌は、従来考えられていた神経からの刺激によって起こるのではなく、酸の刺激によって起こることを報告した。そして、膵液は、消化管の粘膜に酸が作用することで産生される何らかの物質が、血流によって膵臓へ運ばれることで分泌されると述べた。科学者たちはベイリスたちの報告から、神経またはなんらかの物質（つまりホルモン）によって膵液の分泌が促されるといった問題ではなく、私たちの体が、非常に複雑な機構によって調節されていることに気付いたのである。ベイリスとスターリングの時代から唾液腺からの唾液の分泌は、神経を介して起こることが知られていたが、近年ではホルモンの影響によっても分泌が調節されることがわかっている。さらに現在では、閉経後、エストロゲンとプロゲステロンの分泌量が低下することにより、ドライマウス（口渇感）が起こることが示されている。

ベイリスとスターリングが、膵液の分泌はホルモンによって調節されるという仮説を披露したのは、内分泌学という研究分野が立ち上がる以前のことである。彼らの仮説は、何十年も信じられていた、膵液の分泌は神経によって調節されるという神経仮説を覆そうとする無謀なものだった。イェール大学医学部の消化器内分泌科医で、名誉教授のアーバイン・モドリンは、ベイリスとスターリングの卓越した洞察力を評価するとともに、ベイリスとスターリングこそが、内分泌学という研究分野を築いたといっても過言ではないと述べている。ベイリスとスターリングが一〇〇年以上も昔に提唱したことは、今でも正しい。彼らが発見したホルモン、セクレチンは胃酸の分泌を抑制し、膵臓から重炭酸ナトリウムの分泌を促し、胃から十二指腸へ運ばれてきた消化物を中和することで、十二指腸が消化されないようにする作用がある。さらにこのセクレチンは、血中の電解質の透過性を調節する機能もあることが二〇〇七年に発見された。いずれにしても、ベイリスとスターリングが発見したセクレチンは、消化を助けるホルモンだったのである。

ベイリスとスターリングは、数多くの批判を受けた。しかし、臓器がどのようにお互いの機能を調節しあうのか、その概念を一変させる新しい仮説を提唱できたことを、彼らは実感していた。何年もの間、臨床医たちは、体内の異なる臓器間でのホルモンによる情報伝達の可能性について考えていた。たとえば、母親が授乳を始めると母親の子宮が収縮することに気付いていた。その関係性を解明するヒントが、二人が一九〇二年に行った実験に隠されていた。というのも、ベイリスが一九〇二年英国王立協会で「今回発見した消化管と膵臓間の情報伝達にホルモンが用いられているように、たとえば、乳腺と子宮間の情報伝達にもホルモンが用いられている可能性がある」と話していたのである。

ベイリスとスターリングは、英国王立協会での研究成果発表までに、ほとんどの実験を終えていた。イヌの像を建立するきっかけとなった実験は、一九〇三年二月二日に六〇人のロンドン大学の医学部生の前で茶色いテリア犬を用いて、彼らのホルモン説を実演するために行われたものだった。

ベイリスは、その年の公開実験に二人の反動物実験活動家が潜入していたことを知らなかった。その二人とは、ロンドン大学の近隣にある女子大学へスウェーデンから聴講生として留学していたリジー・リンド・アフ・ハゲビーとレイサ・カトリーナ・スコルタだった。彼女たちは、生理学について少しは知りたいと思っていたようだが、主な目的は、反生体解剖実験運動のための攻撃材料を入手することだった。当時女子大学では、生きた動物を用いて実験することが認められていなかった。もし女学生たちが生きた動物を用いた実験を見学したければ、男子大学の教授から実験見学許可を得る必要があった。「無知な動物愛護運動家たちと自分たちは、目指しているところが違うことをわかってもらうために、医学校へ入構した」とのちに彼女たちは裁判所で証言した。

一九世紀後半に始まった女性解放運動と同時期に実験医学研究も盛んになった。実験が行われれば行われるほど、研究者たちはイヌやネコが必要になった。動物を使うようになると、次第に動物愛護精神が忘れ去られるようになった。その結果、反生体解剖実験運動家たちの活動により、英国では、世界で最初に動物実験規制法が施行されるに至った。一八七六年に制定された動物虐待に関する法律（ベイリスがイヌを用いて実験を開始する二七年も前に成立していた）には、三つのことが明記されていた。第一に、特別な免許を持つ者だけが生きた動物を用いて実験が行えること。第二に、動物はひとつの実験に一度だけしか用いないこと。そして三つ目は、実験に影響を及ぼさない限り、動物へは十分な麻酔を施すことである。しかし、反生体解剖実験運動家たちは、この法律には欠陥があると感じていた。

ハゲビーとスコルタが、ロンドン大学に潜り込んだのは、騒ぎを起こすことが目的だった。しかし、結果として彼女たちは、歴史的にきわめて重要な内分泌学の公開実験を傍聴することになったのである。

ベイリスの助手であったヘンリー・デールは、講義を始める前に、茶色のテリア犬を講堂前方の実験机の上に足を広げた状態で拘束した。彼らが選んだ茶色のテリア犬は、実は数か月前に膵液の分泌を観察するため、すでに別の実験で用いたものだった。このことが裁判でベイリスの足を引っ張り悩ませることになった。

イヌの膵臓は、別の実験ですでに傷ついてしまっていたため、唾液腺を用いた。つまり、唾液腺の生理機能について学生に紹介することにした。ベイリスは、イヌに近寄ると喉を切り裂き、顎の骨の周囲に巻き付いている唾液腺がよく見えるように皮膚を切開した。そして、喉仏を切開し、唾液腺とつながっている舌神経の一つを切断して、その先端を電極につなげた。

ビシ（刺激する音）、ブーーン（充電する音）、ビシ

ベイリスは、三〇分近く、神経を刺激し続けた。学生たちは、イヌに近寄って見学した。しかし何も起きなかった。ベイリスは再び、ビシ、ブーーン、ビシと神経を刺激した。しかし、何の反応も起

きなかった。研究者なら誰でも知っていることだが、どれほど用意周到に実験を準備しても、うまく行かないときがある。通常であれば舌神経に電気刺激を与えると、唾液腺から唾液が分泌される。唾液が分泌されると、消化に必要なさまざまな分泌腺が活動し始める。そして分泌腺は、神経を介して情報を受け取ることなく、消化を開始するのである。しかし残念ながら公開実験では、何も起こらなかった。教室からイヌを運びだすようにベイリスはデールに合図した。そして、イヌから膵臓を摘出し、膵臓がなんらかのホルモンを受け取っていないか調べた。その後、イヌの心臓にナイフを突き立て、実験による苦痛からイヌを解放した。ベイリスとスターリングは、彼らのホルモン仮説が正しいことを検証するために、膵臓に細い神経が接続していないか、顕微鏡でくまなく調べた。

講堂での公開実験は、唾液腺からの唾液の分泌が見られなかったため失敗に終わった。一方、ハゲビーとスコルタにとっては、まさに欲しかった情報が得られた。彼女たちは、自分たちが目撃したことをすぐに反生体解剖実験の本として執筆し、タイトルを『科学という名の畜殺場：二人の生理学生の日記より』とした。その著書で彼女たちは、ベイリスとスターリングの画期的な研究成果を認めつつ、自分たちの目的は、「動物実験手法を調査し、そして生理学の理論と仮説を学ぶこと」と述べた。しかし実は、〝動物実験手法の調査〟とは名ばかりで、研究者が生体解剖実験を行う際に法律を犯した証拠を収集することが本当の目的だった。彼女たちは、公開実験で用いられたイヌの腹部に切開したときにできる傷があることを発見し、すでに別の実験に一度用いられていた証拠として著書のなかで取り上げた。確かに、同じ動物を二度実験に用いるのは違法だった。

1アウト。

また、彼女たちはイヌが痛みに苦しみ悶えているのを実際に見た。動物実験では、十分な鎮痛剤を与えることが法律で定められていた。

2アウト。

彼女たちは、当時科学者たちが、逃げ出したペットを探しに公園へ出かけ、飼い主から犬を連れ去っていると噂されていたため、ベイリスとスターリングに対して、どこでイヌを入手したのか質問した。彼女たちは、「飼い主は、早朝にペットが逃げ出したのかもしれないと思って、広告や謝礼金を出しても、もうペットを取り戻すことはできない」と著書のなかでまくしたてた。この話の真偽がどちらであっても、実験医学研究が異様なものだと一般に向けて知らしめることに成功した。

さらに、その著書では、公開実験中にベイリスが子イヌに近づき、子イヌの腹部から飛び出ていた消化管の一部分をつかむと、学生たちに消化管が腹部から飛び出さないように気をつけるようにと発言した一件についても記載されている。その際学生たちは、ベイリスの発言に対して、声高に笑い、拍手をしたと記載されていた。当初この章のタイトルを〝悪ふざけ〟としていたが、反生体解剖実験運動家の出版社から再考するように言われた。

ハゲビーとスコルタは、学期末に自分たちの著書と講義ノートを弁護士であり全英反生体解剖実験協会会長、ステファン・クーリッジに手渡した。このことがきっかけで、イヌの像襲撃事件が始まったのである。

彼女たちは、クーリッジがベイリスたちを相手取って訴訟を起こしてほしいと思っていた。しかしクーリッジは、裁判官は医学界に対して同情的であることを知っていたため、裁判では勝ち目がないと踏んでいた。また、動物虐待に関する事案は、事件が起こってから六か月以内に裁判所に受理される必要があり、訴訟を起こすまでの時間がほとんど残されていなかった。そして、訴訟を起こすためには、行政官の了承が必要で、彼らも裁判官と同様に、科学者側の場合が多かった。そこでクーリッジは、無駄な訴訟を起こすのではなく、手っ取り早く抗議デモを行うことを提案したのだった。

つまり裁判ではなく、大衆によびかけ、国民を彼女たちの味方にすることをクーリッジは提案した。そして一九〇三年五月一日、クーリッジと全英反生体解剖実験協会のメンバーたちは、ロンドンのピカデリーにあるセントジェームス教会前に三〇〇〇人以上もの人を集め、演説を行った。クーリッジは、彼女たちの本を宣伝し、科学研究における動物虐待について反対声明を出したのである。

クーリッジは、ベイリスとスターリングの研究活動について、卑劣で不道徳で忌々しい行為として糾弾した。さらに反生体解剖実験活動家であり著名な英国の作家であるラドヤード・キップリング（『ジャングル・ブック』の著者）、トーマス・ハーディー（『テス』の著者）、ジェローム・K・ジェローム（『ボートの三人男』の著者）の声明も朗読した。「もしこれが虐待でないというのであれば、ベイリスと彼の共同研究者に、虐待とは何たるものなのかを説明してもらいたい」とクーリッジはまくし立てた。

聴衆は、クーリッジの主張に大声を上げて賛同した。バタシーのタブロイド紙であるデイリー・ニュース紙は、クーリッジの声明を全文掲載した。全国紙でも、デモの様子が取り上げられた。

ベイリスは、世間から注目されたくなかったので、この騒動についてだんまりを決め込むつもりだった。一方スターリングは、科学研究を冒涜する集団に対して、毅然として立ち向かうべきだとベイリスを強く説得した。スターリングは、裁判官がベイリスと自分たちの味方になると確信していたので、クーリッジを相手取り名誉棄損で訴訟を起こすことを提案した。そこでベイリスは、騒ぎを大きくするのを避けるため、まずクーリッジに対して公式な謝罪を求めた。もちろんクーリッジはそれに応じなかった。そこで、ベイリスはクーリッジに対して訴訟を起こすことにした。

医学部生だけでなく、生体解剖実験者、反生体解剖実験活動家、大学教授、科学者、そして大勢の活動家たちが、オールド・ベイリー裁判所へ一九〇三年一一月一一日に集結した。被告側を支持する者もいれば、科学者側を支持する者もいた。しかしこの裁判は、動物実験の倫理的正当性を争点としたものではなかった。原告は、科学者、被告人はデモを扇動した弁護士で、誹謗中傷について争われた。

ベイリスとスターリングは、当初自分たちの研究成果がすべて疑われていると思ったのかもしれない。事実、生理学者たちは、彼らが提唱したホルモン説を懐疑的に感じていた。一方、一般大衆は、二人の実験手技について疑念を持っていた。

スターリングはベイリスの証人として証言台に立ち、動物が二回使われたことを認め、その理由として、別のイヌを用いて実験を行うよりも、すでに処分することが決まっているイヌを用いた方がよいのではないかと考えていたと証言した。医学部生も証人として証言台に立ち、イヌが痙攣していたのは、鎮静剤が不十分なわけではなく、電気刺激による反射だと証言した。審理は四日間続き、一一月一八日に陪審員により二五分間審議された。陪審員の審議の結果をふまえ、裁判官はクーリッジに対し名誉棄損で有罪の判決を言い渡し、五〇〇〇ポンドの賠償金（訳注：現在の二億五〇〇〇万円に相当）をクーリッジに命じた。

医学部生たちは「ベイリス万歳！」と傍聴席から飛び上がり叫んだ。ベイリスは、手に入れた賠償金を研究室に寄付した。

労働階級向けのデイリーニュース紙の社説では「人間を崇拝し、信頼し、理不尽なまで忠誠を示す動物がいる。この圧倒的な信頼、イヌの目に輝く絶対的な忠誠は、私たちになんらかの義務を負わせるものではないだろうか？」と述べ、生体解剖実験に関する法律の厳格化をよび掛けた。一方、科学者寄りの報道をすることで知られているロンドン・タイムズ紙の社説では、公開実験に潜入した女性たちと科学者を誹謗中傷することを扇動したクーリッジこそ非難されるべき存在だと述べた。別の新聞であるグローブ紙では、クーリッジの行動を「尊敬されるべき人物に対して卑劣な疑いを吹っ掛けた」として酷評した。

一方学生たちは、今回の騒動から暴動行為に及んだ。最初に「ベイリス万歳！」と叫びながら、婦人参政権の会議に乱入した。おそらく男女同権論者たちは、男女平等のことについて議論していたはずだが、学生たちは女性の権利と動物の権利を混同していた。ただ、どんな活動家たちも、反体制主義者じみたところがあるので、婦人参政権論者もひょっとすると反生体解剖実験活動家だったのかもしれない。

裁判から二年後の一九〇五年、スターリングはロンドン大学で四週間の講義を行った。彼は、ベイリスと一緒に行った実験の結果に加え別の研究者たちの実験結果をふまえ、新しい仮説を発表した。それは神経ではなくホルモンによって私たちの身体が調節されるという内容だった。

一九〇五年六月二〇日の夕方、スターリングはこの講義のなかで「これらの化学メッセンジャーのことをホルモン〔古代ギリシャ語でホルマオ（ὁρμᾶν）、刺激する、興奮させるの意〕とよぶ。このホルモンは、ホルモンを産生する臓器からホルモンが作用する臓器へと運ばれ、作用する」と初めて〝ホルモン〟という言葉を用いた。結局、この名が後世に残ることになった。

スターリングは「この化学物質は、産生する臓器から作用する臓器へ血流を介して運ばれ、生理的な要求に応じて、生体は繰り返しこの化学物質を産生し、血流を介して全身に供給する。そのため、ほかの分泌物とはまったく異なる物質だ」と説明した。つまり、ホルモンは分泌腺から分泌され、離れた場所にある標的の臓器に作用する。このホルモンは血流を介して標的の臓器へ運ばれる。そしてホルモンは私たちの体の維持と生存に必要不可欠な物質である。と、ホルモンのことをはっきりと定義している。

スターリングは、自分たちの発見の約半世紀以上前に雄鶏の精巣移植実験を行ったアーノルド・A・ベルトルドと同様の仮説を提唱した（第1章）。ベルトルドは、精巣の機能について解明していたが、その研究成果についてはスターリングと異なり、一般公開を一切しなかった。なおベルトルドは、分泌腺から分泌されるなんらかの物質は、遠く離れた標的の臓器に作用するとの仮説を提唱していたが、これは精巣だけで起こることと思っていたようだ。

スターリングは、〝内分泌〟を一般的な用語として用いたが、内分泌の詳細なしくみについては説明しなかった。分泌とは、何かが漏れ出ることを意味するが、彼は物質が漏れ出るという意味だけでなく、特定の標的や反応を引き起こす能力を持った特定の化学物質が漏れ出ることという意味も含む言葉を探し求めていた。そこでスターリングは、友人であるケンブリッジ大学のウィリアム・B・ハーディーとウィリアム・T・ベシーに助けを求めた。彼らは、ギリシャ語で興奮させるという意味の〝ホルマオ（hormao）〟に似たようなものがよいのではないかと提案した。

別の候補は、スターリングの上司であるエドワード・シェーファーが提案した。シェーファーは、ギリシャ語の〝自分（auto）〟と〝治癒（coid）〟を繫ぎ合わせ autocoid（注釈：オータコイド、現在では局所ホルモンの意味として使われている）はどうかと提案したが、どうもしっくりこなかった。数年後の一九一三年、シェーファーは、興奮を引き起こす化学物質のことを〝hormone（ホルモン）〟とよび、興奮を抑制する化学物質のことをギリシャ語でリラックスを意味する〝chalone（ケイロン）〟とするのがよいのではないかと再度提案した。しかし、どちらもスターリングの琴線に触れなかった（＊1）。

紆余曲折あったが、結局ホルモンは、ホルモンとよぶことで落ち着いた。

四回ある講義のうち初回の講義で、スターリングは、脳下垂体、副腎、膵臓、胸腺の四か所からホルモンは分泌されると述べた。二〇世紀初頭、動物の生殖腺は、活力や精力を増強させるもの、さらには老人を元気にさせるものだとして販売し、金儲けを企んでいる輩が大勢いた。スターリングは、聴衆に自分が精巣や卵巣を強壮剤として売り歩く偽医者だとは思われたくなかったため、講義では一切精巣と卵巣について触れなかった。

二回目と三回目の講義では、ホルモンについて、感染症の病原体を特定する際の指針のようなものが必要かどうか、聴衆に問いかけた。ドイツの細菌学者であるロベルト・コッホは、スターリングよりも二〇年も前に、感染症の病原体を特定する際の原則、コッホの原則をまとめていた。それは、（一）

感染症を引き起こす微生物を分離できること、（二）分離した微生物を健康な動物に投与すると同じ病気が起こること（たとえば、結核菌は結核を引き起こすように）、（三）その微生物は必ず特定の病気を引き起こし、ほかの病気は引き起こさないこと、（四）そして病巣部から同じ微生物が分離され、その分離した微生物を再度健康な動物へ投与すると再び同じ病気を引き起こすこと、というものである。

細菌学者のコッホに触発され、スターリングは、（a）ホルモンとは、ホルモンを分泌する組織を切除すると病気ないし死に至り、（b）ホルモンを分泌する組織を移植することで、症状を回復させることができると提案した。しかし、スターリングが定義したホルモンの基準に合わないものも存在する。たとえば、膵臓を除去もしくは膵臓に障害を受けると糖尿病を発症する。患者に新しい膵臓を移植しても、残念ながら糖尿病を完治できない。つまり（a）の基準は満たすが、（b）の基準は満たさない。それでも膵臓は、ホルモンを分泌する組織だと考えられている。

スターリングの講義の最終日では、ホルモンについての理解は、便秘からがんに至るまでのさまざまな病気に対する治療法につながるだろうと断言した。彼は私たちの身体の機能を完全に理解するという医学研究の最終目的を達成するためには、ホルモンとホルモンの作用についての知見を広げることが重要だ」とも述べた。それから講義の最後に、いつの日か科学者たちはホルモンの生化学的特性

＊1　シェーファーにとって、名前は非常に重要だった。六八歳のときにシェーファーは、姓をシェーファーから、シャーピー＝シェーファーに変更した。周囲の人びとは、より英国人的な響きを持つ名前でドイツ人的な響きではないものにするために改名したのではないかと思っていた。しかしシェーファーは、彼の恩師であるウィリアム・シャーピーを尊敬していたため、改名したと述べている。シェーファーの父親であるジェームス・ウイリアム・ヘンリー・シェーファーは、ドイツから移住してきた。そのため、シェーファー自身は英国で育った。なお、シェーファーは改名する際に、ウムラウト（Shäfer から Shafer に改名）を取り除いている。

を明らかにし、ホルモンを人工合成し、そしてそれらを用いて身体の機能を制御できるようになるだろうと、締めくくった。

英国王立協会でのスターリングの講義後、一九〇六年九月一五日の雨の日、イヌの像は、バタシー公園に近い住宅街のラッチメアー・ガーデンに、反生体解剖実験活動家であるルイーザ・ウッドワードの資金によって建立された。ニューヨーク・タイムズ紙は、碑文を〝悪意あるもの〟、〝反生体解剖実験活動家の静かな宣誓〟として記事にした。一九〇七年に騒動と暴動が起こったにも関わらず、そのイヌの像は、結局その後四年間そのままの状態で放置されていた。

一九一〇年、バタシー区長は、ウッドワードに対し、イヌの像をウッドワード自身の庭へ移動するように進言したが、彼女は拒否した。一九一〇年三月十日の未明、数人の警官と四人の作業員が像を公園から引きずり出し、近くの自転車置き場に移動した。その後、像を粉砕し溶かしてしまった。この一件についてニューヨーク・タイムズ紙は「このような像は、二度と現れることはないだろう」と予想していた。

しかし、ニューヨーク・タイムズ紙の予想は外れた。一九八五年、あまり活発ではないが現存している茶色のイヌ協会会員であり反生体解剖実験活動家であるジェラルディン・ジェームズは、二代目のイヌの像を建立した。二代目は、今でもバタシー公園のバラが咲く区画の、人目につかない場所でひっそりと座っている。

もしこの像を見たければ、公園の北側のジョギングコースを越えて、さらにイヌの広場のフェンスを越えた先に行ってみるとよい。初代のオリジナルの像と比較して、二代目は小さく、水飲み器はつ

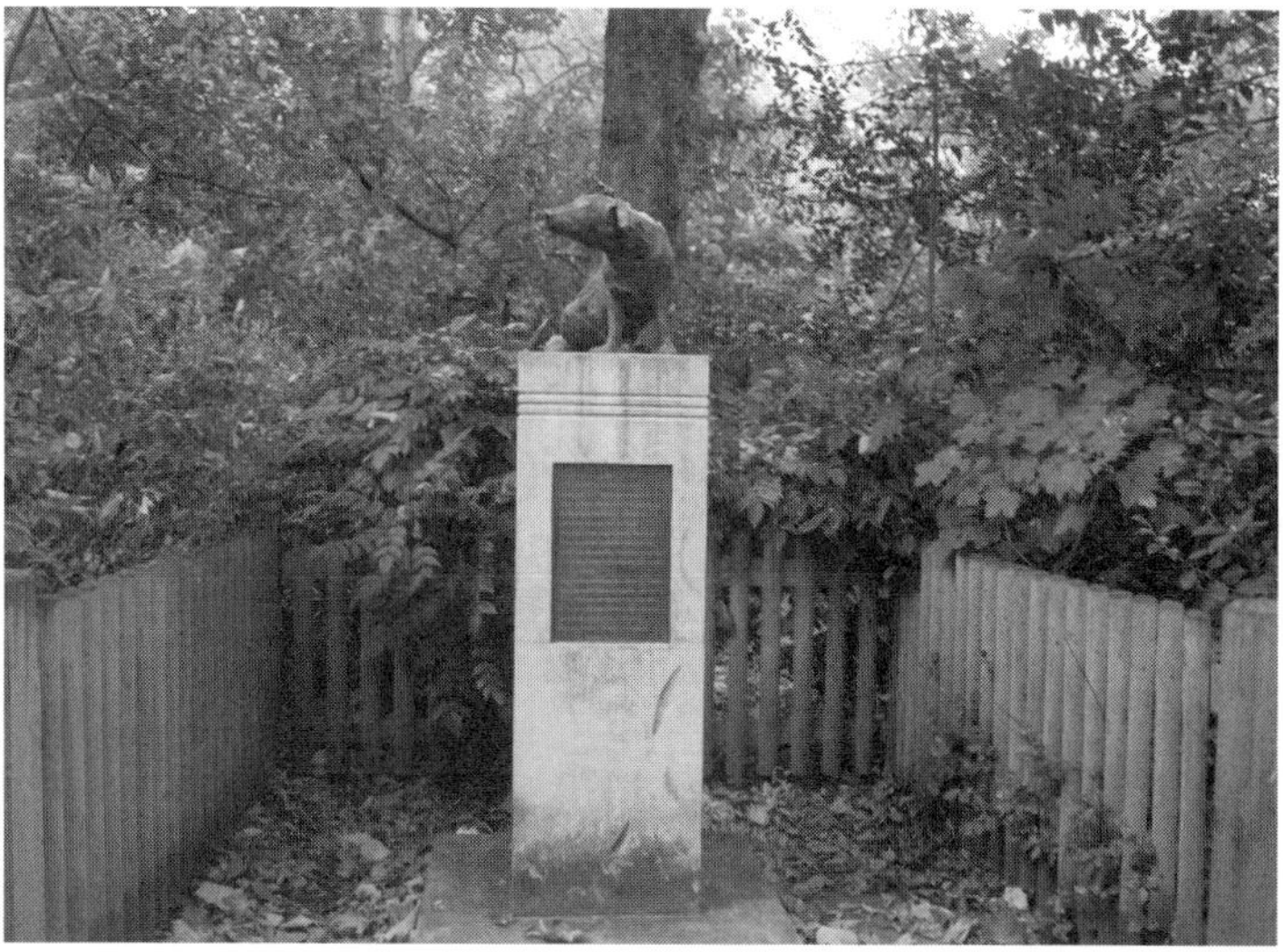
茶色のイヌの像の現在。ジェシカ・ボールドウィンのご厚意により掲載

いていない。そして、茶色のイヌは、誇り高く座っているというよりも、かわいらしく鎮座している。現在の動物愛護活動家たちは悔しい思いをしているに違いない。

たまたまここを通りすがった人は、碑文を見つけ、スターリングとベイリスが生体解剖実験を行っただけでなく、世界を変えることにつながった革新的な研究成果について思い返すかもしれない。スターリングとベイリスは、デコボコなコンビだったが、力をあわせて研究に取り組んだ。その過程で彼らは、故意ではなく偶然にも、科学研究に対して懐疑的だった一般大衆を、生体解剖実験に対して怒りを持ったグループへと変えてしまった。一方で彼らは、多岐にわたる研究分野の医者や学者たちを集合させ、副腎を専門とする医者や甲状腺の研究者、そして脳下垂体研究者たちを一つの専門的なグループにまとめ上げ、現在の内分泌学と呼ばれる専門領域を築いたのであった。

3章　脳の瓶詰め

イェール大学医学部、付属図書館閲覧室の地下の小部屋には、〝脳がたくさん詰まっている〟。ただし脳といっても、学生たちの頭脳ではなく、身体とつながっていない脳、つまり脳標本のことである。脳標本は、ガラス製の広口瓶（大きめのメイソンジャー）に保存されていた。脳がまるまる一個入ったガラス瓶もあれば、脳の一部分だけが入れられたガラス瓶もあった。五〇〇個もあるガラス瓶は、部屋の壁側のガラス戸棚のなかに並べてられていた。部屋の中央には、何脚もの椅子を揃えた長机があり、その机の上の吊戸棚にも脳標本が所狭しと収納されていた。もちろんその部屋で勉強することもできる。無数の脳標本が気にならなければだが…。

これらの脳標本はすべて、脳神経外科学分野の開拓者ハーベイ・クッシングによって、二〇世紀初頭に収集されたものである。クッシングは、脳腫瘍患者から摘出した大小さまざまな腫瘍をガラス瓶に保存した。自身の担当した患者が亡くなったときは、患者の脳を丸ごとコレクションに加えたようだ。ゆくゆくは、これらの脳標本を同僚の外科医に寄贈したいとも語っていたらしい。ちなみに、彼自身の脳は残念なことに、これらの標本には加わらず、一九三九年に火葬されている。

クッシングはいわゆるコレクターで、あらゆるものを記録し収集した。ホルモンや血液検査の結果だけでなく、伝記のように詳細な患者の治療記録をカルテに残し、手術中に行った作業をあたかも巧みな芸術家が描くような、詳細な描画としても残した。さらに術前術後の写真を撮ることも忘れなかった。何人かの術後写真は脳標本のガラス瓶に添えられており、腫瘍とその持ち主を並べて見ることができる。患者から脳腫瘍を摘出できなかった場合は、治療とはいえない手術だが、脳内で増殖した腫瘍が脳を圧迫せずに脳の外で増殖できるよう、頭蓋骨の一部を取り除く手術を行い、患者の苦痛を和らげていた。

クッシングは、著名な医師たちから受け取った手紙やその後のやり取りを、箱に入れて大切に保管していた。そのおかげで、現代の私たちは、医学の舞台裏を垣間見ることができる。手紙には、患者にどのような治療を施し、お互いに何を話し合っていたのかが詳細に記載されていた。手紙の相手は、クッシングの無二の親友であると同時に競争相手でもあった。なかには、病院の経営者が、治療という崇高な行為を利益重視のビジネスへと変化させようとしていることに落胆したと書き記されたものもあった。クッシングは、価値ある医学書の初版本をイェール大学に寄贈していた。さて、再び彼の時代、一九〇〇年からの十年間に戻ろう。

かつて半世紀もの間、ホルマリン漬けの脳標本が入ったガラス瓶（クッシングコレクション）は、誰にも発見されなかった。このクッシングコレクションから、彼がどれだけ緻密な解析を行い、それを元に大胆な脳神経外科手術に踏み切ったことが理解できる。脳標本にカルテやガラス乾板写真（ガラス板の上に被写体を記録する）といった医学史の宝物は、クッシングが亡くなってから五〇年以上もの間に、ひび割れたガラス瓶、ほこりまみれのカルテ、ただのガラス板へと変化して、病院や医学部のあちこちにしまい込まれていた。一九九〇年代半ば、酔っぱらった医学部生たちによって、クッシングコレクションが学生寮の地下室にしまわれているのが発見された。懸命な修復作業とコレクションの整理を経て、これら脳標本はクッシングセンターに保管されることになった。このセンターは二〇一〇年六月に開館し、かつて彼が収集した脳標本の約四分の三を陳列している。しかし、まだ修復や整理の済んでいないガラス瓶（乱雑に瓶に入れられた脳標本がまだ約一五〇〇個もある）は、完全な修復やクリーニングが施せない可能性もあり、未だに学生寮の地下室に保管されている。

図書室や学生寮の地下室にある脳標本、カルテや書簡、そしてガラス乾板写真の全貌を目にすると、クッシングが心と体を結びつける理論を提唱し始めた、脳ホルモン研究の黎明期にタイムスリップできる。一九〇五年にスターリングが行った講義で披露した〝ホルモン〟説（第２章）にクッシングは触発され、自分の理論を思いついたのかもしれない。彼が活躍するよりも前の時代では、ホルモンという新しい概念は、身体の機能を説明するための理論だった。一方、彼の没後は、このホルモンの概念が脳の領域まで拡大された。

ハーベイ・クッシングは、一八六九年四月八日、オハイオ州クリーブランドで十人兄弟の末っ子として、裕福な家庭に生まれた。彼の父、祖父、曾祖父はみな医師だった。若き日のクッシングは、人気者で頭もよく、スポーツも得意だった。イェール大学へ進学するためにクリーブランドを離れ、その後、ハーバード大学医学部へ進学し、外科医としてジョンズ・ホプキンス大学で研修を受けた。彼は、同じ社交クラブに所属していたケイト・クロムウェルと結婚した。外科研修中は、革新的な乳房切除術を考案したウィリアム・ハルステッドに師事した。

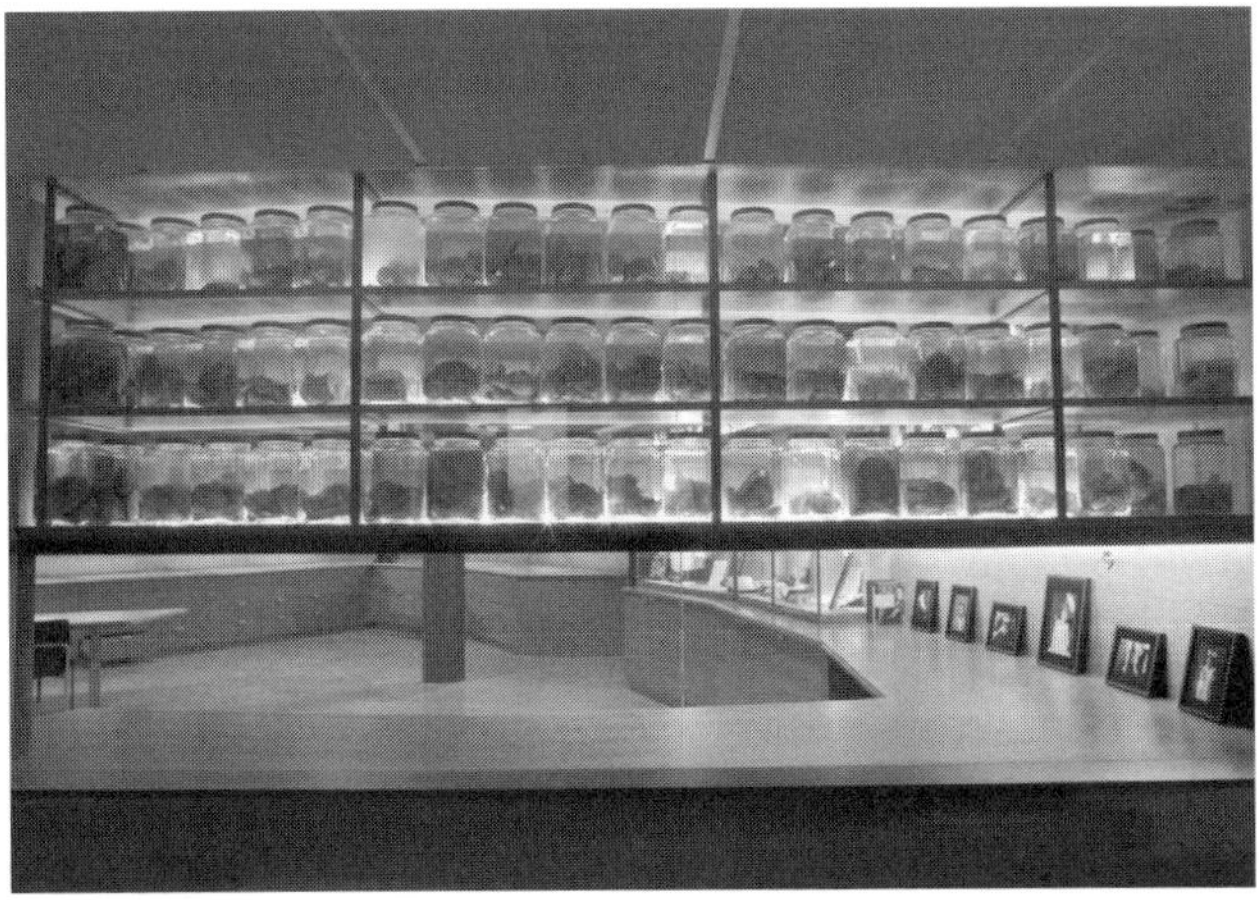

イェール大学クッシング／ホイットニー医学部図書館クッシングセンター内にあるクッシング脳腫瘍標本保管室にあるハーベイ・クッシングが収集した脳標本。イェール大学テリー・ダグラディのご厚意により掲載。

クッシングは、どんなことでも常にベストを尽くした。十代の頃、クリーブランドのアマチュア野球チームの代表に選抜され、その後、イェール大学の代表チームでプレーした。外科手術の手順を描いたスケッチは、のちに教科書として出版された。さらに優秀なピアニストでもあった。長期休暇を取得して、外科手術や研究から離れていた間にも、彼の指導者でジョンズ・ホプキンス大学病院の設立者でもあるウイリアム・オスラー博士に関する本を執筆し、一九二六年にピューリッツァー賞を受賞した。だが実は、そのめざましい活躍の裏で、クッシングはうつ病に苦しんでいた。

クッシングは、人生のほとんどを仕事に費やし、五人の子どもたちと一緒に過ごすことはほとんどなかった。しかし、子どもたちの教育方針については、妻に言い聞かせていた。二人の息子は、イェール大学へ進学させるように育てられた。クッシングの望みどおり、息子たちは二人ともイェール大学に進学したが、残念ながらどちらとも卒業できなかった。クッシングは、長男が大学を退学した際、医学部長に対して、学士号のない長男をどうにか医学部に入学できるよう掛け合ったが、当然拒否された（訳注：米国では、大学を卒業しなければ医学部に入学できない。医学部といっても、正確には大学院である）。さらに次男は大学三年生のとき、飲酒運転事故で命を落としている。一方、〝クッシングの娘たち〟として著名な三人の娘は、よい相手と結婚するように育てられた。そして、彼女たちは確かに素晴らしい相手とそれぞれ二度も結婚した。長女は、米国大統領フランクリン・D・ルーズベルトの息子であるジェームス・ルーズベルトと結婚した。彼との離婚後、億万長者であり米国大使だったジョン・H・ホイットニーと再婚した。次女は、二億ドルもの遺産を相続したウィリアム・ヴィンセント・アスターと結婚するも離婚し、画家のジェームズ・ホイットニー・フォスターと再婚した。三女は、スタンダード・オイル（訳注：ジョン・ロックフェラーによって設立された石油会社。ロックフェラーは、ほかにシカゴ大学とロックフェラー大学を創設した）の後継者であるスタンリー・モーティマー・ジュニアと結婚したが、その後離婚し、米国のテレビ放送局であるCBSの創設者ウィリアム・S・ペイリーと再婚した。

多くの医師が脳神経外科手術に挑戦しない時代にクッシングは、脳神経外科分野の開拓者となる資質を持っていた。彼は、熟練した脳神経外科手術技術だけでなく、大胆不敵で、自信に満ち溢れていた。クッシングの伝記を執筆したマイケル・ブリスは「ハーベイ・クッシングは、二〇世紀初頭の十年間で脳神経外科学の父となった」と述べた。

もし一九〇〇年代にあなたが脳腫瘍を患っていて、命を落としたくなければ、クッシングに手術をしてもらうのが一番だった。一九〇〇年から一九一四年までの間に彼が行った手術患者の死亡率は八%以下で、当時ウィーンで脳外科手術を受けた患者の死亡率が三八%、ロンドンでは五〇%以上という死亡率と比較しても、きわめて低かった。クッシングは、手術の上手さを自慢していた。なお、死亡率とは手術直後に患者が亡くなることを意味し、脳腫瘍によって亡くなることではない。

クッシングコレクション修復プロジェクトの陣頭指揮を執っていた、元イェール大学脳神経外科部長のデニス・スペンサー医師は、クッシングの手術について「これまでに彼が行った脳神経外科手術は、非常に注意深くかつ丁寧に行われていた」と述べた。「たとえば、クッシングは脳腫瘍を取り除くとき、脳腫瘍がどこにあるのか完全に理解しており、何の迷いもなく脳腫瘍へメスを入れていた。そのため、ほかの脳の正常な部位を傷つけることなく、腫瘍の摘出に長けていた」と述べた。現在では、腫瘍部位の同定に超音波画像診断装置や磁気共鳴画像（ＭＲＩ）診断装置を利用するが、クッシングはこれらの機器を用いることなく手術を行った。彼は、三叉神経痛（訳注：顔と脳を繋ぐ神経線維束のなかで破損した神経によって引き起こされる耐え難い顔の痛み）を、損傷した神経を切除することで取り除く新たな手術方法を開発した（現在では、三叉神経痛は抗けいれん剤や痛みがある神経を放射線照射で取り除いて治療する）。

クッシングは、手術や本の執筆、描画以上に（もちろん娘たちが金持ちの男性と結婚すること以上に）、急激に発展している内分泌学に魅了され、ホルモン研究の第一人者として活動し始めた。ほかの外科医は、新しいホルモンの発見や内分泌学について、なにか面白そうだという好奇心の目で学術論文を読んでいたかもしれない。しかしクッシングは、その内分泌学で一つの研究分野を作り上げた。甲状腺、卵巣、精巣、副甲状腺や副腎といったホルモンを分泌する分泌腺に関しては、非常に多くの研究がすでに行われていたが、ある分泌腺については、まったく解析がなされず謎のままであった。その分泌腺とは、クッシングが研究分野を作り上げた脳下垂体だった。なぜ、脳下垂体の機能について解明されていなかったのだろうか？　彼はその明確な理由を知っていた。それは彼以外には、脳の奥底にある脳下垂体を物理的に触ることができなかったのである。

脳下垂体は、さかさまになったペロペロキャンディーが脳のなかでぶらさがっているように見える部位である。指を鼻の奥まで突っ込んで、そのまま頭蓋骨を突き破ると、脳下垂体にたどり着く。ちなみにその途中で、指は目の裏側にある視神経に触れる。脳下垂体に腫瘍ができた場合、視力低下や視野狭窄が起こりやすいが、これは脳下垂体の腫瘍が視神経を圧迫するためである。ちなみに脳下垂体を意味する〝pituitary〟は、ラテン語の粘液を意味する〝pituata〟がその語源である。ローマ時代三世紀頃の医師ガレノスが、分泌腺は粘液を分泌するだけと考えていたためである。古代の医師はすでに脳下垂体が二つの異なる葉から形成されていることを知っていた。なお、脳下垂体の前方（鼻側）を前葉、後方（後頭部側）を後葉とよぶ。

現代の医師は、脳下垂体の前葉と後葉では、異なるホルモンを分泌することを知っている。前葉と後葉は、互いに共通点はないが非常に近い隣人といえる。いずれにしても、脳下垂体は体内のすべての分泌腺の機能を制御する。一九三〇年代ごろまで、脳下垂体が〝分泌腺の母〟として認識されていたが、のちに、脳内に脳下垂体とは異なる別の分泌腺、つまり視床下部が発見され、この視床下部こそが脳下垂体の機能を制御していることが分かった。この発見から視床下部は〝すべての分泌腺の母〟と呼ばれるようになった。

えんどう豆ぐらいの大きさの脳下垂体について、クッシングが研究を開始した頃、何ひとつわかっていなかった。クッシングの秘書は「彼にとって最初で、なおかつ唯一愛情を注いだのが脳下垂体だ」と言ったかもしれない。そのおかげか、クッシングは、脳下垂体研究の第一人者として後世に渡り尊敬された。

クッシングは、ほかの研究者たちが二の足を踏むことに対して、脳神経外科手術と同様に大胆不敵に研究を推進した。たとえば、脳下垂体が成長ホルモンを分泌しているのではないかと思い、完全な証拠が得られていないにも関わらず、病院に集めた低身長症（小人症）の患者たちに、ウシから摘出した脳下垂体を食事として与えて彼らの身長が伸びるか観察した。しかし残念ながら、彼らの身長は伸びなかった。

クッシングは、生後すぐに亡くなった乳児から脳下垂体を摘出し、脳下垂体腫瘍と診断されたウイリアム・ブルックナー（四八歳、男性）へ移植する脳下垂体移植手術を一九一一年に世界で初めて行った。当時、ワシントン・ポスト紙は「壊れた心を治療できた」と彼の手術を称賛したが、それは時期尚早だった。手術の六週間後、脳下垂体を移植されたブルックナーは、激しい頭痛とめまい（モノが二重に見える）に悩まされるようになった。そこでクッシングはまた別の乳児の脳下垂体を移植したが、結局ブルックナーはその一か月後に亡くなった。

脳下垂体の移植手術が失敗だったとクッシングは認めたくなかった。ブルックナーは肺炎が原因で亡くなったとの検死解剖結果を公表し、二時間も遅れて乳児の脳下垂体を手術室へ運んできた産婦人科医を非難し、移植手術自体が失敗ではないと主張した。

クッシングは、大胆不敵な〝人体実験〟だけでなく、動物実験も行っていた。最も基礎的な疑問（脳下垂体がなくても動物は生きていられるのか?）の解決のために研究を開始し、その三〇年後には、脳下垂体のさまざまな細胞を徹底的に解析したことから、脳下垂体の機能を解き明かすことに成功した。初期の頃の研究では、イヌから脳下垂体を摘出し、摘出した脳下垂体を別のイヌへ少量食べさせた。脳下垂体のないイヌや脳下垂体を食べさせることで脳下垂体が過剰にある状態のイヌにおいて何が起こるのかを解析した。つまり、脳下垂体にはホルモンが含まれているのかどうか、そのホルモンは行動をどのように制御しているのかを解明したかった。もちろん、脳下垂体を摘出したイヌは死んでしまったため、脳下垂体なしに動物は生存できないと結論した。ちなみに現在では、イヌだけでなくヒトもまた脳下垂体が存在しなくても生存できることがわかっている。ただし、脳下垂体のないイヌやヒトは、成長も成熟もできないため、エネルギーを消費できない状態になる。最近では、このような脳下垂体機能不全の状態で生まれても、不足しているホルモンを補うことで治療することができる。

クッシングは、実験動物に脳下垂体をまるごと投与するのではなく、脳下垂体の前葉と後葉に分けて投与した。そしてイヌの血液中に脳下垂体後葉を投与したところ、血圧と尿流量が増加し、腎臓が肥大化した。一方で脳下垂体前葉を血液中に投与すると、痩せこけて骨と皮になることを発見した。

何が起こったのだろうか?　非常に小さい脳下垂体が、こんなにも劇的な生理的変化を引き起こすのだろうか?　脳下垂体は、体重も体液量もコントロールするのだろうか?　前葉と後葉はお互いに情報伝達を行うのだろうか?　それともまったく違う機能の細胞の集まりなのだろうか?

クッシングは、きわめて鋭い観察眼を持っていた。脳下垂体を摘出したイヌは、腹部が膨張し、脚が萎縮し、疲れ切ってから死んでしまうという、風変わりな経緯をたどることに気付いた。さらに、卵巣または精巣も委縮していた。さらに、イヌのうしろ脚は細くなるが腹部は膨張するという、自分が診ている脳腫瘍患者と同様な症状を呈していた。もしかすると、脳腫瘍患者の症状は、脳下垂体の機能不全で説明できるかもしれないとクッシングは閃いた。

クッシングは、脳標本を収集することに最善を尽くした。彼は、医師たちに患者を診させてほしいとお願いして回った。また、低身長や高身長、はたまた高度肥満といった身体的に異常があって亡くなった人の脳を死体安置所や墓地、さらには博物館を駆けずり回って収集し、研究した。クッシングは、ロンドン博物館に展示されている一八世紀に亡くなったサーカスの巨人の頭蓋骨を解析し、脳下垂体が収められているトルコ鞍と呼ばれる骨が広がっていることを発見した。その解析結果から、脳下垂体腫瘍では、この部分の骨が押し広げられているのではないかというヒントを得た（＊1）。そこでクッシングは、亡くなったばかりのほかのサーカスの巨人の脳下垂体を研究するために、彼の教え子をサーカスの巨人の遺体のもとへ派遣した。しかし、巨人の家族は検死解剖を認めなかった。そこで教え子は、五〇ドルを葬儀屋に手渡し、葬儀屋が反対の方向を見ている間に、巨人の遺体の頭蓋骨を切り開いて調べた。その結果、脳下垂体が収められている部位のトルコ鞍の部分の骨が広がっており、その観察結果をクッシングに伝えた。

一九一二年、クッシングは、脳下垂体になんらかの問題があると疑われる患者たちの詳細な症状の

＊1　クッシングは、スコットランドにあるハンテリアン博物館に陳列されている巨人、チャールズ・バーンの骨格を研究した。バーンは、サーカスの巨人として活躍し、亡くなった。バーンは、自分の遺体は海へ投げ捨ててほしいと懇願していた。そうすることで、永遠に奇人変人を演じる必要もなくなると考えていた。しかし、彼の遺体はハンテリアン博物館に収蔵され、その後二五〇年もの間、展示され続けている。折に触れ、人権活動家や歴史学者は、バーンの遺骨を展示から撤去するように要求してきた。その結果、二〇一一年にハンテリアン博物館は、遺骨の取り扱いについて声明を発表した。

記録と写真を撮影していた。患者たちは、脳下垂体を摘出したイヌと同様に、腹部膨満と痩せ細った両脚の男女だった（クッシングは、患者たちの容姿をレモンに爪楊枝が刺さったような感じだと例えた）。彼らの容姿は、単に奇妙な体格というのを通り越して、体毛が生えないようなところに生え、肩はなで肩になり、肌は縞状に青みがかっていた。患者たちの血圧は異常に高く、男性は勃起不全、女性は月経不全だった。患者たちは皆疲れ果て、うつ病も併発し、慢性頭痛に悩まされていた。ほとんどの患者は二〇代で、入院する前は皆見世物小屋《フリークショー》で働いていた。

クッシングは、これら患者の全裸写真や診察記録を『脳下垂体とその機能障害（原題：The Pituitary Body and Its Disorders）』として一九一二年に出版した。著書のなかには各患者に対する詳細な診断理由が記載されていたが、すべての患者が脳下垂体腫瘍だったかどうかについては明言しなかった。つまり、事実と推測が入り混じった著書だった。にもかかわらずクッシングは、三つの症状に病名を付けた。まず、脳下垂体が過剰に活動することで巨人になる脳下垂体機能亢進症。次に、患者が肥満になり慢性的な疲労を訴える脳下垂体機能低下症。そして、脳下垂体機能亢進症と機能低下症の症状の両方を持ち合わせた脳下垂体機能不全症。そして、何人かの患者は〝多腺性〟症候群、つまり複数の分泌腺が破壊されている状態だと判断した。脳下垂体腫瘍が分泌するなんらかの物質が副腎に作用し、その結果副腎からホルモンが過剰に分泌されるようになり、最終的にこのホルモンが全身へ運ばれ、身体じゅうの分泌腺の機能がおかしくなるのではないかという一連の流れを仮定していた。それから、脳と身体の機能の破綻によって、体重増加、衰弱、とくに女性で見られる顔の過剰な発毛、性欲低下が現れることを明らかにした。

副腎から分泌されるホルモンは、ほかの科学者によってコルチゾールと名付けられた。コルチゾールは非常に強力なホルモンで、血圧、代謝、そして免疫システムなどを調節する。現代の医師は、早朝に副腎から分泌されるコルチゾールが、全身の機能を維持するために必要不可欠であることを理解している。コルチゾールは分娩を促進するだけでなく、胎児の肺の表面にある細胞に作用し、肺が容易に膨らみやすくしぼみやすいようにはたらく。しかし、血中に大量のコルチゾールが存在すると、身体の機能に悪影響を及ぼす。具体的には、うつ病、精神疾患、不眠症、心悸亢進や骨粗鬆症など、クッシングの患者でみられたような数多くの病状を引き起こす。そして血中コルチゾール濃度が高いままだと最終的には死に至る。

クッシングが多腺性症候群と説明していた病気は、彼の名にちなんで、クッシング症候群およびクッシング病という名が付けられた。クッシング症候群とクッシング病の違いは、どの臓器で問題が発生するかによる。たとえば脳下垂体にできた腫瘍はクッシング病を引き起こすが、副腎に問題が発生した場合は、クッシング症候群を引き起こす。いずれの場合も、脳下垂体が副腎へ情報を伝えるホルモンを多量に分泌するか、もしくは副腎自体の機能障害によって、副腎から大量のコルチゾールが分泌されるようになる。どちらの場合も病態は同じで、身体の体幹に過剰な脂肪がつくため丸みを帯び、丸顔で、腹部には腫れて引き延ばしたような筋が現れ、腕と脚はやせ細り、骨はもろく、疲れやすくなり、女性の場合は顔の毛や体毛が濃くなる。このような女性患者たちは、一九〇〇年代初頭、サーカスやフリークショーで働いていた。

クッシングは、自身が提唱した多腺性症候群について講演するために海外へ出張中、米ニュース雑誌タイムの「醜い」と題された、パリで行われた醜い顔コンテストに関する記事をたまたま目にし、編集部に対して猛烈な抗議文を送った。コンテストに参加していた女性たちは、オーディションすら必要なく、しかも本人の同意なしに勝手に写真が事務局へ提出されていた。タイムによると、「〝いぼのある漁師〟、〝丹毒（溶連菌によって起こされる皮膚の化膿性皮膚炎）のイタリア系ユダヤ人〟、〝あざのあるタクシー運転手〟、〝ベルギーの修道女〟などのコンテスタントがいた」と伝えていた。とくに問題だったのは、美人コンテストの害悪を相殺するだけでなく、コンテストをより面白くするために〝醜い〟容姿の人びとが勝手に追加されていたと記者が伝えていたことだった。彼は容姿のように表面的なもので評価をすることは、別の差別を引き起こすだけで無意味だと考えていた。これらコンテスタントたちは、興味本位な野次馬たちの見世物《フリークショウ》ではなく、医師に早急に診てもらう必要のある人たちだった。

「醜い」と題された一九二七年五月の記事には、サーカスに勤務する太った女性と腕のない女性の間に立っているロージー・ベヴァン夫人（旧姓ウィルモット）の顔写真も掲載されていた。大きな顎、垂れ下がった目、ヘルメットのような髪型、そしてほほと顎に髭の生えているベヴァンを記者は見つけ出し、その写真を記事に掲載した。クッシングは、「この不幸な女性を笑いものにするとは、なんとけしからんことだ。ベヴァンは巨人症を患っている可能性が非常に高い」と述べた。そして彼は、「この病気は、容姿を残酷な容貌に変化させてしまうだけでなく、しばしば激しい頭痛と失明を引き起こす」と続けた。彼は、ベヴァン夫人が耐え難い頭痛とほとんど失明に近い状態にあるのではないかと想像し、「この悲劇の病に対して、このような軽率な記事を掲載するタイムは、外科医として断じて許せない」と述べたのである（＊2）。

クッシングは、これまで診てきた重症患者たちのなかには、容姿的な変化や身体的および精神的な問題が見られない場合があった。そのような患者では、一つもしくは二つのホルモンの分泌量に問題があるのではないかという大胆な仮説を唱えた。この仮説は、脳下垂体の病気について理解する上で非常に斬新なアイディアであり、また先見の明もあった。

クッシングは、脳下垂体の生理機能について研究を続けた。私たちの身体が脳下垂体によってどのように調節されているのかについて、クッシングが一九〇一年に研究を開始したときは、まだ脳下垂体の機能についてはまったく推測の域を出なかった。当時彼は、脳下垂体の機能亢進もしくは機能低下として脳下垂体の病気を説明したが、何が原因で病気が発症するのかについての具体的な証拠はなかった。その後、彼が退職する間際の一九三〇年代、脳下垂体は、いくつかの種類の細胞が混在し、私

＊2　二〇〇六年、ホールマーク社（絵葉書や封筒といったステーショナリーの販売会社）は、ベヴァン夫人の写真が入った風刺的な誕生日カードを作製した。カードはイギリスで販売され、イギリスの人気テレビ番組「シーラ・ブラックのブラインドデート（Cilla Black's Blind Date）」（訳注：一人の一般女性と三人の一般男性、または一人の一般男性と三人の一般女性が出演し、三人がついたての向こうにいる一人の異性に自分をアピールし、デートする権利を争う人気番組。約二〇年間番組は続いた）のジョークとしてベヴァン夫人の写真が入ったカードを使った。そしてカードには「画面が真っ暗になったとき、彼は自分が言ったその言葉を後に後悔した…私は三番目の女性を選びます、シーラ」と書いてあった。かつて、クッシングがタイム誌にクレームをつけたときのように、オランダの内分泌学者ウーター・デ・ハーダー博士は、イギリスでの休暇中に、この誕生日カードを見つけた。ハーダー博士は、ホールマーク社に誕生日カードを市場から取り除くようクレームをつけた。脳下垂体腫瘍に関する情報を提供するウェブサイトでは「今回の話は、クッシングの研究以来、巨人症について多くのことを学んできているにも関わらず、患者に対する一般人の態度はまったく変化していない」と述べた。ホールマーク社はこの誕生日カードを市場から即時撤去し、以下の声明を発表した。「この女性は、醜いのではなく病気であり、病気の方を侮辱する行為は、一切許されるものではありません。そこで、このカードをすぐさま市場から撤去することにいたしました」

たちの身体の機能を調節しているというアイディアに行きついた。そして彼は、米国東海岸沿いの研究機関の第一線で活躍する研究者たちに向け、脳下垂体は一種類のホルモンだけを分泌する分泌組織ではないことを講演して回った。具体的には、脳下垂体前葉には三つの異なる細胞が存在し、そのうち一種類の細胞が異常に増殖すると巨人症を引き起こし、ほかの種類の細胞が異常に増殖すると性的成熟を阻害すると説明した。

つまり、非常に小さい脳腫瘍が脳下垂体で発生し、それが患者の脳内で増殖することでさまざまな症状が起こると、クッシングは考えた。そして脳下垂体には、まだ未同定のホルモンが多数存在し、私たちの身体はこれらのホルモンによって調節されているという、まったく新しい概念に基づく科学論文を執筆し、講演して回った。医師たちは、時折、検死解剖の時に脳下垂体腫瘍を発見した。しかし、遺体の脳下垂体をくわしく調べても、まったく腫瘍が見つからないこともあった。実際、クッシングは自身の仮説が正しい証拠として示した数十人の患者のうち、三名だけに好塩基性下垂体腺腫〔訳注：下垂体腺腫の多くは十ミリ未満である。好塩基性腺腫は、副腎皮質刺激ホルモン（adrenocorticotropic hormone: ACTH）を過剰産生する〕と呼ばれる非常に小さい腫瘍しか見つけられなかった。

当時、医師が脳下垂体の腫瘍を疑った際、まず頭部X線画像を撮影した。撮影は、脳下垂体腫瘍を見つけることではなく（そもそもX線では腫瘍を映し出せない）、トルコ鞍と呼ばれる脳下垂体が入っている部分の骨が拡張しているかどうか確認することだった。しかし、好塩基性腺腫は小さすぎるため、トルコ鞍を拡張させないとクッシングは主張した。言い換えると、彼は、自身の仮説を証明するための手立てを示せなかった。それでもなおクッシングは、脳下垂体に腫瘍ができることで、さまざまなホルモンの分泌が促進されると信じていた。彼の仮説はある意味、聴衆に神様は存在しないと信じさせるようなものだった。

現在では、クッシングが正しかったことがわかっている。確かに、いくつかの極小の脳下垂体腫瘍は良性で、非常にゆっくり増殖する。また、ほかの臓器へ転移することもない。一〇〇年以上が経過した現在であれば、MRIやCTなどの最先端の画像診断装置を使うことで、彼が診た患者たちの何人かには脳下垂体腫瘍があったことを証明できるに違いない。

クッシングは、自身の仮説に間違いがない自信を持っていた。しかし、ほかの研究者たちは、彼の仮説を信じていなかった。ミネソタ州ロチェスターのメイヨ・クリニックの医師は、身体的症状が見られなかった一〇〇〇人の遺体から脳下垂体を摘出し解析したところ、そのうち七二人が好塩基性腺腫だったことを発見した。つまり、脳下垂体腫瘍であっても症状がないことを主張し、クッシング仮説の間違いを指摘した。この医師は、クッシングが提唱した脳下垂体腺腫のことを、〝偶発腫瘍〟とよび、この発見は偶然によるもので、クッシングが主張しているような病態とはまったく関係ないと主張した。別の医師は、〝反脳下垂体腫瘍クラブ〟を立ち上げ彼を非難した。

一九三二年、ジョンズ・ホプキンス病院で行った講演のなかでクッシングは「不確かな印象から推論する傾向がある。したがって、難解な内分泌学上の疑問に答えるために、数多くの困難にもめげず、一歩ずつ、必死になって証拠を探している状況だ」と述べた。つまり、その頃の内分泌学は仮説を証明するための研究成果が存在せず、推測の域を出ていなかったのである。

脳下垂体前葉からは、成長ホルモン、プロラクチン（よく知られている機能は母乳の産生）などのホルモンが分泌される。また、ほかの内分泌腺からのホルモン分泌を促すホルモンも分泌する。それはちょうど、脳下垂体と内分泌腺の間の情報を伝えるためのメッセンジャーのようなものである。このメッセンジャーは、放出ホルモンと呼ばれる。たとえば、脳下垂体前葉から分泌される性腺刺激ホルモンは、直接卵巣や精巣に作用し、エストロゲン（女性ホルモン）やテストステロン（男性ホルモン）の放出を促す。さらに、甲状腺刺激ホルモンを分泌して甲状腺を刺激し、甲状腺ホルモンの分泌を促すと副腎皮質刺激ホルモン（ACTH）を分泌し、副腎からストレスホルモンであるコルチゾールの分泌を促す。

一方、脳下垂体後葉からは、体液のバランス調節を行うバソプレシンが分泌される。そして、出産時に子宮収縮を引きおこし、その後、乳管を圧迫して母乳の分泌を促すオキシトシンも分泌される。

クッシングは、手術の合間に実験を行い、気分が良くなるまでタバコを吸い続けながら一日に一万語以上の文章を書いていた。六〇歳になる頃には、脚にできた血栓のためほとんど歩けなくなっていた。クッシングは、六三歳となった一九三二年にハーバード大学を退職し、秘書のルイーズ・アイゼンハルトとともにイェール大学へ異動した。なお、秘書のルイーズは、一九一五年にクッシングに雇われ、その四年後、医学博士号（首席の成績）をタフツ大学から授与された。学位取得後は、神経病理学者兼秘書として、再びクッシングのもとに戻ってきた。手術を続けるというクッシングの計画は、彼のうつ症状と脚にできた血栓のため実現できなかった。クッシングは、すでに手先の器用さを失ってしまっていた。異動したイェール大学では、読書や教育、そして執筆活動に時間を費やした。

クッシングが収集した莫大な量の脳標本は、アイゼンハルトによってクッシング脳標本登録台帳にまとめられ、ハーバード大学で保管されるはずだった。しかし、脳標本を保管するための資金をハーバード大学が提供しないだろうとクッシングは感じた。そこで一九三五年、彼は、現在の貨幣価値に換算すると十万ドル（およそ一〇〇〇万円）を支払って、担当患者の五万ページにもわたる診察記録と写真、そして脳標本をイェール大学のあるニューヘブンへ移動した。

アイゼンハルトは、クッシングが徐々に衰弱していくなか最後まで忠実な秘書だった。クッシングは、一九三九年十月七日、心臓発作で七〇歳の人生に幕を下ろした。

クッシングの逝去はクッシング時代の終わりでもあった。しかし彼が収集した脳標本のガラス瓶は、長い物語のはじまりだった。

クッシングの逝去から約三〇年後、神経病理学者のギル・ソリタ－レがイェール大学に赴任した際、自分のオフィスに置かれていた金属製のファイルキャビネットを開いてみると、ガラス瓶に入った脳標本とウイスキーの空き瓶が出てきた。自分のオフィスは、以前クッシングとアイゼンハルトが使っていた部屋だとソリターレは確信し、出てきた脳標本とウイスキーは、クッシングが隠し持っていたものだろうと思った。というのもアイゼンハルトは、オフィスで頻繁にパーティーを開催し、激論を交わすことで知られていたからだ。

イェール大学のとある病理学者が、クッシングが収集した脳標本の管理責任者だった。しかし、一度も管理しなかった。そのため、ソリターレの部屋に置かれていたファイルキャビネットのなかにある脳標本以外の標本は、病理学講座のあらゆる部屋に散り散りになってしまっていた。いつしか脳標本は医学部生寮の地下室へ運び込まれ、それから何十年もの間忘れられていた。

一九九四年、医学部一年生だったクリス・ウォールは、酔っぱらって寮の地下を探検したところ、隠し部屋を見つけた。「たぶん、クラスの何人かは知っていたのかもしれません。モーリーズ（イェール大学の関係者だけが入店できる食堂）で、何人かの上級生と話したとき、先輩たちが脳標本を見てみたいと言っていたのを覚えています」と、ウォールは語った。

「脳標本に興味がないはずがなく、私は、四、五人の友人と連れ立って地下室へ向かいました。古びたドアの下にある通気口を蹴破って、そこから手を入れて扉の鍵を開けました。見つかれば処分されるのではないかと、ひやひやでした。今でも鮮明に覚えているのですが、その部屋には、脳標本の入ったガラス瓶がいたるところに保管されていて、身の毛もよだつような場所でした。この地下室へ遊びに来た人たちが飲み干したワインの空きボトルが不気味に転がっていました。そして壁には、来室した人の名前を記入するための黒板が置いてありました」

地下室の壁に貼り付けられたポスターには、〝脳学会〟と書かれていて、黒板には学生たちの名前が記されていた。地下室を訪れてこのポスターを見た証として、黒板に自分の名前を記入すれば、脳学会のメンバーになれた。この脳学会には、「黒板に自分の名前を残し、ここで見たことは自分の記憶にだけとどめる」という規約があった。一方、学会には何の使命もなかったが、学会員であることを自慢する権利だけは与えてくれた。どうも学生たちの多くは、この地下室に来ていたようである。しかし、脳学会のメンバーになるための儀式があったかどうかについて、ほとんどの学生は知らなかった。

「ただ不気味でした。奥の壁に沿って棚から棚、床から天井にいたるまで、茶封筒に入った写真乾板が置かれていました。写真乾板は非常に壊れやすかったのですが、見てみると、脳腫瘍の人たちが写っていて、信じられないほどゾッとするものでした。その部屋はどこを見ても恐怖でした」とウォールは語った。

写真乾板に写っていたのは、クッシングが担当した患者の手術前後の姿だった。何枚かの写真は、頭部から外にはみ出した大きな腫瘍を撮影していた。全身を撮影した写真もあった。写真に写る患者たちは、裸だったり服を着ていたりした。

当時イェール大学の医学部生で、現在はヒューストンで産婦人科医をしているタラ・ブルースは、脳標本の入ったガラス瓶のことを覚えていた。「それは通過儀礼でした」と彼女は語った。彼女は、一九九四年に地下室のポスターに自分の名前を殴り書きして〝脳学会〟のメンバーになった。「学生たちは、みな脳標本を見に行っていました。あまりにも素晴らしくて夢のようなひとときでした。私はイェール大学に入学したばかりだったので、地下室にこれだけたくさんの脳標本をところ狭しと保管できるイェール大学は素晴らしいところだと思っていました」と彼女は語った。

ウォールは（シアトルで整形外科医をやる前は、サンディエゴ・チャージャーズというアメリカンフットボールチームの主治医だった）、酒に酔っぱらって地下室に脳標本を見に行った一人だった。当時ウォールは、医学史を学び、脳神経外科学に興味を持ち始めていたころだった。地下室で目にした脳標本の入ったガラス瓶は、ひょっとするとクッシングが収集したものではないかと、はたと気付いた。そこでウォールは、脳神経外科部長であるデニス・スペンサーと面会し、自身の考えを伝えた。結局ウォールは、脳標本の入ったガラス瓶について、スペンサーの指導の下、博士論文を作成した。そして、写真家、医療技師、さらには建築家と協力して、クッシングの脳標本修復プロジェクトの陣頭指揮を執ることになった。ウォールのおかげで、クッシングが収集した脳標本は、ただのガラクタから、博物学的に非常に価値のあるものへと変貌を遂げたのである。

イェール大学医学部の専属カメラマンでありアーキビスト（永久保存価値のある情報を査定、収集、整理、保存、管理し、閲覧できるよう整える専門職）であるテリー・ダグラディは、病理学教室の技術補佐員とともに医学部生寮の地下室にあるクッシングの脳標本を遺体安置所へと移動させようとした。しかし、クッシングが収集した脳標本や、医師たちから譲り受けた脳標本を移動させることは、一筋縄ではいかなかった。クッシングの時代は、郵便や電車の手荷物や貨物として輸送できた。しかし、イェール大学が脳標本修復プロジェクトを開始した一九九〇年代には、脳標本は感染性物質《バイオハザード》として扱われるようになっていた。そのため、特別な許可なしに、公共交通機関を利用して脳標本を運搬することはできなかった。大通りを渡るといったごくわずかな距離の移動でさえ、脳標本を運ぶとなると、多額の輸送費がかかった。そこでダグラディたちは、公道を避けてイェール大学構内だけを使う輸送するルートを考え出した。それは、脳標本を図書館の本を運ぶための重たいカートに載せ、階段を昇り降りし、地下室から遺体安置所まで運ぶというものだった。

現在では、クッシングセンターの見学ツアーは一般に無料公開されている。もし地下室のカギを持っているツアーガイドに出会えれば、地下室に残されている未修復の脳標本を見ることもできる。実際、私自身も二〇一四年の春の日の午後、一五人の学生たちと一緒に地下室にある脳標本を見ることができた。

ダグラディに付き添われて、当時ウォールが歩いた道をたどり、脳標本が置かれている地下の部屋

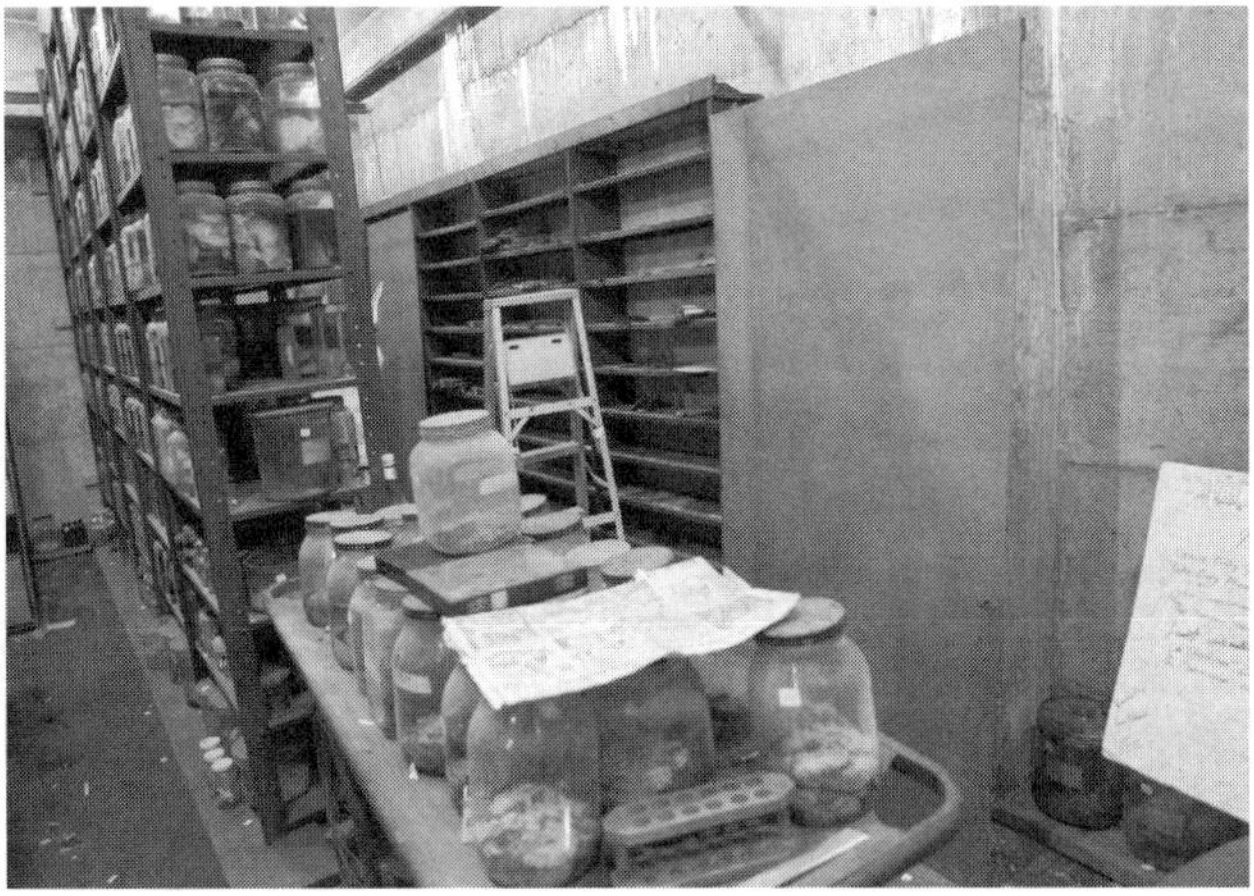

イェール大学医学部学生寮の地下にある、まだ修復されていないクッシング脳標本コレクション。イェール大学テリー・ダグラディのご厚意により掲載。

に向かった。まず巨大な医学生寮の裏へ向かい、坂を下り、重厚な金属でできた扉を通り抜け、地面にある複数の巨大なパイプを踏み越え、その後低く吊り下げられたパイプの下をくぐりぬけ、大きな扉の保管倉庫の前を通り過ぎた。保管倉庫のなかには、寝袋の山、マットレス、自転車、頭部のないプラスチック製の内臓だけ入った模型があった。別の保管倉庫には、ドラムセットとギターが置いてあり、明らかに複数の学生がこの倉庫でバンド練習を行っているようだった。最終的に、私たちは〝脳神経外科所有〟と書かれた緑色の厚い扉に到着した。ウォールが壊した通気口には、木の厚板がしっかりと打ち付けられ、扉全体が大きなゴミ箱のように見えた。

ダグラディが扉を解錠したとたん、シューっと音が立って、ホルムアルデヒドのにおいに包まれた。部屋の内部はほこりっぽく、暗く湿っていて、鍾乳石がつららのように天井から垂れ下がっていた。

脳標本の入っている何百個もの広口の密閉式ガラス瓶は、床から天井まで昔ながらの金属製の書棚に置かれていた。いくつかの脳標本は、ホルムアルデヒドの入ったガラス瓶のなかで保存されていた。ほかのものは、ホルムアルデヒドが小さな割れ目から蒸発してしまっており、脳標本はしぼんで干乾びてしまっていた。いくつかのガラス瓶には、組織のかけらが保存してあった。ほかのガラス瓶では、大きい塊の組織が保存されていた。脳の半分を保存しているガラス瓶もわずかにあった。すべてのガラス瓶には日付が記されており、一九〇〇年代初頭のものがほとんどであった。ガラス瓶には患者の氏名も記載されていた。ある一つのガラス瓶には、眼球が一個だけ保存されてあり、ほかのガラス瓶には、約一インチの大きさの胎児が保存されていた。私はマッドサイエンティストの実験室に踏み込んだような感覚に陥った。あるいは、それはまるで、タイムスリップした子どもが、間違って薄気味悪い科学実験中の実験室に入り込んでしまったディズニー映画のような感じでもあった。いや、もっと悪いたとえだと、ハンニバル・レクター（訳注：トマス・ハリスの小説『レッド・ドラゴン』に登場する医師で、死体を食べる連続猟奇殺人犯人）の屋根裏部屋に入り込んだような感じでもあった。

引き出しには、年代物の医療機器が保管されており、いくつかの機器は、実際にクッシングが脳標本切片を作製するために使用していた。古びた車輪付き担架が通路をふさいでいた。ダグラディは、約八〇個の脳標本の修復作業を遺体安置所で行うと説明した。遺体安置所へ向かう脳標本の入ったガラス瓶は、床に置いてある白い大きなバットの上に並べられていた。それはちょうど、マヨネーズの入ったガラス瓶をバットで運ぶようにも見えた。

クッシング（無愛想で、傲慢で、鼻がくちばしのような小柄な男）の亡霊が、部屋のなかを飛び回り、不法侵入者として私たちを怒鳴りつけてくるかのようだった。私たちが、脳標本の置いてある通路をうろうろしていると、静寂のなかに突然大きな音がした。ひょっとして本当にクッシングの亡霊が出たのだろうか？

「誰かがトイレを流したんですよ」と、ダグラディは、私たちが今いるのは医学部生寮の真下であることを思い出させてくれた。別の視点から見ると、イェール大学の医学生は、まさに現代の内分泌学の基礎を築いた大切な資料の上で夜な夜な勉強したり寝たりして過ごしているのである。

追記

二〇一七年の夏、一〇〇年以上も前に亡くなったクッシングが診た患者の脳腫瘍の原因となった、遺伝子の変異が特定された。患者は、ノバ・スコッティアと呼ばれる三四歳の漁師で、嘔吐、イライラ、大量の発汗、そしてしびれという症状があり、一九一三年に、ボストンにあった彼の病院に来院した。「全身のあらゆるところが成長したように感じる」とスコッティアは、クッシングに伝えた。確かにスコッティアは、手が大きく、あごが突き出ていた。クッシングは、成長ホルモン産生脳下垂体腺腫を疑い、彼の手術をした。残念ながらスコッティアは、翌年亡くなった。病理解剖の結果、さまざまな分泌腺にしこりができていた。

スコッティアの死去から一〇四年後、米国立衛生研究所（ＮＩＨ）の内分泌学者であるマーヤ・ローディッシュ博士のもとで研究を行っていた、イェール大学医学部生であるシンシア・ツェイは、クッシングが残したスコッティアの医療記録を探し出し、それに対応する脳標本を苦心して見つけ出すと、その一部を摘出した。摘出した組織のＤＮＡ解析を行った結果、スコッティアは、一九八五年に

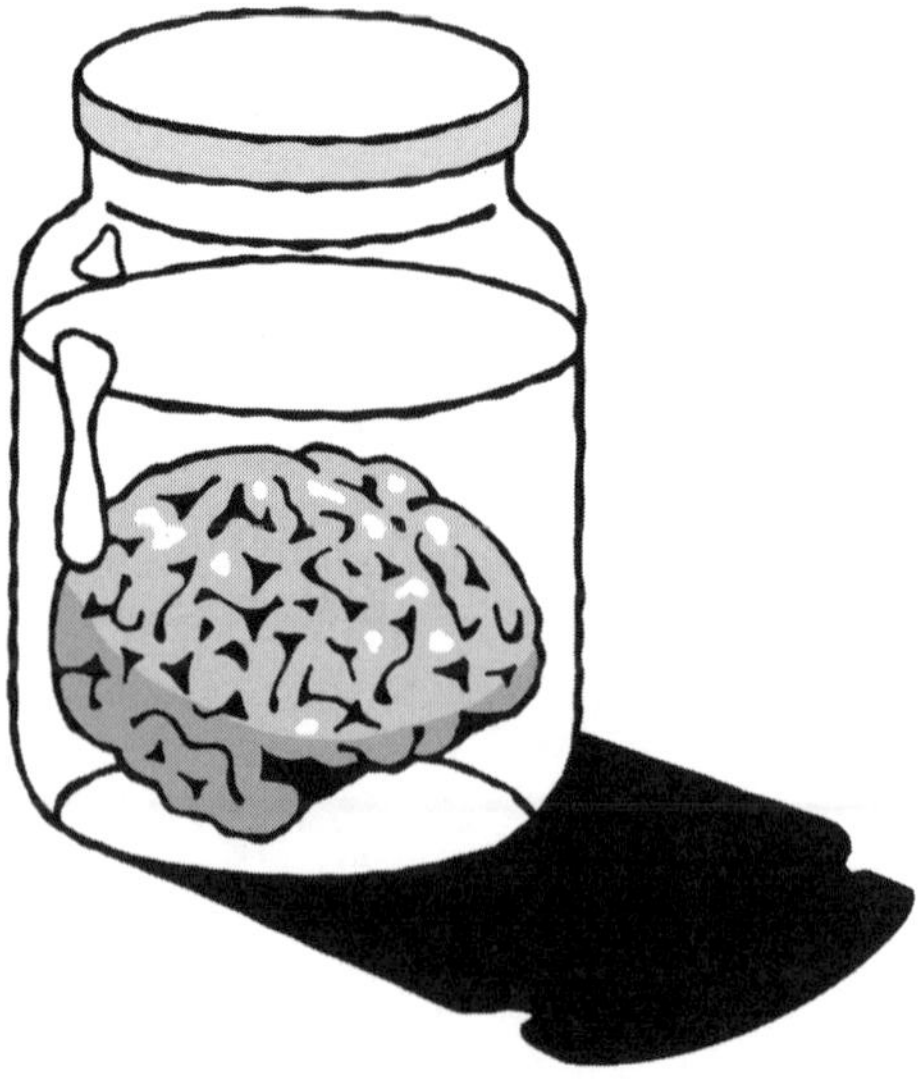

名付けられた疾患概念であるカーニー複合だった。カーニー複合とは、先端巨大症を含み、複数の内分泌腺の機能異常を示す疾患である。ローディッシュは、イェール大学医学部に入学してからガラス瓶に入った脳標本に魅了され続け、今でもまだ、ほかの脳標本について解析を続けている。クッシングは、反ユダヤ主義者で医学においては反女性主義者でもあったとローディッシュは語り、次のように付け加えた。「ユダヤ人の女性として、私は、ガラス瓶のなかにある彼が収集した大切な脳標本を取り出し、一部を切り出して解析しました。きっとクッシングは、お墓のなかで怒り狂ってるに違いないと思っています」

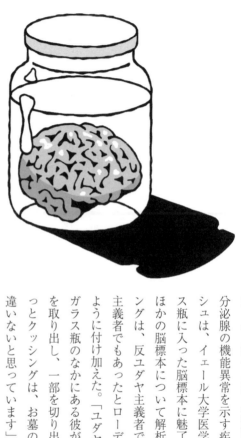

4章 殺人鬼ホルモン

シカゴに住むティーンエイジャーの二人が、一九二四年五月二一日、殺人の完全犯罪計画を実行に移した。

ネイサン・レオポルド（またの名をベイブ、当時一九歳）と、リチャード・ローブ（愛称ディッキー、当時一八歳）である。ベイブとディッキーは、シカゴ大学の学生で、地元の最も裕福な高級住宅地で生まれ育った。その日の午後、大学のキャンパスをあとにした二人はレンタカーで、彼らの出身校でもある名門、シカゴハーバード高校へ向かい、待ち伏せした。二人は、一か月以上前から練り上げたこの計画で、完全犯罪が遂行できると信じ切っていた。

ベイブが乗る真っ赤な高級車ウィリス・ナイトでは、すぐに足がつくだろうと思い、地味な青色の普通車をモートン・D・バラードという偽名でレンタルした。ベイブの車の運転手には、ブレーキが故障したので車を修理にだしたと嘘をついておいたので、運転手はベイブがレンタカーを借りたことを不思議に思わなかったようだ。さらに二人は警察向けのアリバイ工作として、一晩中酔った女の子と夜遊びしていたという口裏合わせを何度も練習していた。ちなみにベイブとディッキーはどちらも、飛び級進学して一五歳で大学に入学するほどきわめて頭のよい子どもだったが、殺人に関してはもち

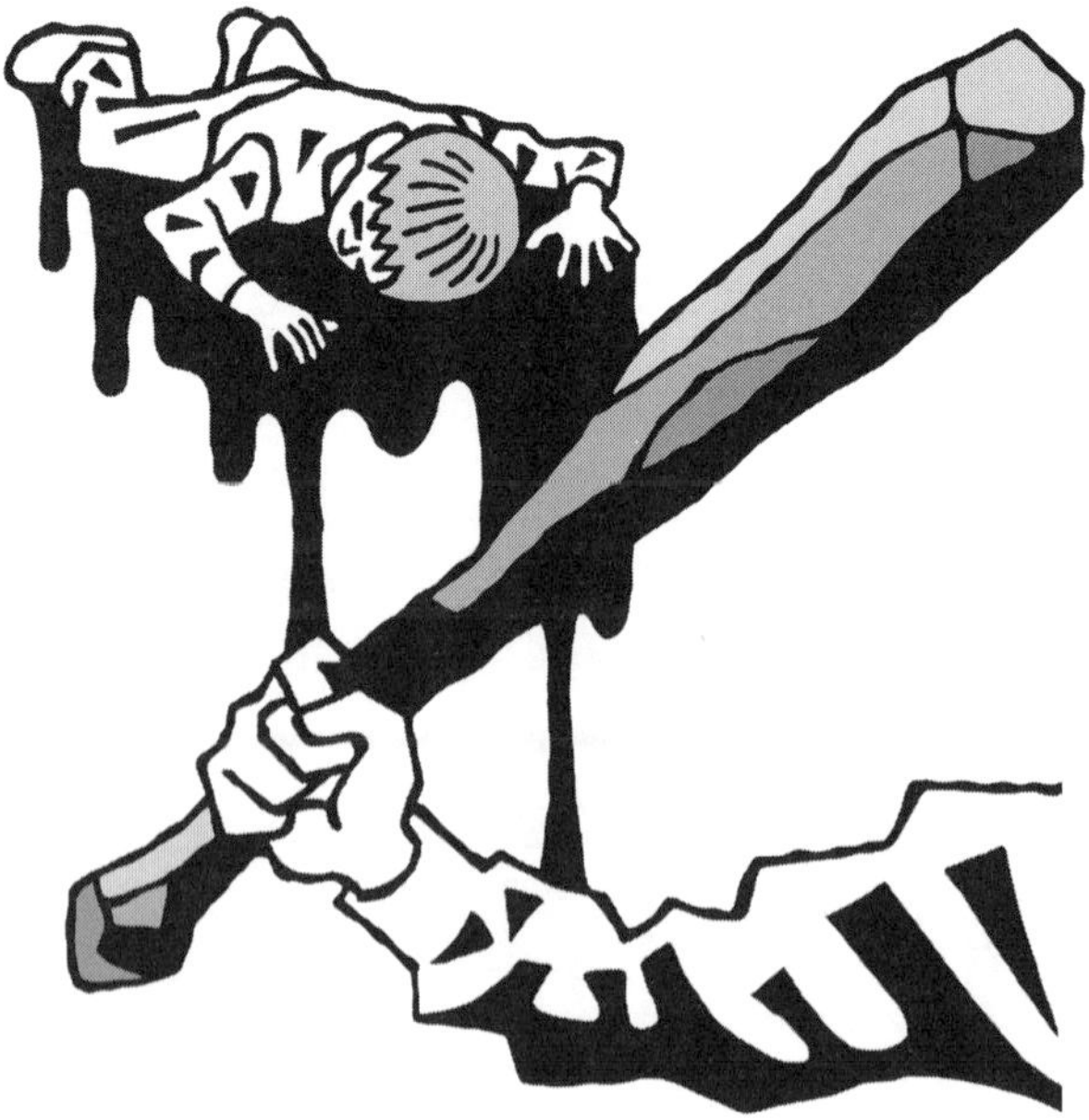

ろん初心者で、彼らが思うほど計画は完璧ではなかった。
　二人は、両親の知り合いで裕福な家庭の子どもたちの名前を連ねた〝誘拐候補者リスト〟を作成していた。そしてリストのなかから、たまたま最後まで学校に残っていて一人で下校していた、当時一四歳のボビー・フランクスに校庭近くで声をかけ、家まで送るといって車に連れ込み誘拐した。そして数ブロック先で、彼をこん棒で殴打し殺害した。
　ボビーの死体はその日の夜、森のなかで発見された。死体のそばには、高級なべっこう縁のメガネが落ちていた。警察は、街の高級メガネ店でその眼鏡の購入者について調べたところ、これまでたった三点しか販売されておらず、そのうち一つが、ベイブに販売されていたことがわかった。

ベイブは、警察の取り調べに対して、偶然の一致だとして言い逃れようとした。野鳥観察に熱心で、死体が遺棄された森にも数日前に行き、そのとき眼鏡を落としたかもしれない、と。しかし、警察がその説明を信じるはずもなく、ほどなく二人とも自供した。しかし、殺害の実行については、お互いに罪をなすりつけていた。

二人の家族は、クラレンス・ダロウを弁護士として雇った。ダロウは、のちにジョン・スコープスの弁護を担当することになる。スコープスは、一九二五年にテネシー州から、進化論を公立校の生徒に教えたとして訴えられていた（＊1）。ベイブとディッキーの裁判において、ダロウは、スコープスの裁判と同様に科学的知見から二人を弁護することにした。というのも、二人はすでに罪を認めていたので、彼らの無実を証明するのではなく、死刑の代わりに終身刑を得ることがダロウの仕事だった。

この事件には、〝世紀の犯罪〟という謳い文句が付けられた。新聞記者たちは、ベイブとディッキーの自宅に張り付き、法廷も傍聴人で満員となった。この事件の数年後には、映画が四本作られたし（そのうちの一本は弁護士のダロウ役をオーソン・ウェルズが演じ、別の映画ではアルフレッド・ヒッチコックが監督だった）、書籍もフィクションに限らずノンフィクションも複数タイトルが出版され、戯曲まで書かれた。新聞記事、映画、そして小説などに幅広く取り上げられたのは、学歴、富、人脈といったすべてを手に入れ何不自由ない二人が、それらを投げ捨ててまで、なぜこのようなむごたらし

＊1　米国で制定された、進化論を学校教育の場で教えることを制限する法律、いわゆる反進化論法に対して行われた裁判のひとつ。モンキー裁判とも呼ばれる。聖書の正しさを主張するテネシー州側（検察側）と進化論の正しさを主張するダロウ側（弁護側）のプロパガンダ合戦となった。

い殺人事件を起こしたのか、つまり、何が動機なのか、誰もが知りたがったからだろう。

病気がちのベイブの母親は、住み込みで働くドイツ人女性家庭教師を雇い、彼女にベイブを育てさせていた。ディッキーもまた、成績が少しでも悪いと彼を罰するような、住み込みで働くきわめて厳しい家庭教師に育てられた。そのためベイブとディッキーは、母親たちからネグレクトを受けていたのではないかとメディアが報道したため、人びとの好奇心にさらに火が付いた。

裁判が進むにつれて、ベイブとディッキーは、ときにお互いを相手として性交渉を持ち、どちらも過去にコソ泥をしていたことが明らかになった。ディッキーは九歳のとき、友人と一緒にレモネード屋台からお金を盗んでいた。また、ベイブは、友人が収集した切手を盗んでいた。これらの出来事から、彼らには道徳心が欠如しているのではないかと、新聞各紙は書きたてた。

しかし、生育環境や性的指向、窃盗といった出来事だけでは、なぜ二人が殺人を犯したのかという疑問に答えることはできなかった。だが、彼らの異常行動を科学的に説明しようとする医師や弁護士が提唱したある仮説が、一般大衆の好奇心の欲求を満たした。それは当時、医学雑誌や新聞で流行していたホルモンに基づく仮説であった。

一九二〇年代、ホルモンについて研究する内分泌学は、目立たない研究分野の一つから最も人気のある専門分野へと劇的な変化を遂げていた。ホルモン療法の効能をうりにしたハウツー本が市場にあふれ、広告や雑誌のホルモンに関する特集記事は、ホルモン療法の魅力にさらに拍車をかけた。ホルモンに関して、つぎつぎと新たな発見がなされ、ホルモンはあらゆる病気の原因であるとみなされ、ホルモンそのものを用いることで、病気が治療できると考えられていた。さらにこの頃、脳下垂体からは、精巣と卵巣を刺激するホルモンが分泌されることが発見され、女性ホルモンであるエストロゲンが同定され、その後すぐにプロゲステロン（黄体ホルモン）も同定された。カナダのトロント大学では、フレデリック・バンティング医師と当時医学部生だったチャールズ・ベストが、一四歳の糖尿病患者の命をインスリン注射によって救ったことから、ホルモン療法の新たな時代が始まっていた。その影響で、一九二二年になるとホルモンによってすべての病気は治せるという楽観的な考えが、最高潮に達していた。

その一年後、米国科学振興協会の会議で、ロイ・G・ホスキンスが、内分泌学に対する熱狂的な状況について次のように総括した。「奇形で発育不全の知的障がい者が普通の子どもになったり、栄養を摂取しているのにもかかわらず飢えていた糖尿病患者が健康と体力を取り戻したり、巨人や小人をホルモンによって正常にできたり、さらには性別すら変えることができたりするようになった。このような内分泌学は、現代の生物学のなかで最も重要な局面にある」。ちなみにホスキンスは、一九一七年に設立された米国内分泌研究協会（一九五二年に米国内分泌学会へと名称が変更された）の会長だった。

糖尿病を死の病から慢性疾患にすることができるなら、ホルモンによってありとあらゆる病気を治せるようになるだろうと、専門家は思うに違いない。では、殺人者も治療することができるのだろうか？　いや、そもそも人殺しは病気なのか？　もし、人殺しを治療することができるのなら、ホルモン注射によって治療すべきなのだろうか？　すると、ホルモンを測定することで、反社会的な行動を起こす前に犯罪者を見つけだすことができるようになるのではないだろうか？　そして、ホルモン療法の力を利用して、善良な市民として育てることができるのではないだろうか？

突拍子もない考えだが、しかしある人たちにとってはそれほど突飛ではないと思われた。ホルモンが過剰分泌される、あるいはホルモンの分泌量が少ないことで、殺人を引き起こすという科学的証拠は一切存在していなかった。また、ホルモンが過剰に分泌されることで気が狂い、なんらかの衝動に駆られるという証拠もなかった。しかし、人びとの行動をホルモンが変化させるという状況的な証拠が何世紀にも渡って蓄積されていた。だが、それは研究成果というよりも、経験的に見出されたものだった。たとえば、オスマン帝国では、宮廷に仕える宦官となるために、男性は去勢され、性的不能にさせられていた。つまり、精巣に存在するなんらかの物質が個人的な特徴と関係していると考えられていたためである。

ハーバード大学のウォルター・B・キャノン教授は、一九一五年に発表した自著『痛み、空腹、恐れと怒りにおける体の変化〜感情的興奮の構造における最新研究の説明〜（原題：Bodily Changes in Pain, Hunger, Fear and Rage: An Account of Recent Researches into the Function of Emotional Excitement）』のなかで、内分泌と気質の関係について取り上げた。血中アドレナリン濃度の急激な上昇により、心臓はドキドキし、息は浅くなり、パニック発作のような症状を示す。キャノンのこの論文に触発された研究者たちは、ホルモンが感情にどのような影響を与えるのか疑問を持つようになった。キャノンは「内分泌腺が血中に分泌するホルモンによって非常に興奮するという驚くべき生命現象が体内で起こっている。もちろんホルモン自身が興奮を引き起こし、増強もするが、神経にも作用する。その結果、内臓に痛みを引き起こし、感情を引き起こす」と述べた。

ホルモンが、脳のなかにしくまれた殺人本能を呼び覚ますという概念は、ハーベイ・クッシングの脳科学研究の理論を拡大解釈したものだった。クッシングがいうように内分泌腺が機能不全に陥ると、女性にひげが生えたり、男性が巨人になったりする。では、本当にホルモンによって、神童が凶悪な殺人鬼に変化するのだろうか？

サーカスの見世物小屋《フリークショー》で働く人びとは病気であって、決して不気味ではなく、その辛さに対して共感すべきだとクッシングは強調した。しかし殺人は、たとえ病気が引き起こしたとしても、共感などできない。もし、殺人者の内分泌腺になんらかの障害があったとしても、だからといって殺害された被害者と同様に、殺人者も被害者であると考えるべきなのだろうか？　ニューヨーク・タイムズ紙の記者が聖書を引用し「アダムとイブの息子であるカインの内分泌組織に異常があり、そのため弟のアベルを殺害した場合、カインはアベルと同様に被害者といえるのだろうか？」と述べた（訳注：弟アベルが羊飼いなのに対して、カインは畑を耕すことを仕事としている。カインは自分の穀物のささげ物より、弟の羊のささげ物を神が気に入ったことから嫉妬し、アベルを殺害してしまう。それにより、カインは神によってエデンの東へ追放される）。ホルモンと犯罪との関連について考える際、この点が一番の問題となった。このような考え方は、科学的には議論する価値のある仮説だった。しかし、一度でも殺人事件が起こったとき、人びとはこの仮説について、どう取り扱うべきなのだろうか？　殺人者の内分泌腺に障害があるからといって、恩赦すべきなのだろうか？

一九二〇年代に提唱されたこの考えは、人間がただ神経細胞どうしが結合してできたものではなく、むしろ、ホルモンによって作り出されている、つまり、ホルモン自身が人間を作り出しているという、新たな考え方を提供した。

ホルモンが犯罪に関与するという説は、単なる仮説の一つから、概念の一つへと変化した。つまり、ホルモンは人間の脳神経に作用し、潜在意識の奥底にある欲望を揺り動かす、という概念である。ルイス・バーマン博士は「この五〇年間の研究成果から、心理学的な問題において、内分泌組織が重要な機能を果たしていることがわかってきた。そこで、内分泌組織と精神活動の関係について研究する科学分野として、〝心理内分泌学〟という分野を提唱したい。この分野は行動だけではなく、個々人の健康や疾患に関する特徴、そして一人ひとりの人格や性格を扱う」と米国の一流科学誌であるサイエンスで述べた。

ルイス・バーマン博士は、商売上手な医師だった。もし彼が現代に生きていれば、きっとTVショーの番組を持っていたに違いない。当時の彼は、コロンビア大学の准教授で四〇報ほどの科学論文を執筆していた。さらに、ニューヨーク内分泌学会、米国医師会、米国科学振興協会、米国治療学会といった専門学会に所属しながら、米国立犯罪防止研究所の理事でもあった。バーマンは、副甲状腺（頸にある四つの小さい内分泌腺）のホルモンを同定し、パラチリンと名付けた。そして、このホルモンと体内のカルシウム濃度との関連性について解析を行った。なお現在ではパラチリンは、副甲状腺ホルモンもしくはPTHと呼ばれ、体内のカルシウム濃度を調節することがわかっている。

バーマンは、ニューヨークのパークアベニューで病院を経営し、繁盛していた。彼と知識人たちは、その病院を通じて交流していた。たとえば、エズラ・パウンド（米国の詩人）とジェイムズ・ジョイス（アイルランドの小説家）は、彼の患者で友人でもあった。「親愛なるラビ・ベン・エズラ」とバーマンはパウンドへの手紙に記した。ちなみに、ラビ・ベン・エズラとは、一二世紀の偉大な詩人、数学者、学者の一人であるアブラハム・イブン・エズラについてロバート・ブラウニング（英国の詩人）が書いた詩のタイトルのことである。バーマンは、この詩のタイトルからパウンドのあだ名を名付けた。バーマンは手紙のなかで、旅行の話だけでなくジョイスの娘であるルチアの気分障害をホルモン療法で治療したいとも書き記していた。そして、「早発性認知症（現在では統合失調症と呼ばれている）に対する最新のインスリン療法について聞いたかもしれないが、どうもこの治療法は効果がありそうだ。また一つ内分泌学の偉大な業績が増えた」と付け加えた。バーマンは、患者たちのホルモンバランスを整えるために、患者の症状に応じて食事内容をカスタマイズしたりもしていた。

バーマンは、壮大な仮説を述べる人物だった。一般大衆向けの健康に関する自著『パーソナリティーを調節する内分泌腺（原題：The Glands Regulating Personality）』のなかで、ホルモンに関する新事実を少しだけちりばめ、推測と混ぜ合わせて紹介した。たとえば、副腎の機能が優位になっている場合、興奮しやすくなり、高血圧や男性的な特徴を持つようになるが、副腎の機能が低下している場合は、低血圧となり、虚弱体質に苦しむと述べた。また生理不順な女性は、女性ホルモンバランスが崩れており、攻撃的で支配的、そして冒険的で開拓的、つまり卵巣が男性化していると強く主張した。

バーマンの本は、一般大衆に非常にうけ、よく売れた。著書のなかで、医師には何ができないのかをわかりやすく解説し、読者たちに対して、まだ何の根拠もない簡便なホルモン療法が、犯罪に狂気、便秘、そして肥満を治療できるだろうと楽観的な見通しを解説した。究極的には、ホルモンによって社会がよりよいものに変化し、適者生存など存在せず、私たち全員が適者（理想的な一般人）へと変化すると予想した。バーマンは「私たち人類は、近い将来、すべての細部に至るまで人類の能力を制御することができ、理想的な一般人を創ることができるようになる。しかし問題は、なりたい姿を絞り込むことだ」と述べていた。しかし、彼が想像していたのは、〝身長が約四・八メートルの眠る必要のない天才〟のような荒唐無稽なものだった。

しかしバーマンの本や考えは、一九二〇年代の一般大衆の琴線に触れた。というのも、当時の米国では、犯罪の増加に対する解決方法を模索していた。街ではフラッパー（訳注：髪をショートカットにし、ひざ丈の短いスカートをはき、ジャズ音楽を愛好し、伝統的な価値観を嫌って奔放に生きた若い女性）が闊歩していた。毎週末にはスピークイージー（もぐり酒場）や華麗なるギャツビーのような豪華なパーティが開催されていた。だが、華やかな側面の裏では、破壊行為や殺人といった凶悪犯罪が急増していた。この頃、クー・クラックス・クラン（KKK、白人至上主義団体）が台頭し、またギャングたちも繁栄していた。その影響もあって、シカゴのギャングであるアル・カポネやボニーとクライドの銀行強盗事件と同様に〝ベイブとディッキーの事件〟は、各新聞紙のトップニュースとして取り上げられた。

バーマンは、各個人のホルモンについて評価することで、その人が暴力を振るうかどうか鑑別が可能だと主張した。さらに人相を調べることで、どのホルモンが優位に分泌されているのか評価できるとした。たとえば、卵巣ホルモンタイプ？　副腎ホルモンタイプ？　それとも脳下垂体ホルモンタイプ？　といったように。つまりバーマンは、内分泌腺から分泌されるホルモンによって、個人のパーソナリティーが決定されるという大胆な仮説を立てた。この評価方法を用いることで、彼もしくは彼女は将来リーダーになれるのか？　人望があるのか？　といった個人の未来も予測可能とすらも述べていた。さらには、ナポレオンやエイブラハム・リンカーンは、脳下垂体ホルモンタイプ、オスカー・ワイルド（アイルランドの詩人）は、胸腺ホルモン優位タイプ、そしてフローレンス・ナイチンゲール（イギリスの看護師）は、甲状腺ホルモンと脳下垂体ホルモンの混合タイプといったように、著名人たちのホルモンタイプについて解説していた。バーマンは、結局のところ人生とは、ホルモンによってすでに決定されていると主張した。

ホルモン療法がすべての病気を治せるとして紹介したのは、バーマンが最初ではない。粉末にした内臓を薬剤として用いる内臓療法と呼ばれるものが、一九二〇年代のビッグビジネスになっていた。たとえば、甲状腺の粉末は粘液水腫（甲状腺機能不全の医学用語）に、膵臓の粉末は糖尿病に、腎臓の粉末は尿路疾患に用いられていた。内分泌腺を粉末にして多量の製品を産生していたGWカーニック社は、一九二四年、ホルモン不全によって発症したと思われる一一六もの疾患の治療法を記載したパンフレットを作成した。GWカーニック社は、エピネフリン（現在ではアドレナリンと呼ばれる）の座薬が、痔や嘔吐、船酔いにも効果があると宣伝していた。脳下垂体の粉末は頭痛や便秘、精巣の粉末は性的な強迫観念の症状を改善すると宣伝した。挙句の果てには、睾丸の粉末がてんかんや虚弱、コレラ、結核、喘息に効果があるとして販売されていた。「人間とは、内分泌腺によって制御される生き物である。そのため、内分泌腺は、生体反応や感情を制御するだけでなく、性格や気質までも良くも悪くも調節する」と、ある内分泌科医は述べていた。

犯罪の衝動は、不調になったホルモンの組み合わせにより説明できるとバーマンは述べた。「チロキシンと副甲状腺ホルモン、アドレナリン、胸腺ホルモン、性腺刺激ホルモンまたは性ホルモン、脳下垂体ホルモン、松果体ホルモン、これらのホルモンのすべてが神経系へ影響し、人格を変化させる」と、米国精神医学雑誌に寄稿した。つまり、ホルモンによって、人間は殺人を犯す可能性があるとバーマンは言い張った。

非科学的な根拠に基づいて真実を捻じ曲げるバーマンの行為は、彼の科学者としての資質が疑問視されることにつながった。たとえば国際倫理学誌には、「疑わしい内容が相当含まれている」と書評が記載された。米国社会学レビュー誌は、「事実と推測、憶測、さらには希望すら混ぜ合わせたもので、よい科学でも、よい芸術でも、さらにはよいエンターテイメントですらない」と酷評した。そんなバーマンを擁護したのが、産児制限の提唱者であるマーガレット・サンガー（子供をいつ産むか、何人産むかは女性自身が決定する権利だと主張）だった。サンガーは「内分泌腺の強大な力について理解したいなら、最近出版されたバーマンの本は必読だ」と述べていた。

しかし、当時の文芸雑誌であるアメリカン・マーキュリー誌の編集者であるヘンリー・ルイス・メンケンは、納得しなかった。メンケンは「仮説とは、何年も何年も辛抱して検証することでやっと真実となる。残念ながら、バーマンはその苦労すらしていないので信頼に値しない。ただ、新しい仮説を宣伝する人間も必要なのは事実である。バーマンは、大げさに物事をいったり、関係のないさまざまな情報をあたかもそれらが関係しているように紹介する傾向がある。彼の主張とは、向き合わないのがよいだろう」と述べた。

真っ当な研究者たちは、執筆の成功で得意げになっているバーマンから距離を置いた。いや、ひょっとすると、自分よりも成功しているバーマンに不満を持ったか、バーマンのように有名になりたいと思ったのかもしれない。ベンジャミン・ハロー博士は、一九二二年に出版した著書『内分泌腺の健康と病気（原題：Glands in Health and Disease）』のなかで、研究者たちの論文の結果について議論したが、バーマンの論文については、一切言及しなかった。そして、バーマンの著書を「事実と空想が、ごちゃ混ぜになっており内容について自己批判によって十分に検討されていない。そのため空想によって針小棒大となっている」とだけコメントした。

医学関係者のなかにも、バーマンの信者はいた。優生学の改革運動家であるチャールズ・ダベンポート博士は、一九二一年、ニューヨークの米国自然史博物館で開催された第二回国際優生学会議のオープニングセッションで「ホルモンの異常行動への影響」というタイトルで講演を行った。また、翌日の研究成果発表セッションで、ウイリアム・サドラー博士は「内分泌系の破綻は、程度の違いはあれ、犯罪的で非道徳的な反社会的行動を間違いなく引き起こす」と発表した。

優生学とは、いわゆる善人と呼ばれる人びとを互いに交配させることを促進するものであり、それはドッグブリーダーがチャンピオン犬同士を交配させるようなものだが、当時の政策立案者たちの間で非常に人気があった。優生思想を持つ人びとは、あまりにも愚かであったり、奇形であったり、子孫を残すには適さないと思われる人たちを不妊化することを国に求めていた。そして一九二七年、米国連邦最高裁は、精神病または知的障がいと思われる人びとに対し、州が不妊手術を強制することを可能とするバージニア州の法律を支持する判決を下した。〝バック対ベル訴訟〟である。この訴訟の原告は、キャリー・バックという若い女性だった。彼女は、障がいをもたないにもかかわらず、バージニア州の隔離施設に収容されていた。判決は、バージニア州にはバックに不妊手術を施す権利があるとする、米国史上最悪といわれる最高裁判決が下された。この判決文を書いたオリバー・ウェンデル・ホームズ・ジュニア判事は、社会不適格者や知的障害者に対して強制的に不妊手術を施すことを認めることは、国家の健康を守るために必要不可欠だと述べた。

バーマンは、賢くて健康な親だからといって、親とまったく同じ子どもが生まれる保証などどこにもなく、優生学は非常に危険な学問だと指摘した。しかし、だからこそ、ホルモンの作用を利用することこそが健全な社会を構築するための確実な方法だと主張した。実際に「人間性を調節するホルモンという化学物質が体内に存在するので、人間の将来は明るい」と、大ヒット著書『パーソナリティーを調節する内分泌腺（原題：The Glands Regulating Personality）』のなかで力説した。さらにバーマンは、学童たちの内分泌機能を調査する全国的なプログラムの必要性を説き、検査結果に応じて、よい性質を増強するホルモンを投与するか、あるいは悪い性質を打ち消すホルモンを学童たちに投与するべきだとも述べた。その後、バーマンにとって内分泌学は宗教へと変化していった。一九二七年の著書『宗教とは行動主義（原題：The Religion Called Behaviorism）』のなかで「キリスト教は死んだ。ユダヤ教も死んだ。イスラム教も死んだ。仏教も死んだ。しかし、ゆっくりと着実に新しい強力な宗教が、アメリカで着実に成長している。それは行動主義と呼ばれるものである。身体、魂、人間の本性は、化学物質、つまり内分泌腺から分泌されるホルモンによって調節される」と述べた。現代の視点からバーマンの説を振り返ると、バーマンがどこで真実を捻じ曲げたのかがはっきりする。しかし、彼は本当に行動主義の信者だったのか、それともただの詐欺師だったのか、また読者がバーマンの理論を本当に信じていたのかについて確かめることは、およそ一世紀が経過した現在では非常に難しい。

バーマンは、一九二八年、ニューヨークのオシニングにあるシンシン刑務所に服役している二五〇人の非行少年や犯罪者を三年間調査した。受刑者の血液を採取し、代謝率を測定した。そして身体のさまざまな部位のX線画像を撮影した。研究の結果、犯罪者は通常の三倍以上もの割合で内分泌系に機能障害があるとバーマンは報告した。具体的には、殺人犯は、胸腺と副腎ホルモンの分泌過多で、副甲状腺ホルモンが不足し、強姦犯は、甲状腺ホルモンと性ホルモンの分泌過多で、脳下垂体ホルモンが不足している。窃盗犯と傷害犯は、卵巣もしくは精巣から分泌される性腺ホルモンが不足しており、副腎ホルモンの分泌が過多だと述べた。バーマンは、詐欺や放火で有罪判決を受けた人びとにも同様の検査を行い、それぞれの犯罪者グループをホルモンの分泌機能で分類した。これらの研究成果は、一九三一年、ニューヨーク医学アカデミーの研究会で口頭発表され、その翌年の一九三二年には、米国精神医学雑誌に研究論文として掲載された。この研究論文は非常に長文で、そのほとんどが米全土での犯罪の増加と犯罪対策費用を示すデータや図表で占められており、ホルモンの測定方法やその結果に関する記述は非常に少なかった。にも関わらず、バーマンは自身の研究成果が予防医学の基礎となる成果であるとして「すべての犯罪者は、精神医学的・社会学的データに加え、一般的な検査として、下垂体、甲状腺、副甲状腺、胸腺、副腎、性腺を含む内分泌腺の機能について検査するべきだ」と述べた。

バーマンのベストセラーは、ベイブとディッキー事件の裁判後に出版されたが、それでも当時、バーマンの理論は、世間に広く知れ渡っており、医者の間でも熱い議論が交わされていた。ベイブとディッキー事件の担当弁護士であるクラレンス・ダロウにとって、バーマンの理論は、法廷で終身刑を勝ち取るためのヒントになった。そこでダロウは、さっそくボストン精神病病院の主任理事であるカール・ボーマン医師とイリノイ大学の神経科医であるハロルド・ハルバート医師の二名を証人として雇った。二名の医師は、ホルモンが脳に及ぼす作用について関心を持っていた。

一九二四年六月一三日、ボーマンとハルバートはベイブとディッキーに面会し、刑務所内で二人を検査した。双眼鏡を持った記者たちが、刑務所の中庭や茂みに潜み、二人の検査の詳細や日々の最新情報を得ようと群がっていた。ボーマンとハルバートが持参した機器は、X線装置、血圧計、基礎代謝測定器などの医療器具だった。基礎代謝測定器は、二〇世紀初頭の機器で、膝の高さぐらいあるポールに金属製の管が付いており、そこからチューブが二本ぶら下がっている。酸素タンクから片方のチューブへ酸素を送り込み、被験者はもう片方のチューブから酸素を吸う。被験者の体重、身長、吸い込むのにかかった時間などの数値を測定し、エネルギーが燃焼される速度、つまり代謝率を算出した。医師たちは、この機器でホルモンの機能について測定できるといっていた（現在では、代謝率はホルモンの健康度を総合的に評価できるような代物ではないことがわかっている。しかし、代謝に関与する甲状腺ホルモンの機能について知る手掛かりにはなり得る。だが、それよりも血中に含まれるホルモン量を測定するのが確実である）。

ボーマンとハルバートは、X線画像からもホルモン分泌機能について手がかりを得ようとした。X線画像は、骨を映しだすことはできるが、内分泌腺は撮影できない。しかし、もし内分泌腺が肥大化すれば、その周囲にある骨を押し広げている可能性はある。骨が押し広げられているのを見つけ出せば、内分泌腺になんらかの機能が障害されていると説明することができる。これは、数年前にクッシ

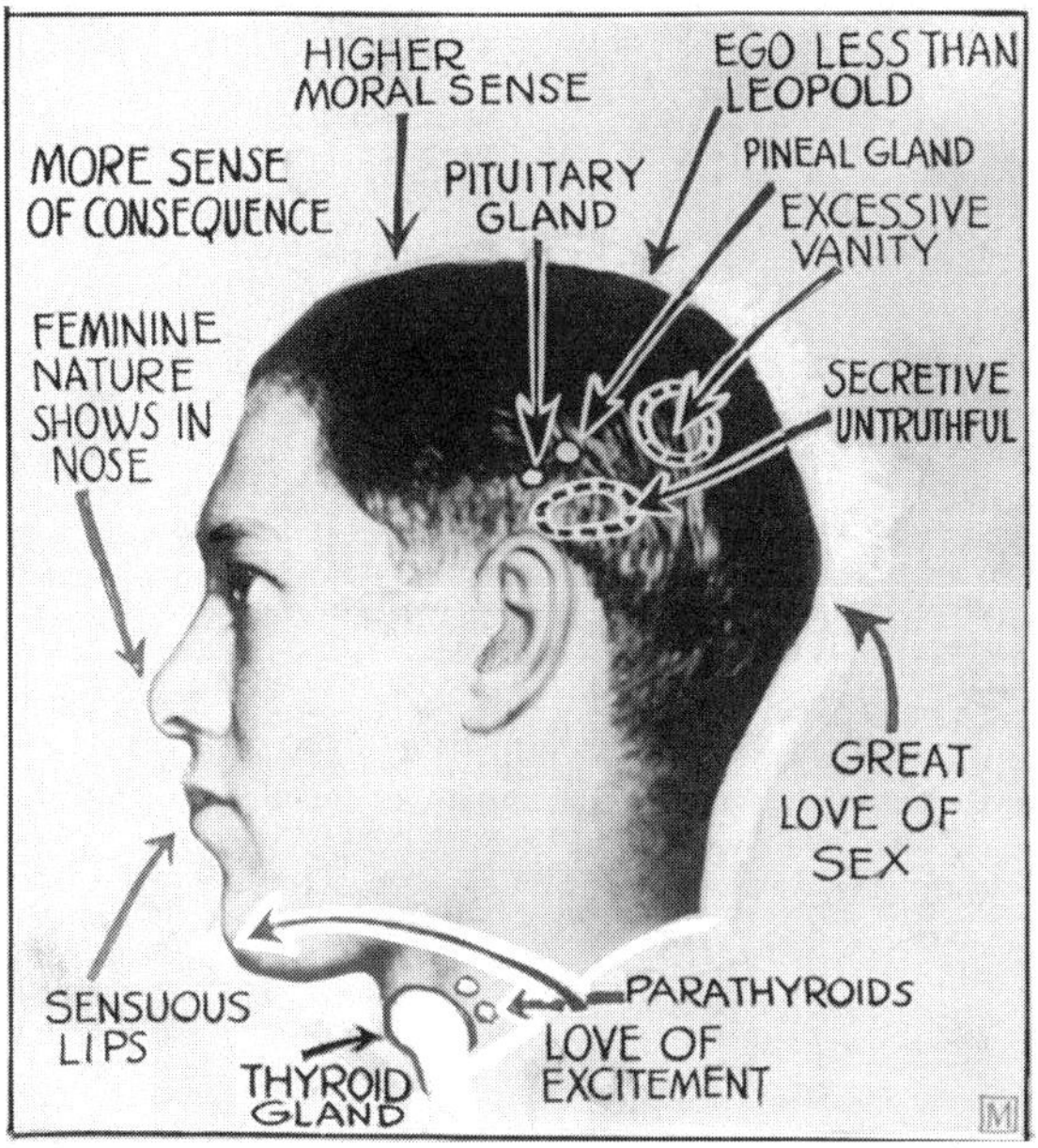

ニューヨーク・デイリーニュースに掲載されたディッキー（リチャード・ローブ）の骨相図。ニューヨーク・デイリーニュース・アーカイブ／ニューヨーク・デイリーニュース／ゲッティ イメージズ

ングが脳下垂体に発生した腫瘍が骨を外側へ押し広げているかどうかをX線画像から確認したのと同様の解析手法である。バーマンは「この検査手法は、世界中の内分泌療法や内分泌学研究において用いられており、今後標準検査となるだろう」と述べた。

ベイブとディッキーの検査は、身体検査と広範囲な精神医学的な面談も含まれていたため、一九時間のべ八日間にもおよんだ。検査結果は、八万語、三〇〇ページにもおよぶ報告書としてまとめられた。

ベイブとディッキーのホルモン機能について、ボーマンとハルバートが証言を行う前に、精神科医たちが、ベイブとディッキーのフロイト派の精神分析の結果を証言した。それによると、ベイブは、非常に輝かしい学力成績で七つの言語を話せるが、病人のような顔色の悪い、背の低い痩せた少

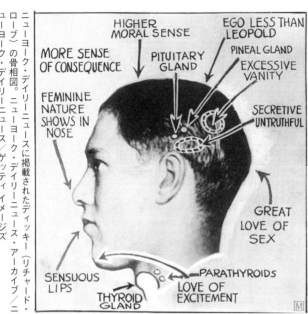

年だと述べた。さらに、ニーチェ、鳥、そしてポルノについて興味を持っていたが、友人はほとんどおらず、ディッキーを慕い、ときには、ディッキーと性交渉を持ったと述べた。一方、ディッキーはベイブとは異なり、ブロンドに青い目を持った非常に魅力的な少年で、男女関係なく交友関係を築けているが、ベイブほど頭脳明晰ではなく、幼稚で感情的な人物だと述べた。しかし、女性たちは彼が殺人で捕まったあとも彼に求婚しつづけていた。

一九二四年八月八日、ハロルド・ハルバートが、ベイブとディッキーの弁護のため紙の束やルーズリーフのバインダーの詰まった箱を持参して、証言台に進んだ。前回証言した白髪で自信に満ち溢れた精神科医と比較して、ハルバートは、神経質で若く見えた。ハルバートは、ベイブとディッキーの担当弁護士であるダロウから事前に指導を受けていたにも関わらず、膝の上に積まれたノートを見続け、検察官とはほとんど目を合わさなかった。検察官は、精神科医の証言を、犯罪者からの伝聞に基づいて分析したもので価値がないと口撃した。そこでハルバートは、自身のホルモン分析が、まったく議論の余地のない堅固な証拠であることを示そうとした。

確かに、データは疑う余地のないものだったが、大きな問題がひとつあった。裁判では良くあることだが、データの解釈が争点となった。科学者が証拠に基づいて構築する理論は、健康や病気についての先入観や、その時代において理にかなっていると思われることに影響を受けるため、一筋縄ではいかない。科学者は、知識を進歩させてきたと同時に、ときには道を外れてしまうこともある。数年後に事実と仮説とをほかの研究者がはっきりと区別することもあるが、まったく不明なままの場合もある。

クッシングは正しかったことが現代ではわかっている。しかし、脳下垂体内に存在する非常に小さい腫瘍によって、身体を壊滅的な状態にするという仮説をクッシングが唱えた際、そこには論理の大きな飛躍があった。実際、クッシングが提示したいくつかのデータは、正しく解釈されておらず、何人かの専門家によってクッシングの患者の多くは、脳腫瘍はなかったと、数年後指摘されていた。どのつまり、クッシングが新しい道を切り開いた先駆者なのか、それとも間違った交差点で左折してしまった調査官なのかは、あとからでしかわからないのである。

ボーマンとハルバートが行った検査の結果、首謀者といわれているディッキーの代謝は、正常と比較して一七％低下しており、多発性内分泌腺腫症だったと結論された。一方ベイブの代謝率は五％低下しているが、それほどひどいものではなかった。しかし、X線検査から脳下垂体を支える部分の頭蓋骨であるトルコ鞍にひどい損傷があり、松果体が石灰化していた。

「ベイブは、とくに松果体、脳下垂体、心臓と血管と腎臓に関与する自律神経系の機能不全を伴う内分泌機能不全の患者だ」とハルバートは証言した。

松果体は、エンドウ豆くらいの大きさの内分泌腺で、脳の奥深くにある。実は、加齢とともに石灰化する。ただ、ハルバートは、ベイブの松果体の石灰化は早すぎると証言した。デカルトは、松果体を魂の座る場所と呼んだが、一九〇〇年代はじめに、ニューエイジ哲学と呼ばれる、精神世界を大切にする考えの創始者であるマダム・ヘレナ・ブラヴァツキーは、松果体を第三の目と呼んだ。この考えは、今もなおヨガの熱狂者の間で受け継がれている。なお、現在では松果体は、概日リズムや体内時計を制御するメラトニンを分泌することがわかっている。しかし、ベイブとディッキーの時代には、松果体は性行動や知性と関連すると考えられていた。そのためハルバートは、ベイブの硬化した松果体が原因で、一九才にしては性欲が強くなっていると考えられると証言した。

ハルバートは、ダロウが必要とした証言をした。つまり、機能が著しく障害されている内分泌腺の影響で、暗闇のなかで行動をしていたと主張した。さらにハルバートは「これら内分泌腺の機能不全により、欲求の抑制が働かなくなっている」とも付け加えた。数日間の審議後「ボビー・フランクス殺人事件もそうだが、これまで指摘されてきた行為は、すべて内分泌腺の機能不全によるものである」とハルバートは検察官に繰り返して証言した。

法廷でこの主張が認められるかどうかについては、精神科医でも内分泌学者でも弁護士でもなく、リベラルな判事ジョン・R・キャバリーの手に委ねられていた。ベイブとディッキーは罪を認めていたため、陪審員による裁判ではなかった。そのため裁判は、彼らの運命を決める裁判官キャバリーに対して、検察側、弁護側双方の主張を披露する場になった。『ベイブとディッキー：世紀の犯罪（原題：Leopold and Loeb; The Crime of the Century）』の著者であるハル・ヒグドンは、「世紀の裁判と呼ばれていたものは、もはや裁判ですらなくなっていた」と述べた。

一九二四年九月十日、九時三〇分、ベイブとディッキーの家族、弁護士、全国の記者たち、さらには傍聴人も含め、約二〇〇人が法廷に詰めかけた。シカゴに住んでいる誰もが、手を止め、判決のライブ中継をしていたWGNラジオに集合していた。キャバリー判事は、内分泌腺の機能異常が犯罪を引き起こす可能性については、一定の理解ができるとした。しかしながら、「医師たちの報告は、本件の判決には影響を与えない。つまり、今回の犯罪と内分泌腺の機能不全との関連が明白であったとしても、またベイブとディッキーの内分泌腺の機能異常が犯罪を引き起こしたとしても、それらの理由で殺人罪から逃れることはできない」と述べた。

ベイブとディッキーは、殺人の罪で無期懲役に処され、イリノイ州のジョリエット刑務所に収監された。彼らは若かったため、判事は、弁護士からの死刑にだけはしないでほしいとの説得に応じた。その一方、ベイブとディッキーは、誘拐罪で九九年の懲役に処された（＊2）。

判決からおよそ九年後の一九三六年一月二八日、ディッキーは、囚人のジェームス・デイにカミソリで切られ死去した。デイはディッキーに性的暴力を受けそうになったため自己防衛したと主張した。ベイブは、三四年間服役したあと、仮釈放された。服役期間中のベイブはモデル服役囚だった。一九五八年二月五日、彼はプエルトリコに移住し、医療従事者となり、医師で未亡人のトゥルーディ・フェルドマンと結婚した。その後、一九七一年八月二九日、六六歳のとき心臓発作で死去した。彼の遺体は、まったくの善意でプエルトリコ大学に献体された。おそらく、医学部の初年度に行われる解剖学実習で、医学部生たちによって解剖されたかもしれないが、誰も彼の脳下垂体や松果体の形態について言及する者はいなかった。

＊2　一八五八年に開所し、二〇〇二年に閉鎖されたジョリエット刑務所は、一九八〇年の映画「ブルース・ブラザーズ」のオープニングシーンで使用され、二〇〇五年から二〇〇九年まで放送されたフォックスネットワークのテレビ番組「プリズン・ブレイク」や、二〇〇六年のコメディ映画「刑務所に行こう」のロケ地にもなっている。

5章　男らしくなる秘密の方法!?

心理内分泌学者のルイス・バーマンは、かつてホルモンを活用して世の中をよりよいものにしたいと考えていた。ホルモンバランスの整った人びとが生活する世界では、社会が安定して犯罪が減り、肥満や愚かさ、そしてホルモン分泌不全により発症する病気がすべてなくなる、いわゆるユートピアになると考えていた。

一方、ウィーン出身の生理学者、オイゲン・シュタインナッハは、バーマンとはまったく違うことを考えていた。バーマンが社会全体を考えていたのに対し、彼はよりミクロなレベル、つまり男性一人ひとりに焦点を当てて考えていた。彼は、一九二〇年代最も人気があり、また論争を巻き起こした精管結紮術《パイプカット》の権威だった。精管結紮術《せいかんけっさつ》とは、精巣上体に貯えられた精子を尿道まで運ぶ精管を手術によって切断し、断端を結紮することを意味する。彼はこの手術によって、車の流れが徐々に悪くなるにつれ渋滞が起こるように、精液の排出を阻害し、体内に精液を蓄えることで、性欲、知性、活力、といった年齢とともに衰える機能を改善できると信じていた。精管結紮術によって若返ったかどうか、科学的に評価すれば効果があるとはいえないだろう。しかし一方で、精管結紮術を受けた患者数や患者自身の主観的な口コミだと、非常にセンセーショナルな評価が得られるはずだ。事実、精管結紮術は

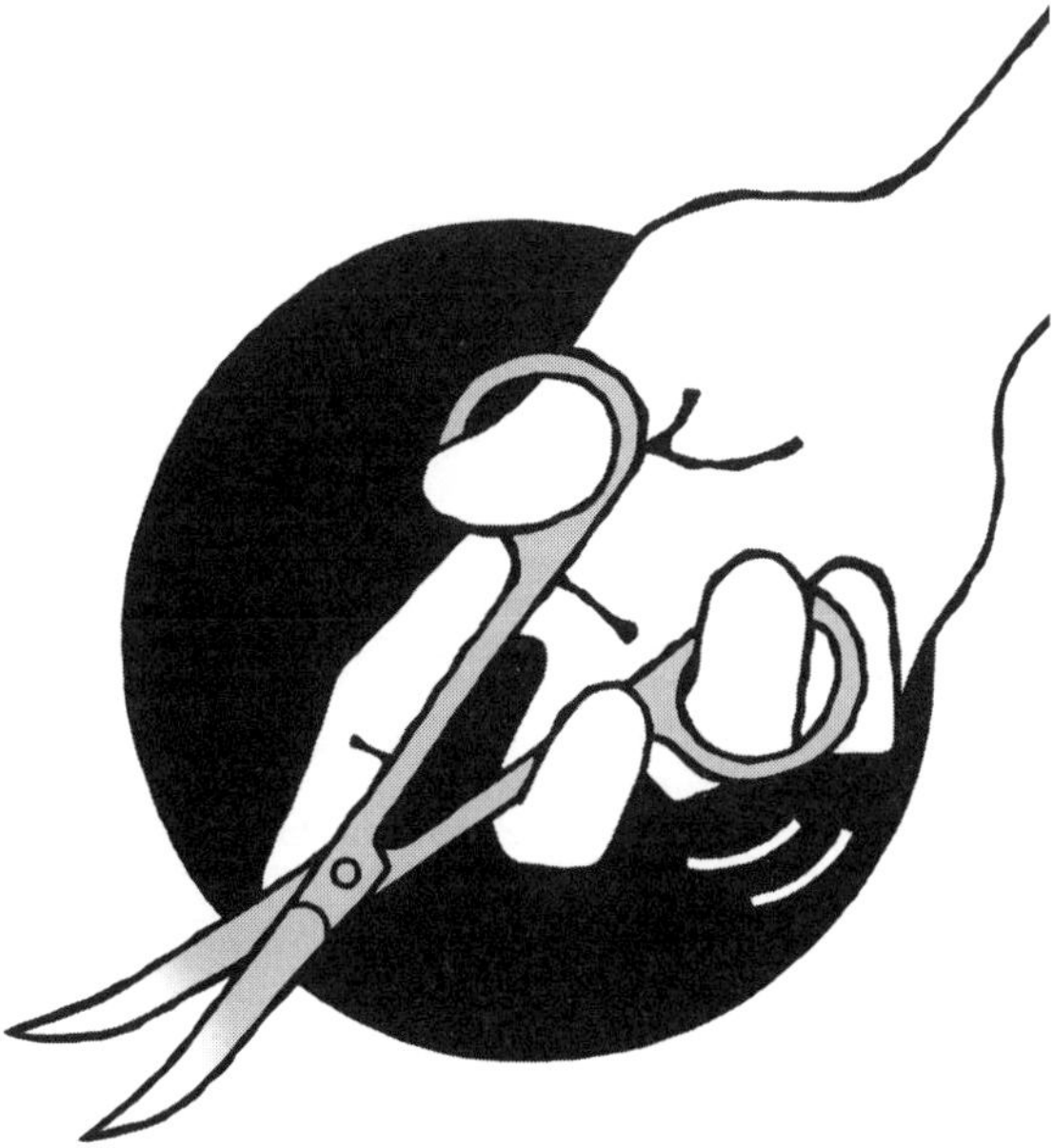

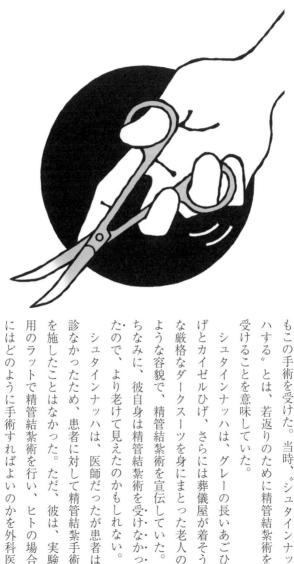

当時大人気で、ジークムント・フロイトや詩人のウィリアム・イェイツといった偉人たちもこの手術を受けた。当時、〝シュタインナッハする〟とは、若返りのために精管結紮術を受けることを意味していた。

　シュタインナッハは、グレーの長いあごひげとカイゼルひげ、さらには葬儀屋が着そうな厳格なダークスーツを身にまとった老人のような容貌で、精管結紮術を宣伝していた。ちなみに、彼自身は精管結紮術を受けなかったので、より老けて見えたのかもしれない。

　シュタインナッハは、医師だったが患者は診なかったため、患者に対して精管結紮手術を施したことはなかった。ただ、彼は、実験用のラットで精管結紮術を行い、ヒトの場合にはどのように手術すればよいのかを外科医たちに指導していた。そして、数百人以上もの精管結紮術に立ち会い、満足いく成果が得られたと述べた。ただ、彼の立会い無しに行われた精管結紮術は、数千件以上もあったらしい。

一九二〇年代、内分泌学は混乱の真っただ中であったが、学問的に重要な発見が数多くなされ、非常にエキサイティングな時期でもあった。商売人も医師も、新たな研究成果を利用して、さまざまな病気を治すのに効果があるといわれていること、たとえば、鼻歌や食事、はたまた怪しげな処置までにもトライしていた。しかし患者にとって、詐欺師と専門家を見分けるのは至難の業だった。善意の開業医は、エリートで信頼できて、もし治療で期待どおりの効果が得られなかった場合でも、悪意は無いものと思われていた。一方、詐欺師は、治療効果がないことをあらかじめ知っていて、お金もうけのためだけに手術をする。しかし、一般人にとって、彼らの意図を見抜けるだろうか？ つまり、お金目的の不純な動機で治療を行っているのか、単に時代の流行に振り回されて治療を行っているのかの違いを知ることは難しく、詐欺師と開業医の違いはあいまいだった。

パリのセージ・ボロノフ医師は、男性らしさを増強するために、サルの睾丸を人間に移植する手術を行っていた。彼にとっては善意による手術だったが、専門家からは間違った手術だと酷評された。一方、イタリアで医師免許を購入した偽医者のジョン・ブリンクリーは、ヒトの性欲を高めるためにヤギの睾丸を売り歩き、ヤギの睾丸博士として知られ、かなり儲かっていた。患者は、ブランクリーの農園でお気に入りヤギを購入し、ブリンクリーの妻の手助けのもとキッチンでヤギの睾丸移植手術を受けた。

医師たちは、このような怪しげな医療行為が医学界へ与える影響を懸念していた。

「内分泌学の知識をもとにした、怪しげな医療行為が医学界の名誉を傷つけているのを黙ってみているのは、大変つらい。このような状況になったのは、金儲けをしたいという欲があり、医師たちも無知だからである。内分泌学は、残念ながら急速に、嘲笑といかがわしいビジネスに変わりつつある。今こそ、断固たる対応をとるべきときだ」と、サンフランシスコの内分泌学者であるハンス・リッサーは、ハーベイ・クッシングへ手紙を送っていた。一九二一年のことである。

シュタインナッハは、ボロノフと同様に真っ当な科学者だと認知されていた。実際、彼はヨーロッパのなかでも超一流のウィーン科学アカデミー生物学部生理学科で研究室を主宰し、精細管に存在するライディッヒ細胞が、男性ホルモンを産生することを発見した重要な論文も含め、五〇報以上にも及ぶ科学論文を発表していた。これらの研究成果から、一一度もノーベル賞候補として推薦されていた（もちろん精管結紮術の開発ではなく、性ホルモン研究の成果で）。

シュタインナッハが開発した性欲増強のための精管結紮術は、当時何世紀にもわたって信じられていた理論に基づいていた。たとえば、古代の神霊治療家（ヒーラー）は、動物の睾丸や卵巣をすりつぶしたものや、乾燥粉末にして飲み薬や食べ物に混ぜたものを治療薬として用いていた。一八八九年、パリの神経学者である七二歳のチャールズ・エドゥアール・ブラウン・セカールは、モルモットとイヌの精巣から抽出した液体を性欲増強のために自らに注射した。注射後は、性欲が増強され、体力が向上し、さらに尿流が四倍も速くなり、まるで三〇歳以上若返ったように感じたと、ブラウン・セカールは発表した。そして若返ったと感じた一八八九年六月一日を、内分泌学が誕生した日と唱えたが、もちろん誰もその提案に賛同しなかった。医学界で素晴らしい業績をあげているブラウン・セカールが、なぜそのような治療を始めたのか、研究者たちは不思議がり、新聞記事はブラウン・セカールの実験を嘲笑った。ドイツのある医学雑誌では、「ブラウン・セカールが、精巣抽出物を自身に注射するという非常に素晴らしい実験を行ったが、それは常軌を逸したものだ」と酷評した。また、ブラウン・セカールの講演を聞いた研究者の一人は「寿命間近の退職した教授の実験結果は、今後さらなる決定的な証拠が必要だ」と批判した。そして彼は、自身が開発した精管結紮術こそ、ブラウン・セカールの治療法よりもより科学的な治療法だと思っていた。

ブラウン・セカールが開発した精巣抽出物注射は酷評されたが、若返りを希望する男性たちにとっては待ちわびていた治療法だった。脳卒中でブラウン・セカールが亡くなるまでの約五年間は、少なくとも、若返りを希望する人びとは、こぞってこの注射を受けようとした。しかしながら、当時の男性の平均的な寿命である七六歳でブラウン・セカールは亡くなり、若返った（はずの）彼が早世したため、精巣抽出物を注射する若返り治療法は注目されなくなった。

精管結紮術の手術時間は、たった二〇分程度の（輸精管を切断してその両端をそれぞれ個別に縫合する）安全な手術で、外部から異なる臓器を移植するよりも副作用のリスクがなく優れており、ブラウン・セカールの方法と比較して技術的に勝っていると、シュタインナッハは考えていた。

男性たちは、強く、賢く、そして性的に魅力的になれると信じて、精管結紮術に群がった。詩人のウィリアム・イェイツは「クリエイティブ力、性欲、さまざまな力がすべて若返り、そしてそれらは死ぬまで続いた」と精管結紮術を受けた感想を述べた。さらには、疲れ果てて、性行為に興味を失っていた六一歳の男性（シュタインナッハが記した回顧録の記事のひとつ）は「手術後、記憶力が良くなり、物事を理解するのが早くなった。そして、今では四〇歳か五〇歳のように生きていて、気付くと鼻歌を歌うぐらい元気だ」と述べた。

若返りのための精管結紮術の興亡は、プラシーボ効果と宣伝の力を示すことにつながった。医療において、いかに適切なタイミングで適切な治療法が存在するかどうかが、失敗と大流行の大きな違いを生む。つまりシュタインナッハは、若返らせる方法を切望している社会に、新しいホルモン治療を提案し、その治療にお金を支払える人びとを、ある意味利用したともいえる。

第一次世界大戦中、欧米は内向的志向で、自己啓発本が爆発的に売れ、自称ヒーリングの達人が活躍していた。金銭的余裕さえあれば、ソファーに横たわりながら、フロイト心理学を習得した心理学者に診てもらっていたかもしれない。女性たちは、ドレスを着るためにダイエット本を購入し、ダイエットに励んだ。男性たちは、トレーニングジムブームを引き起こしたチャールズ・アトラスの弟子でボディービルダーでもあったバーナー・マクファデンのような、鍛え上げられた身体を持つウェイトトレーニングの達人からマッチョになるヒントを得ようと、トレーニング本を読みふけった。このような自己発揚（セルフエンハンスメント）を標的とした産業は、当時急成長した広告業界が作りだす広告やコマーシャルによって支えられていた。コマーシャルは、車や冷蔵庫をぜいたく品から必需品へと変化させた。食パンが焼きあがると飛び出るトースターや、衣類乾燥機、電気シェーバーといったものがつぎつぎに発明された。購買意欲と内向的志向が合わさり、女性も男性も健康のためにお金を使うようになると、健康増進のための新製品は、ぜいたく品ではなく、健康のために必要不可欠なものとしてみなされた。マイケル・ペティットは、このような状況について博士論文「分泌学になる」のなかで、一九二〇年代の内分泌学は、自己コントロール技術の時代だと呼んでいた。

シュタインナッハは、若返り技術の開発を目標に研究していたわけではなく、当初はラットの性腺について生物学的に研究し、その研究成果からヒトの性腺の生理機能を解明しようとしていた。

科学とは、知的好奇心と知的懐疑心の組み合わせによって進歩するものである。優れた研究者は、新しい情報を得るためだけに研究を行うのではなく、得られたデータに対して批判的に評価する。そして得られたデータになんらかの問題点を見出した場合、それを放置せず、その問題点を明らかにするための実験をさらに行い、真実を探し求める。

シュタインナッハは、まさに典型的な研究者だった。精管結紮術を研究する以前、一八九二年ごろ、まだ駆け出しの研究者だった彼はカエルの性行動研究に取り組んでいた。具体的には、交尾中の雄カエルは、雌カエルと瞬間接着剤で張り付けられたかのように強固に接着し、交尾が終わるまで離れない。彼は、そのしくみに関する仮説を一報の論文としてまとめた。雄が雌に近づく際、精液で満たされた精嚢《せいのう》が膨張し、膨張した情報が脳へと伝達される。すると脳は、その情報に反応して、手脚の粘着性を増加させる。その結果、雄は雌と強固に接着するようになる。精液が放出され交尾が終わると、精液を蓄えていた精嚢は空気が抜けた風船のようにしぼみ、脳の活動が抑制され、カエル同士の接着性が弱まる、というものだった。単純にいうと、性欲は膨張した精嚢によって神経活動が活性化されることで起こるという〝精嚢―神経〟仮説だった。しかしシュタインナッハは、繁殖行動のような生存にきわめて重要な現象が、精嚢が精液で満たされ、膨張するという局所的な現象によって調節されているとは考えにくいとも論文中で述べていた。

精嚢は、前立腺と膀胱の間にある細い射精管へ、果糖などを含むアルカリ性で淡黄色をした粘性の高い精液のもととなる精嚢液を分泌する。現在では、シュタインナッハが唱えた仮説はすべて誤りだったことがわかっている。交尾時に雄カエルは、雌カエルを抱きかかえるだけで、接着しているわけではなかった。実際には、雌が産卵するまでの間、雄は雌を強くつかむ包接行動をとり、産み落とされた卵に精子をふりかけ水中で受精させる。

スターリングが、膵液の分泌が神経ではなくホルモンによって調節されるのを証明したように、シュタインナッハは、性欲が神経ではなくホルモンによって調節されるかもしれないという可能性について気になっていた。

そこでシュタインナッハは、〝精嚢―神経〟仮説が本当に正しいのかを検証するために、四匹のラットから精嚢を取り除いた。もし性欲（この場合、雄ラットが雌ラットの背後によじ登るマウンティングという行動の回数で計測）が神経によって調節されているならば、精嚢を取り除いた雄では性欲が起こらないはずである。しかし、精嚢を取り除いた四匹の雄は、雌に対して強い性欲を示した。シュタインナッハは、一八九四年、ドイツの科学雑誌に「雄の生殖器、とくに精嚢の比較生理学的研究」と題した論文のなかで「驚くべき結果を得た。精嚢除去手術を受けた雄ラットは、手術後雌ラットに何度も精力的にマウンティング行動を行った。このような性行動は術後二日ほどでおさまった。しかしその日の夜、精嚢除去手術を受けた雄ラットは、また性行動を示した。つまり、精嚢を除去してもまったく性欲は弱まらなかった」と述べた。彼の論文は、これまでの先行研究の結果を否定しただけでなく、今までにない疑問「ホルモンが性欲を引き起こすのか？」というものを提示したのだった。

シュタインナッハは、性欲を調節する神経よりもホルモンを探すべきだと述べた。彼の考えは、病的な肥満患者の脳下垂体を研究したクッシングや、犯罪者の内分泌腺について研究したバーマンと非常に似ていた。つまり、性欲とは、神経の緻密な接続によって調節されるのではなく、血中に含まれるホルモンによって調節されていると、彼は考えていた。「二〇世紀直前の研究者たちは、私たちの欲望は体内に隠された、小さな内分泌腺から分泌されるホルモンによって引き起こされる、という漠然とした概念を持っていた。もし、欲望という複雑な生命現象が、神経によって調節されているならば、性腺の機能は末梢神経を刺激するはずである」と彼は述べた。

シュタインナッハはさらに、神経は性欲や妊娠に不可欠だが、性腺にはさまざまな機能があり、神経以上の能力があるのではないかと考えていた。しかし、内分泌腺から分泌されるホルモンが、本当に男性を男性らしく、女性を女性らしくするのだろうか？　男性は一般的に女性よりも力が強く、エネルギッシュで冒険好きである。一方、女性は、思いやりや奉仕精神が強く、家庭内の問題に現実的に向き合い家庭を守る傾向があるが、これは、女性の子宮から分泌されるホルモンが、女性は家庭に入り、パートナーのケアをするように仕向けているのだろうか？　といった、さまざまな疑問が彼の頭をよぎった。

ホルモン研究の第一人者であるアーノルド・A・ベルトルドは、一八四八年に雄鶏の精巣移植実験を行ったが、シュタインナッハもベルトルドの実験をラットで追試し、精巣を除去するとラットが弱っていくのを見出した。また、ベルトルドが雄鶏から精巣を摘出し、その摘出した精巣を元の雄鶏の腹部に移植した実験と同様に、シュタインナッハもラットの精巣を摘出し、それを腹部に移植した。するとラットは元気になり、性欲がみなぎった。実験は大成功だった。ベルトルドが半世紀前に示した実験結果と同様に、ラットの場合も精巣が体内のどこに存在していても、機能を果たすことが分かったのである。この実験結果は、性欲が神経によって調節されるという説を排除するための重要な証拠となり、性欲がホルモンによって調節されるという仮説を証明することに近づいた。

しかし、シュタインナッハの好奇心を駆り立てたのは、感情と性欲の関係だった。感情は、ホルモン分泌を変化させるのだろうか？　一九一〇年、彼は、性欲とは雌ラットが分泌する、なんらかの物質によって引き起こされるのか、あるいは雄ラットが元来持っている内在的な未知の物質によって引き起こされるのかを確かめる実験を行った。

生まれたばかりの雄ラットを十匹準備し、そのうちの六匹は個別のケージに、残り四匹は同じケージで飼育した。なお、すべての雄ラットは、雌ラットから隔離して飼育した。そして、雄が生後四か月ごろになると、繁殖期の雌をケージのなかに入れた。するとすべての雄は、一斉に雌を注目し、すぐさま熱烈な性行動を見せ自分をアピールし、お互いに競争して雌に近づこうとした。簡単にいえば雄ラットは、雌ラットに近づくために競い合った。

その様子が観察されたあと、雄ラットから雌ラットを隔離し、その後一か月ごとに繁殖期の雌ラットをケージに投入することを続けた。八か月もの間、雌からの隔離と限定的な交流を繰り返し行ったところ、雄ラットから性欲が消失した。つまり、生殖器を持っていても雌と出会う機会がなくなれば、雄としての性欲が失われるとシュタインナッハは報告した。そしてこの発見から、ホルモンレベルを保つためにも脳への刺激が必要であること、つまり性欲におけるホルモンと脳の関連性を証明したと述べた。しかし、雄同士の性欲や雌の性欲については考慮せず、雄が雌に対する性欲だけに注目していた。

次の実験では、それぞれのケージにメッシュの仕切りを設置し、そこに雌ラットを投入した。つまり、ラットはお互いのにおいを嗅ぐことはできるが、性行為はできない。すると、一週間もしないうちに、雄は性欲を取り戻した。この状況を「何の躊躇もなく雌ラットを後追いし、性欲が復活した。性欲の復活は、忍耐力の弱さ、攻撃性の増加、ライバルへの嫉妬心からも明らかだった」とシュタインナッハは説明していた。

実験後、雄ラットを解剖すると、雌ラットから隔離され、別のゲージにいた雄ラットは、精嚢や前立腺が萎縮していた。一方で、雌ラットとともにケージにいた雄ラットでは、精嚢や前立腺が肥大していた。これらの結果から、性欲に心理学的な、つまり雌ラットとの接触が影響することを証明し、性欲の神経仮説を否定できたと、シュタインナッハは思っていた。

実験とは、一つの謎を解き明かせばまた別の謎が出てくるようなものだとシュタインナッハは考えていた。たとえば、今回のげっ歯類の性行動解析の結果から、生殖腺の機能について再度、別の角度から考えてみると、また新たな疑問が沸いてきたのである。具体的には、子宮や精巣は生まれ持った性を切り替える役割をしているのだろうか？　雄として生まれたなら、生殖器は思春期に機能するようになるのだろうか？　もしそうならば、去勢した雄に思春期前に子宮を移植したとしても（マウスであれイヌであれ、はたまた人間であれ）、雄に成長するのだろうか？

そこでシュタインナッハは、雄モルモットを去勢し子宮を移植する、あるいは、雌モルモットから卵巣を摘出し精巣を移植する手術を施した。そして、術後のモルモットの行動や外見を観察した。その研究成果をまとめ、一九一二年に「哺乳類の雄を恣意的に雌の特徴や女性らしさを有する動物へ転換」というタイトルの論文を発表した。論文のなかでは「精巣摘出後、子宮を移植された雄では、乳首が大きくなり、毛並みは柔らかく、母性本能も正常な雌と同様に献身的で、また忍耐強く気を配るような行動を示した。一方、卵巣摘出後、精巣を移植された雌では、クリトリスが大きく発達し、毛並みは乱れ、どの雌が発情しているのかを嗅ぎ付け、すぐに精力的な求愛行動を開始し、性的接触を執拗に何度も試みた。つまり、脳の性的指向が雄へと変化した」と記述していた。つまり、生殖腺には男性らしさや女性らしさを決定するなんらかの因子が含まれていると、結論を出した。

この実験からシュタインナッハは、同性愛《ホモセクシュアリティ》の原因を見つけたと確信していた。これまで、ホモセクシュアリティは、育児方法に原因があると考えられていたが、実際はそうではなく、血中の女性ホルモン濃度が異常に高いことが原因である可能性がわかった。そして、ホモセクシュアリティの人は、生粋の女性でも男性でもないと彼は断言した（＊1）。一方、胎児期の時点では、赤ん坊にはまだ性別《セックス》（生物学的な性差）はなく（当時はまだ性別《ジェンダー》（社会的・文化的な性差）という言葉は用いられていなかった）、女性にも男性にもなれる可能性があり、性別が決定するのは、男性ホルモンと女性ホルモンのどちらが優位に作用するか、あるいは抑制されるかによる。つまり、胎児の発生早期にどちらかの性ホルモンを投与する、もしくは性ホルモンの作用を抑制できれば、胎児の性別を変えることができる

＊1　アルフレッド・キンゼイ（米性科学者・動物学者。米国で白人の男女約一八〇〇〇人に対し、性に関する調査を行った、いわゆるキンゼイ報告を発表した。また、性科学分野を立ち上げた）は、シュタインナッハの数十年後、自らが開発した異性愛の尺度を用いれば、すべての人は零から六の範囲に分布すると考えていた。しかし実際には、両極端（零または六）に位置する人はほとんどいなかった。当時、キンゼイセンターでこの異性愛尺度値の書かれたTシャツを購入することができた。

と考えた。しかし、性的指向（恋愛や性愛がどういう対象に向かうのか）は制御できず、結局のところ、人生で一番重要なことは男性として生きるのか、女性として生きるのかであり、外見は運任せでしかない、と議論していた。これに対し、オーストリアの風刺画家であるカール・クラウスは「〝婦人参政権論者〟を母性のある女性にシュタインナッハが変えてくれることを期待する」と述べた。

シュタインナッハは自身の研究成果から、なぜ赤ん坊がときどき不明瞭な生殖器（両性具有）をもって生まれてくるのか、その疑問にも答えられると考えていた。つまり、両性具有の体内では片側の性が抑制されていない状態だと考えていた。また、同性愛者《ホモセクシュアル》の間質細胞（精管の内側に存在する細胞）には、健常な男性では見られない巨大化した細胞が存在することを発見した。彼はこの間質細胞をF細胞と名付け、このF細胞が卵巣細胞のように女性ホルモンを分泌するのではないかと推測した。そこで、同性愛者《ホモセクシュアル》の精巣を摘出し、異性愛者《ヘテロセクシュアル》の精巣を移植することでホモセクシュアルを治療できる可能性についても言及していた。この仮説に対して、オランダのごく一部の医師たちだけが同意し、シュタインナッハの発見は、ホモセクシュアルだけでなく刑務所や男子寄宿舎のような、男性ばかりの状況で起こるヘテロセクシュアルの逸脱した性行動を説明できるかもしれないと述べた。なお、この逸脱した性行動を〝疑似的な同性愛行動〟と彼らは呼んでいた。

シュタインナッハの研究結果が、どのようにして精管結紮術へと結びついたのだろうか？　本人としては、自身の実験結果から、生殖腺が精神と結びついており、より多くの男性ホルモン（当時、テストステロンはまだ単離も命名もされていなかった）を有している男性は、より欲情的で攻撃的な男性になると考えていた。彼の仮説は、こうだ。もし、ある組織が壊れれば、隣接する組織が過剰に働いてその不足を補う。つまり、精管を結紮すれば、その周辺にある男性ホルモンを分泌する細胞が増殖し、男性ホルモンが補充されるだろうと考えたのである。そして、精管結紮術によって男性ホルモンを増やせば、知性と性欲を高められるという考えに至ったのである。もちろん現代の科学者たちは、シュタインナッハの仮説が誤りだったことを知っている。細胞を花に例えると、周辺の花が摘まれたからといって、余分に花が増えてくることなどないように。

シュタインナッハは、一九二〇年代後半、自身の仮説を検証するために高齢（二四か月令）のラットを用いて実験を続けた。「高齢の雄ラットは、非常に痛々しい外見だった。頭はうなだれ、ほとんどの時間眠り続け、雌ラットと出会っても興味を持たず、ただよちよちと歩く。この老いたラットに精管結紮術を行った一か月後、驚くほどに蘇った。彼は、活力的で詮索好きになり、注意深くなった。発情期の雌ラットが彼らの前に現れると、巣からすばやく出てきて、雌を追いかけまわし、においを嗅ぎ、雌に覆いかぶさった。つまり、彼は生理的にも精神的にも再び活力を取り戻したのだ」と彼は記していた。

一九一八年一一月一日、シュタインナッハの友人で医師のロバート・リヒテンシュタインは、身体の活性化という目的で、精管結紮術を世界で初めて行った。彼の患者は、四三歳のアントン・Wで、彼は運送ドライバーだった。アントンは、痩せこけ、呼吸器系に疾患があり仕事が十分にできないでいた。リヒテンシュタインは、アントンの局所麻酔した陰嚢《いんのう》にメスを入れ、輸精管（精子を陰嚢から膀《ぼう》胱《こう》へと輸送する管）をハサミで切断し、双方の切断面を結紮した。これで、精子の輸送経路を完全に遮断した（現在行われている精管結紮術も、これとほぼ同じ手法で行われているが、傷口はかなり小さくできる。ただし、若返りや性欲増進の効果はない)。手術から一年半後、アントンの皮膚は潤いを増し、姿勢も良くなり、若々しくまったく別人のようになった。

ほどなくして、欧米の医師たちは精管結紮術の劇的な成果、たとえば、手術を受けた八〇歳の老人が「活力と精力、さらに記憶力を取り戻し、商売も始めた」とか、別の例だと「手術を受けた八三歳の株式のブローカーは、手術前はよたよたと歩き、仕事もままならなかったが、術後に驚異的な回復を見せ、排尿が改善され、視力も回復し、健康そのものだった」という報告をシュタインナッハにした。

ジャーナリストたちは、この手の話題をこぞって取り上げた。一九二三年、ニューヨーク・タイムズ紙は「性腺治療、アメリカで広がる」、ボルチモア・サン紙は、「新たなポンセ・デ・レオン(スペインの探検家)の誕生」という見出しで、シュタインナッハの米国講演ツアーについて報じた。しかし、彼は人前に出ることが嫌いだったため、米国へ出向くことはなかった。シュタインナッハは、事実を歪曲している米国のマスコミを非難し、皆を永遠に若返らせられるわけではないと主張してインタビューに応じなかった。とはいえその一方で「私は人類を震撼させた」と主張したりと、謙虚な態度ではなかった。

「サルの精巣をヒトへ移植したボロノフや精管結紮術を開発したシュタインナッハ。さらには、ヤギの精巣をヒトへ移植したブリンクリーなどが行った、精管結紮術やほかの怪しげな治療法が医学の名を汚し、次世代の若く能力のある医師たちを医学の分野から遠ざけてしまうのではないかと心配している」と、バン・ビューレン・ソーン医師は、一九二二年、ニューヨーク・タイムズ紙に寄稿した。米

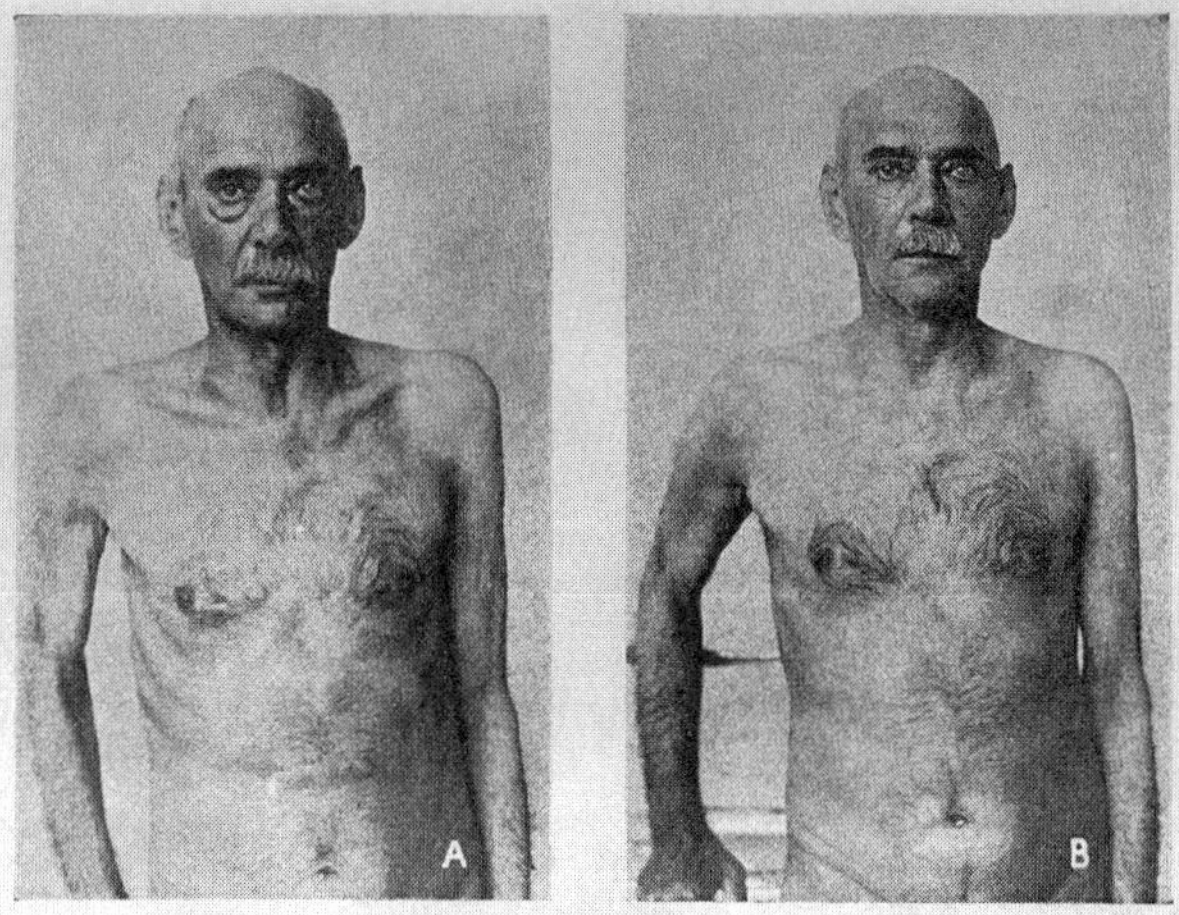
(a) SEVENTY YEAR OLD PATIENT BEFORE THE STEINACH OPERATION
(b) TWO MONTHS AFTER THE STEINACH OPERATION
(*Ufa Steinach-Film*)

精管結紮術前（A）と術後（B）の七二歳男性。ウェルカム図書館、ロンドン。

国医師会雑誌（米国医学界で最も権威のある学会誌、JAMAとも呼ばれる）の編集者であるモリス・フィッシュバインも、精管結紮術をいんちきだと断言した。ほかの外科医たちも、精管結紮術の効果はプラシーボ効果でしかないと述べた。シュタインナッハは、精管結紮術の効果に対して疑いを持っている医師たちに対し、自身のこれまでの研究成果から、それらの疑念について反証できていると述べた。たとえば、鼠経《そけい》ヘルニア手術や精巣の嚢胞《のうほう》摘出手術時に、患者たちの意に反して、勝手に精管を結紮した。手術を受けてから数か月後、患者に対し「賢くなったように感じるか？　性欲が増したように感じるか？　若くなったように感じるか？」と尋ねたところ、全員がそのように感じると主治医に返答したとシュタインナッハは説明した（強調しなければならないのは、患者の同意を得ず精管結紮術が行われていたのは、インフォームド・コンセントが義務付けられていないかった頃の話である。現在では、手術室で何が行われるのかを詳細に記載されている同意書に患者は署名する)。

シュタインナッハは、精管結紮術の効果を本当に証明したと言えるのだろうか？　本人の同意なしに勝手に精管結紮術を受けさせられていた人たちは、ある意味ボランティアである。ボランティアたちは、自身の健康を回復するためになんらかの手術が行われたことを理解できている。担当主治医から体調はどうかと聞かれれば、肯定的に答えるかもしれない。ただ、シュタインナッハは最も大切なことを忘れている。それは、彼が報告したすべての成功例が、二重盲検無作為化比較試験で評価されていなかったことである。現在では当然の実験手続きだが、シュタインナッハの場合、男性のグループを精管結紮手術群と偽手術群の二つに分け、患者も評価者も、誰が精管結紮手術を受けて誰が偽手術を受けたのかを分からないようにする必要があった。しかし、二〇世紀半ばまで二重盲検無作為化比較試験は一般的ではなかった。シュタインナッハの実験は現代では間違いだが、彼の生きた時代では適切な手続きで実験が行われたと考えられていた。

手術件数の多さと高評価が、シュタインナッハの精管結紮術の人気に拍車をかけた。しかし、ときには、低評価を受ける事もあった。七〇代のイギリス人、アルフレッド・ウィルソンは七〇〇ポンドを支払って、精管結紮術を受け、その結果に満足していた。彼は、ロンドンにあるロイヤル・アルバート・ホール（一八七七年ドイツの作曲家リヒャルト・ワーグナーや、一九六三年にビートルズがコンサートを行ったことで知られている）を借りて、自身の若返った姿を世間に見せ、観客から質問を受けることを計画していた。彼の〝いかにして私は二〇歳若返ったのか〟というワンマンショーは、一九二一年五月一二日に予定され、チケットは完売していた。しかし、講演前夜、ウィルソンは心臓発作で急死した。この出来事は、タブロイド紙で大きく取り上げられたが、それに対してシュタインナッハは、精管結紮術と彼の死には何ら関係がないと説明した。

精管結紮術の人気はしばらく続いた。イギリスで開業していたオーストラリア人産婦人科医のノーマン・ヘアーは、精管結紮術を行った約二十数人の手術例について報告した（奇妙なのは、精管結紮術を受けるために、男性が産婦人科を受診するのか?という点である）。患者の一人である五七歳の医者は「勃起力が回復し、年下の妻との性交渉も手術によって修復できた」と述べた。一九二九年、ロンドンで開催された性改革のための世界連盟国際会議で、ドイツのピーター・シュミット医師は「六〇〇人に対して行った精管結紮術はすべて成功だった」と発表した。

今日では、テストステロンだけでなくホルモンのほとんどが、精管結紮術後にその分泌量は変化しないことがわかっている。つまり、精管結紮術を受けても、精子が放出されなくなる以外は、何の変化も起こらないのである。精管結紮術が廃れていったのは、手術が失敗したことでも、性欲増進効果がなかったからでもなかった。一番の原因は、男性ホルモンが発見されたことだった。つまり、手術よりもより簡便な方法、つまり男性ホルモンを直接投与するという薬物療法が可能になったからである。

精管結紮術の効果は、間質細胞が増殖するためだとシュタインナッハは考えていたが、それは間違いだった。その一方で、間質細胞が男性ホルモンのおもな産生場所だと考え、性行動は性腺と神経系への情報入力も含めた脳の複雑な連動によって引き起こされるという仮説を世界で初めて披露したが、こちらは正しかった。シュタインナッハは、ホルモン治療による若返りというビジネス、つまり性ホルモンという儲かるビジネスを促進するのに貢献したともいえる。

精管結紮術による若返りブームの裏で、科学的に重要な発見も数多くなされていた。研究室では化学と生物学の融合によって生化学という新たな研究領域が立ち上がり、エストロゲン（女性ホルモン）、プロゲステロン（黄体ホルモン）、テストステロン（男性ホルモン）といった性ホルモンが数多く発見され、注目を集めた（＊2）。ホルモンに関する最初の研究は、一九二〇年代にドイツで始まり、その十年後に、ボルチモアで最高潮に達した。そしてボルチモアでは、若い女子医学生が無謀にもこの謎を解き明かせると考え、待ち構えていた。

＊2　エストロゲンとプロゲステロンは一九二九年に単離され、テストステロンは一九三一年に単離された。

6章 ホルモンで結ばれたふたり

ジョージアンナ・シーガー・ジョーンズは、夫であるハワード・W・ジョーンズ・ジュニアと半世紀近くも同じ机を共有していた。二人が使っていたのは、年代物のマホガニー製大型デスクで、二人で机を使えるように、互い違いに引き出しが取り付けられていた。

ジョーンズ夫妻は、研究だけでなく、お互いの人生も捧げあった。一九六五年、ケンブリッジ大学のロバート・エドワーズの研究室で二人は一緒に研究していた。エドワーズは、まだ誰も成し遂げていなかった、ヒトの卵と精子を用いた体外授精に挑戦し、一九七八年、世界初の試験管ベビーの誕生に成功した。その三年後、ジョーンズ夫妻も、米国で最初の体外授精に成功し、不妊治療の進展におおいに貢献した。エドワーズは二〇一〇年ノーベル生理学・医学賞を受賞している。

ジョーンズ夫妻が研究の第一線から退いて以来、二人が不妊治療の基礎を築いたことについて知る人はあまりいない。もっといえば、男性の研究者しかいない内分泌学分野の中で、女性の研究者であるジョージアンナが、試験管ベビーが誕生する前から、世間を震撼させた研究成果を挙げていたことについて知っている人は、ほとんどいないだろう。

一九三二年二月二九日の夜、当時大学四年生だったジョージアンナ・シーガーは、産婦人科医であ

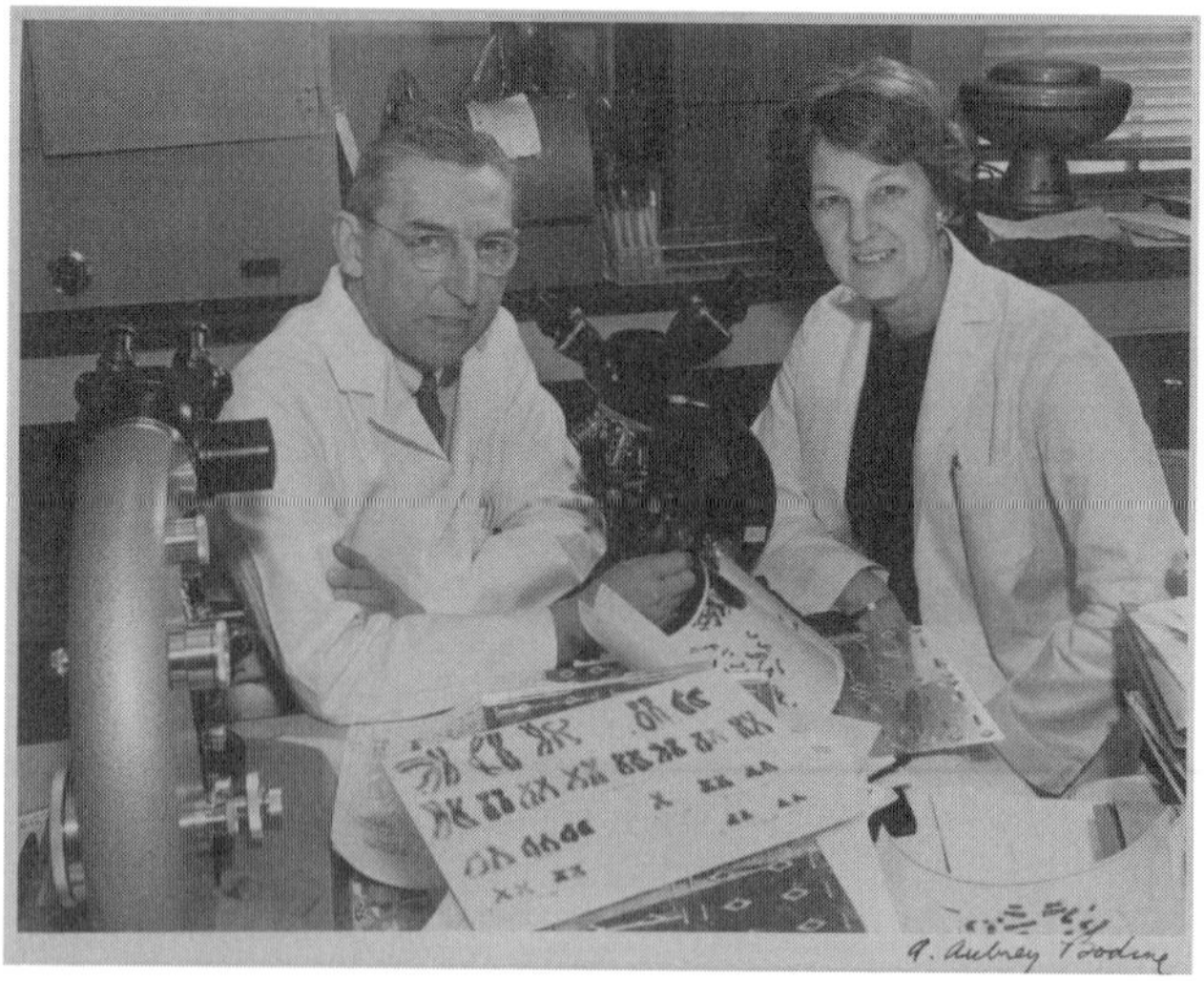

1958年のハワードとジョージアンナ・ジョーンズ。
A・オーブリー・ボディーンのご厚意により掲載。

った父親の勧めから、ジョンズ・ホプキンス病院へ天才脳神経外科医で内分泌学者のハーベイ・クッシングの講演を聞きに出かけていた。その夜は、ジョージアンナ・シーガーとハワード・ジョーンズの恋が始まった日でもあった。実はシーガーの父親は、一九一〇年にジョーンズを取り上げた産婦人科医で、子どもの頃、ジョージアンナとハワードは、お互いの父親（ハワードの父親も医師だった）が患者を診察している間、病院の芝生で一緒に遊んでいた仲だったのだ。シーガーは、「ジョンズ・ホプキンス病院で開催されたハーベイ・クッシングの講義を聞いたことが、私の人生を変えた」と何十年もの間話していた。一方のジョーンズは、「シーガーは、私とジョンズ・ホプキンス病院で、再会したことを話すと思っていたが、まったく違っていた。内分泌の異常によってさまざまな病気が発症するというクッシングの講演内容がシーガーを相当刺激したようで、産婦人科学の中でも、内分泌学という比較的新しい研究分野を専門にやってみたいと決めたみたいだった」と喜びながら話した。

シーガーは翌年、ジョンズ・ホプキンス大学医学部に父の期待通りに入学した。シーガーに恋い焦がれていた医学部の二年生だったジョーンズは、シーガーの姿を解剖実習室で探していた。ジョーンズのアマースト大学時代の友人であるアル・シュワルツとシーガーは、偶然にも一緒の献体を用いて解剖実習をしていた。このことはジョーンズにとってシーガーと知り合ってデートにこぎつけるためのよいチャンスになった。ちなみにホプキンス大学では、デートとは図書館で一緒に勉強することだったが、シーガーとジョーンズにとっては、病理学教室で一緒に卵巣を顕微観察することが、デートだった。業を煮やしたシュワルツは、最終的にジョーンズに、そろそろ本当のデートにシーガーを誘ってはどうかとアドバイスした。

ジョーンズは、勇気を振り絞って、感謝祭の日にシーガーが大好きな乗馬に誘った。しかしその日の朝は、あいにくなことに土砂降りだった。「なぜかわからないが、別のデートプランを提案しなかった。ただ提案しなかっただけだった」と、ジョーンズは八〇年ほど前のことを思い出しながら話した。それから約一か月後のすがすがしく晴れた一九三三年の元日、二人は、ボルチモア北部にある厩舎へ車で初めてのデートに出かけた。「その頃医学部に進学するような女性は、ヒールのない平べったい靴に地味な洋服を着ていた。その身なりから、〝口うるさい女医（hen medics）〟と呼ばれていた。わたしは、それを研究者らしい姿だが、結婚できる機会はほとんどないだろうと思っていた」とジョーンズは話した。

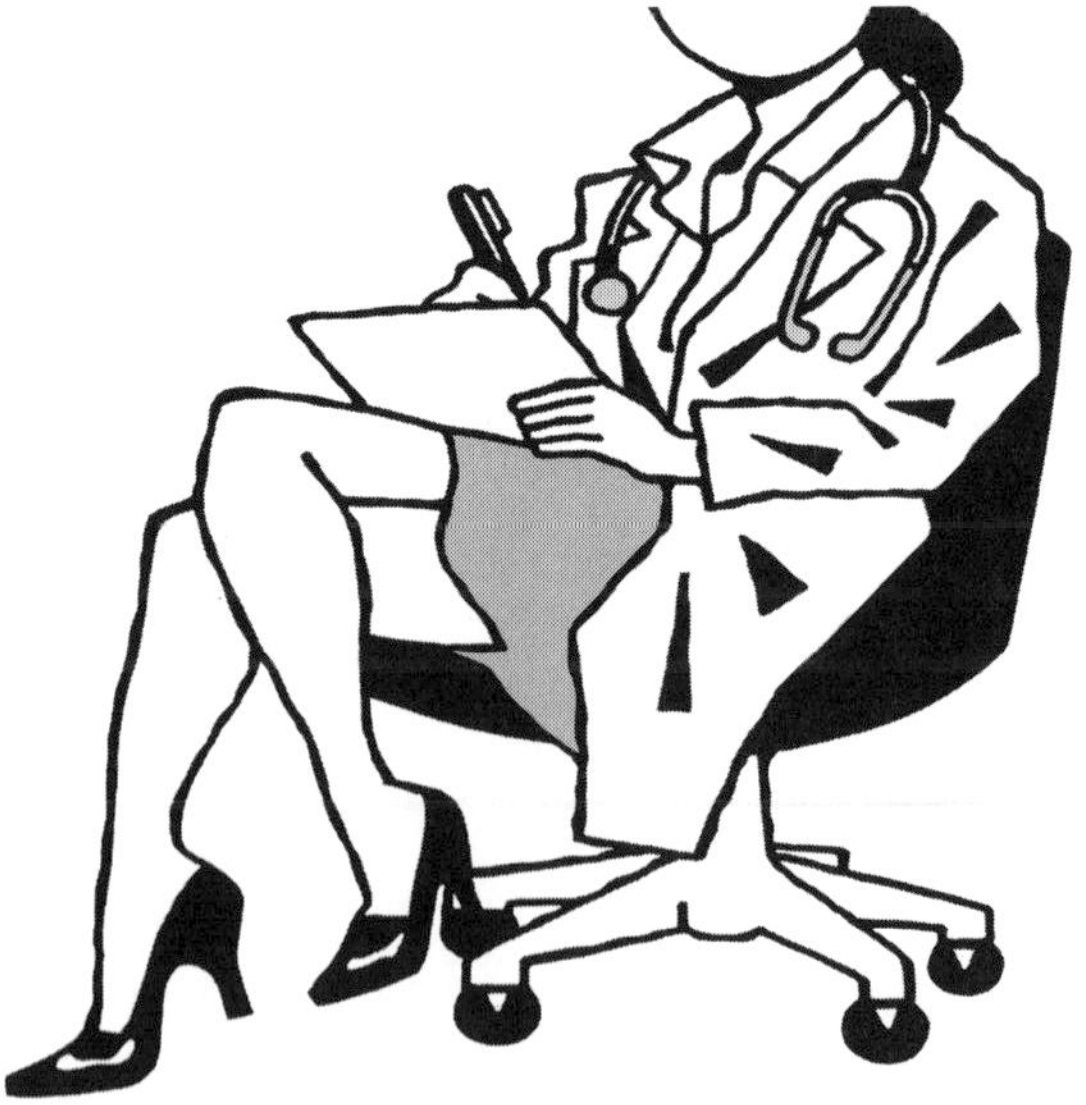

一〇〇歳になったジョーンズは、「ただ、シーガーは、ハイヒールをはいて、綺麗に着飾っていて、小奇麗にしていたので、いわゆる〝口うるさい女医〟ではなかった」とシーガーとの若かりし頃の白黒の写真を見ていたためか、記憶が鮮明に蘇った。

ジョーンズが、シーガーと少なくとも週に一度、一緒に夕食を取るための名案は、数十人の学生と必須科目の教員を集めて交流会を開催することだった。この交流会は、ジョーンズがシーガーに会うためだけでなく、最近出版された『性と内分泌』という医学書について輪読し、議論するのが目的だった。この本は、性研究や性ホルモン研究分野の情報が記載された宝のような本で、ワシントン大学のエドガー・アレン教授が編集していた。アレン教授はエドワード・ドイジーとともに、一九二九年にエストロゲンを同定し、有名になっていた。この本は、昆虫学者や鳥類学者だけでなく、生理学者や生物学者、心理学者など、ホルモン研究のトピックスをまとめたものだった。具体的には、昆虫の交尾行動から始まり、鳥の羽の話、ヒトの異常性欲の生理学で締めくくられていた（＊1）。ただ、この本は、性行動、性的指向、思春期の生理学について最新の理論を述べており、重要な内容が含まれているが、非常に難読なものだった。

ジョーンズは、設立した交流会を〝性クラブ〟と呼んだ。彼らは毎週金曜午後五時に、大学のキャンパスから徒歩五分、ウルフ通りとモニュメント通りの突き当たった角にある、薄汚いけれども人気のある食堂に集結した。バーガーを食べ、ミルクセーキを飲みながら、毎回一章ずつ輪読し、議論した。初回は、性分化に関する基礎生物学についてバーガーを食べながら議論した。

すべての生物において胚の発生は同じであることは、すでに知られていたが、母体の食事やなんらかの化学物質、または環境変化などで、なにが引き金となって生まれてくる胎児がメスになったりオスになったりするのかは不明だった。この疑問は何度も『性と内分泌』で取り上げられていた。つまり、何が男性らしさや女性らしさを制御するのか？　男性らしさや女性らしさとは何を意味するのか？　これらは染色体の仕業なのか、あるいはホルモンによる仕業なのか？　はたまたまったく別の因子によって制御されているのか？　というものだった。

これらの疑問は、斬新で、非常に刺激的だった。彼らは、〝条件〟と〝無条件〟によって、性が決定されているという章について輪読した。具体的には、女性ホルモンや男性ホルモンによって、それぞ

＊1：興味深いことに、キンゼイの初期の仕事は、昆虫のなかでもハチを扱っていた。昆虫の生物学からヒトの性行動へと研究の興味が移ったのは、自然なことかもしれない。

れの胚が女性または男性へと促され、解剖学的に女性または男性として〝条件的〟に発達する。一方で性ホルモンによる刺激を受けない体の部位は、男性の乳腺などのように〝無条件〟で形成されると考えられていた。

彼らは、胚において性別が変化しうること、そしてなんらかの物質が性分化の過程を阻害すると両性になること、たとえば、雌ウシ胚に雄ウシの血液を投与すると中間的な性別のウシ（雌雄同体ウシ）を作りだすことが可能であることが、この第一章には記載されていた。この章の著者であるシカゴ大学生物学科長のフランク・リリーは、「すべての受精卵は、雌雄のどちらか一方の性になりうる能力を持つ。または、なんらかの性決定因子によって、雌雄モザイクまたは中間的性別の特徴を持つ個体を生みだすことができる」と記述していた。

『性と内分泌』は、ジョーンズとシーガーを魅了した。九一〇ページもある本だったが、彼らはすべてを読破し、また初めから読み直した。シーガーは、講義や毎週の性クラブでの発表準備以外は、ジョージ・オットー・ゲイの研究室で妊娠検査のボランティアをしていた。ただ、シーガーは、ゲイ研究室で、ただ妊娠検査を言われた手順通りに何も考えず機械のように行うのではなく、各手順の科学的理由について熟考したうえでボランティアとして検査を手伝っていたことが、彼女を世紀の大発見へと導くことになった。

妊娠検査は、発明者であるドイツの医師、セルマー・アシュハイムとベーンハード・ゾンデクの名から、A—Z試験と呼ばれていた。この試験は、妊娠した可能性のある女性の尿をマウスに注射し、約一〇〇時間後にマウスの卵巣を検査するというものだった。もしマウスの卵巣が腫れ、赤く充血していれば、女性が妊娠したことを意味した。一方、何の変化も見られなければ、妊娠していないことになる。現在用いられている、尿を妊娠検査スティックにかける検査方法と比較して、非常に面倒な方法だったが、当時は迅速でかつ明確な検査方法だった。アシュハイムとゾンデクがA－Z試験法を開発するまで、二～三か月間生理が来ないのを待って、医師が胎児の拍動を聞くまでは、女性たちは妊娠したかどうか不明だった。

一九三〇年代初頭からの数十年間、妊娠検査と言えばA－Z試験だった。A－Z試験で用いられたマウスは、その後ウサギに置き換えられ、最終的にカエルに置き換わった。これは、妊娠した女性の尿をカエルに注射するとカエルは卵を産むため、カエルを殺す必要がなくなり非常に良かった。〔ちなみに一九五〇年代、「ウサギが死んだ」とは、〝望まれない妊娠〟の婉曲表現として用いられた（＊2）しかし、妊娠検査に用いられたウサギは、どちらにせよ殺されてしまうので、まったく無意味な表現である〕。

アシュハイムとゾンデクは、開発した妊娠検査法を、ドイツ人にとっても早口で話すのが難しいが、ドイツ語で〝*hypophysenvorderlappenreaktion*〟と命名した。これは〝脳下垂体前葉反応〟という意味で、重要なホルモンを分泌すると考えられている内分泌腺のことを意味していた。この名前は、十音節もあるうえにほかにも問題があって流行しなかった。というのも、なぜ脳下垂体？　どこに科学的根拠があるのか？　脳から分泌されるホルモンが尿に含まれているのか？　といった疑問が残ってい

＊2：一九五〇年代、私の母は、妊娠検査を受けた。その際、医師からの請求書のほかに、ウサギの代金三ドル分の請求書が郵便で送られてきた。しかしそのとき、母は妊娠していなかった。

たからだ。

ハーベイ・クッシングが脳下垂体を研究し始めてから、どのような生命現象でもすべてホルモンによって調節されると考えられるようになっていた。実際、マウスに脳下垂体の断片を注射すると、排卵が起こることをアシュハイムとゾンデクは発見していた。また、妊娠している女性の尿をマウスに注射すると、脳下垂体の断片を注射したときと同様の反応を示すことを見出した。これらの結果から、脳下垂体に含まれるホルモンと尿に含まれるホルモンとが同じものだとアシュハイムとゾンデクは考えた。しかしアシュハイムとゾンデクは、脳下垂体からホルモンを単離することはできなかった。

産婦人科領域で、アッシュハイムとゾンデクの研究成果は、認められていた。しかし、一部の専門家にとって彼らの研究成果は、疑問の残るものだった。スタンフォード大学のアール・エングルは、彼らの実験を追試したところ、妊婦の尿をマウスに注射すると、卵巣から卵胞が放出され、成熟した卵に血管が集合し、卵の栄養供給源である黄体が成長するようになるが、脳下垂体の抽出物を注射しても、卵胞の放出しか起こらないことを見出した。つまり、血管が集合せず、黄体も成長しなかった(個々の卵のなかにある黄色球状の塊である黄体は、妊娠に重要な役割を果たす。この黄体は、ホルモンを分泌して未成熟な卵を成熟させ卵巣から放出し、精子と受精できる状態にする。また妊娠を継続するためにホルモンを分泌し、エストロゲンとプロゲステロンの量を増やし、子宮筋肥大を引き起こす)。

十四のマウスを用いた別の実験では、マウスの胎盤抽出物を別の若いマウスに注射すると、卵胞が成長し(卵が成熟し)、卵胞に流入する血液量が増加してうっ血し、黄体が成長することが明らかになった。つまり、妊婦の尿に含まれる物質と同じものが胎盤にも含まれることを示唆していた。

一九三三年ジョージアンナ・シーガーは、ヒトからホルモンを単離する熾烈な研究競争に参戦した。著名な男性教授陣のなかで、シーガーは若く無名な学生だった。シーガーがA—Z検査のボランティアをしていたガイ研究室では、ガイ自身が開発したローラー培養装置があった。ローラー培養装置では、細胞を生きたまま培養できるため、この装置を使ってヒトの細胞を体外で培養できた。現在では、培養装置は研究室のごく一般的な装置のひとつでしかないが、この装置は長年多くの研究者たちが待ち望んでいたもので、この装置のおかげで、死にかけている組織の塊ではなく、生きた細胞において何が起こっているのかという、生物学的な過程について解析できるようになった。そして、新しい治療法の評価もできるようになった。これまでの細胞培養装置は、最適の栄養素を添加した培養液を入れたペトリ皿の上で細胞を培養していたが、時間とともに細胞は衰弱してしまう。一方、ガイが開発した装置は、細胞に絶えず新しい栄養素が供給され、それはちょうど細胞が浴槽に浸かるのではなく、シャワーを浴びるような仕掛けが施してあった。

日曜大工（ＤＩＹ）が好きなガイは、ボルチモアのジェイク・シャピロの廃品置き場から、ガラスと金属のごみを拾ってきた。拾ってきたガラスを使って試験管を自作し、自分でドラム缶に穴を開け、そこに試験管を差し込んだ。試験管には、細胞と細胞が必要とする栄養素の入った培養液を添加し、約一時間に一回転という、ゆっくりとした速度でドラム缶を回転させた。この回転により細胞は、試験管の壁に押し付けられ、培養液が絶えず上から降ってくる。そして二酸化炭素（培養液の酸性度を維持する）が培養液中に加えられていた。この装置は、一九五一年にガイがヘンリエッタ・ラックスの子宮頸がんからHeLa細胞を作出する際に用いたのと同じローラー培養装置で、その後、何十年にも渡り、さまざまな医科学研究に用いられた。

ガイは、早口で、頭の回転が速く、複数の異なる実験を同時に行い、常に新しい解析技術で実験に取り組んでいた。妻であるマーガレットは、看護師だが、以前はゲイの医療技術者として仕事をしていた。マーガレットは、夫の研究室の仕事を丁寧にこなし、夫のアイデアをもとにした実験がうまくいくよう細心の注意を払っていた。ガイ、シーガー、そして頻繁にガールフレンドのシーガーの元に遊びに来ていたジョーンズは、お昼にお弁当を一緒に食べていたので、シーガーやジョーンズは、最新科学の動向を知り得る機会があった。そして、研究室で昼食のサンドイッチを食べながら、シーガーは、妊娠すると、ホルモンが胎盤から分泌される仮説と、脳下垂体から分泌される仮説について情報を得ていた。そこでシーガーは、ガイが開発したローラー培養装置を使って、胎盤からホルモンが分泌されるという仮説を検証したいとガイに相談した。

ガイは、シーガーが装置を使うことについてまったく問題ないと思っていたが、シーガーがとてつもない発見をするとは夢にも思わなかった。しかし問題は、研究に用いることのできる胎盤をどうやって集めるかだった。ガイは、産道を通って体外に出てきた胎盤は実験に用いることができないと考えていた。なぜなら、胎盤がホルモンを産生しているか、産道を通って体外に出る際、胎盤にホルモンが混入したのか区別できないからだ。そのため、帝王切開によってのみ得られる胎盤でしか実験できないと考えていた。しかし、当時、帝王切開による出産は非常にまれで、全出産中の二%ほどでしかなかった。そのような苦境でも、シーガーは、ガイの忠告を一切聞かなかった。

非常に運がいいことに、シーガーの友人であるジョンズ・ホプキンス大学の研修医ルイス・ヘルマンが、純粋な胎盤を見つけ出した。ヘルマンが、ハーバード大学の研究室で過ごしていた際、ある女性が妊娠検査で陽性反応が出たので妊娠したと思っていたが、実はそうではなかったため、子宮から摘出された胎盤があることを知った。非常にまれだが、精子と卵が受精する代わりに、卵のなかの核が消失し精子由来の核だけで発生してしまうことがあり、そのような場合、胎盤が腫瘍のように成長してしまうため、胎盤を摘出する場合がある。シーガーが胎盤を必要としていたことを知っていたヘルマンは、研究室長であるアーサー・ヘルティグの許可を得て、その胎盤をビンに入れて、電車に飛び乗りマサチューセッツ州ケンブリッジからボルチモアへ急いで向かった。

シーガーは、興奮して待っていた。受け取った胎盤をすぐさまバラバラにし、ガイが開発したローラー培養装置で培養した。そして、仮説を検証する日、つまり胎盤に含まれる細胞が、若い雌ラットの卵巣の形態を変化させるかどうか観察した。この実験の成功は、胎盤が妊娠を維持するためのホルモンを作り出していることを証明する。シーガーは、急いで胎盤の細胞の培養液をマウスに注射した。結果として胎盤由来の試料は、妊娠した女性の尿と同様に、卵巣を充血させ、卵胞を成長させ、黄体を分解する変化を引き起こした。この研究は、たった一つの胎盤しか用いなかった実験だったが、非常に綿密に行われた。この結果から、妊娠ホルモンは脳下垂体ではなく胎盤に存在しているという、確固たる証拠のひとつが得られた。

ガイは、シーガーにこの大発見を急いで論文化して公表しようと提案した。その一方で、今回の実験結果が正しいものであることを確かめるため、より多くの胎盤を探し求めた。ガイは、一般の科学誌にオリジナル論文として投稿するよりも、一流科学雑誌である米科学誌サイエンスにレターとして投稿し、すばやく研究成果を掲載してもらうことで、世界で最初に胎盤仮説を証明した研究者として勝利の栄冠を手に入れようと提案した。ただ唯一の問題は、女性が筆頭著者の論文では、サイエンスのような伝統のある科学雑誌に採択される可能性が非常に低いということをガイは知っていた。そこでガイはシーガーに、彼女のファーストネームの代わりに、彼女のイニシャルとミドルネームを使い、G・エモリー・シーガーとして投稿するのはどうかと提案した。

一九三八年九月、ガイとシーガーのレターがサイエンスに掲載されたが、ガイが研究室で最も年上で役職者であったため、そのレターは、ガイの名前が筆頭著者として最初に記されていた。シーガーは、侮辱されたと思ったが、この時代の慣習だったため、文句は一切言わなかった。ガイの妻であるマーガレット・ガイも、実験の大部分をシーガーと一緒に行っていたが、論文に名前を入れてもらえなかった。結局サイエンスに掲載されたレターは、ガイ、シーガー、そして、胎盤をハーバードからジョンズ・ホプキンス大学へ輸送したヘルマンの三名の名前が記載されていた。

一九三九年、妊娠ホルモンは脳下垂体由来だと信じていたベーンハード・ゾンデクは、ジョンズ・ホプキンス大学の招待講演に呼ばれた。講演後の夕食会は、会員制のメリーランド・クラブで行われた。シーガーは、胎盤が妊娠ホルモンを分泌していることを発見したので、夕食会に招待されていたが、参加者の中で唯一学生だった。ただここに問題があった。メリーランド・クラブの非会員が夕食会に参加するには、事前に承認されなければならなかった。クラブ側は、この夕食会を主宰した産婦人科医であるエミール・ノバックに、メリーランド・クラブは男性専用のクラブであるため、シーガーの入室は承認できないと返答した。ノバックは、クラブ側のこの返答に激怒し、「ジョージアンナは、最も重要なゲストで、もし彼女の入室が認められないのであれば、今後、食事は別の場所で取ることにする」と返答した。その結果クラブ側は、ノバックの提案をしぶしぶ了解した。

一九四二年、ガイとシーガーの研究グループは、より詳細な解析結果をジョンズ・ホプキンス大学病院紀要に発表し、妊娠ホルモンの名前を変更した。アッシュハイムとゾンデクは、妊娠ホルモンをラテン語で子孫を意味するprolesから、プロラン（prolan）と呼んでいた。一方、シーガーは、妊娠ホルモンが胎盤の一部である絨毛から分泌され、性腺へ栄養を与えるホルモンだということで〝絨毛性ゴナドトロピン〟とよぶことを提案した。一九四二年の論文では、子宮外妊娠（胚が卵管内、つまり子宮外で成長し、手術して取り除く必要があった）の胎盤を二つ、帝王切開で摘出された胎盤を二つ、そして胎盤が腫瘍のように成長した胞状奇胎のものを三つ、合計七つの胎盤を用いた実験結果が記載されていた。シーガーは、これらの研究成果を一九四五年三月一五日、ニューオリンズで開催された米国生理学会で発表した。彼女は妊娠ホルモンを〝絨毛性ゴナドトロピン（chorionic gonadotrophin）〟と命名したが、のちに〝ヒト（human）〟を追加し、現在では、〝ヒト絨毛性ゴナドトロピン（human chorionic gonadotrophin）〟、略してｈＣＧと呼ばれるに至っている。今日では、ジョーンズ夫妻が開発した体外授精治療法で、不妊治療の成功率を高めるために、このｈＣＧが女性に注射される。

シーガーは、医学的な謎を解いただけではなく、妊娠ホルモンをｈＣＧと命名し、メリーランド・クラブで食事をした最初の女性となった。なお、これらはすべてシーガーが医学部を卒業する前に成しえたことだった。

当時、医学部生は、学生の間は結婚することが許可されていなかった。ハワード・ジョーンズとジョージアンナ・シーガーは、臨床実習を終えた一九四〇年に、教会で簡素な結婚式を行った。結婚して数年後、ジョーンズは第二次世界大戦の兵役に召集された。そのときシーガーは、生まれたばかりの赤ん坊と二歳の子どもを抱えていたが、親戚またはベビーシッターが子どもたちの面倒をみるので自分もジョーンズと一緒に前線に加わりたいと面接で志願した。しかし健康監察医は、別の理由で彼女の申し出を断った。

ジョーンズが出兵中、シーガーに対して、今自分がどこにいるのか手紙に書き記すことが許されていなかった。そこで二人は、極秘裏にジョーンズがどこに配属されているのかを知る方法を思いついた。ジョーンズ夫妻は、出兵前に同じヨーロッパの地図を購入した。そしてジョーンズが手紙を書くとき、便箋の端を地図の決まった場所に置き、野営している場所の上のある便箋に小さな穴をあけた。シーガーがその手紙を受け取ったとき、彼女の持っている地図にその便箋を重ね、穴の位置が指し示す地図の場所を探した。

終戦後、ジョーンズ夫妻にはもう一人の子どもが誕生した。そして二人は、医師として仕事に復帰し、同じ机を使って一緒に仕事をした。それ以降、患者や同僚から、彼らはハワード医師とジョージアンナ医師と呼ばれるようになった。

ジョージアンナ医師は、ショートカットの髪に保守的な服を着て、几帳面で自信に満ち溢れ、男性ばかりのなかでも権威を示していた。彼女の入院患者に対する接し方も、一般的な男性医師たちとは大きく異なっていた。というのも、二〇世紀半ば、医師は患者と距離を取って接するように訓練されていたが、ジョージアンナ医師は、患者に対し穏やかに話し、思いやりをもって接していた。ある不妊症の患者の一人は、治療のために手術室へ運ばれる際、ジョージアンナ医師が身を乗り出して励ましの言葉をかけてくれたことを鮮明に覚えていた。

ジョージアンナは、決して世論に流されず、研究結果にこだわった。一九五〇年代に、ハーバード大学や有名な医療施設で広く用いられていた、流産を防ぐための人工合成エストロゲン製剤であるＤＥＳを絶対に処方しないよう、職員たちに忠告していた。彼女はＤＥＳに関する研究結果を精査したが、どうしても納得できなかったのだ。そしてＤＥＳが発売されてから二〇年後の一九七一年、胎児のときにＤＥＳにさらされた女性において、膣がん、子宮奇形、そして不妊という有害な副作用があることがわかったのである。

晩年、ジョージアンナ医師はアルツハイマー型認知症を患い、同じ頃ハワード医師も患者を診ることをやめた。「彼女がオフィスにいなくなってから、もう楽しくなくなってしまった」とハワードは振り返った。

しかしハワード医師は、大学の研究室には出かけ、会議資料を読み、ときには会議にも参加していた。そして可能な範囲で、ジョージアンナ医師を職場に連れてきていた。ジョーンズ夫妻の事務補佐員であったナンシー・ガルシアは、ジョージアンナ医師の髪型を整えるためのヘアアイロンを職場に準備していた。「ジョージアンナが、ハワードのオフィスに入室するとき、ハワードは、『ジョージアンナ、きれいだよ』といつも声をかけていました。ジョージアンナは、ハワードのその言葉が聞きたかったみたいですね」とそのときのことをガルシアは振り返って話した。ジョージアンナ・シーガー・ジョーンズは、二〇〇五年三月二六日、九五歳でこの世を去った。

ジョーンズ夫妻の人生は、生殖内分泌学の歴史でもある。ジョーンズ夫妻は、生殖内分泌学の最前線かつ中心としてきわめて重要な役割を果たし続けてきた。二人が開発した実験手法と実験結果は、性発達に関与するホルモンを理解するための新しい道標を提示したが、しかし、二人が引退してから数年後、議論の的になった。

7章　ジェンダーを作り出す

一九五六年の夏、ニュージャージー州西ハドソン病院の医師が、ひとりの赤ちゃんの頭を鉗子《かんし》ではさみ、母親のお腹から引っ張り出した。母親であるキャスリーン・サリバンにとって今回が初産だ。出産直後に産婦人科医がどのような言葉をかけてくれるのが〝普通〟なのか詳しくは知らなかったが、それでも「女の子です」とか「男の子ですよ」とはいってもらえると思っていた。しかし、生まれたばかりの赤ちゃんの股間を見て、医師は言葉を失っていた。

赤ちゃんを取り上げた医師は、赤ちゃんの股間にある外生殖器（訳注：外から見える生殖器）が、女性器でも男性器でもなく、その中間のようなものだったため困惑していた。母親にどうやって現状を伝えればよいのかわからないだけでなく、赤ちゃんの性別といった基本的なことを伝えられない自分を、医者なのになぜわからない？　そもそも医者が「わからない」ことを認めてよいのか？　と屈辱的に感じていた。

母親が鎮静剤から目醒めると、医師は、再び母親を鎮静剤で落ち着かせた。これは医師が、赤ちゃんの性別を決めるための助言を集める時間稼ぎだった。母親の夫であるアーサー・サリバンは、出産からの数日間の出来事を友人だけでなく、のちに生まれた子どもたちにも決して話さなかった。医師は、夫を鎮静剤で落ち着かせることなどできるはずもないので、もし医師から何かを告白されていたとしても（きっと何かあったはずだが）、その内容は今となっては誰も知ることができない。

出産から三日後、母親は、ようやく赤ちゃんを手渡された。異常な形態をしている外生殖器をもつ子だったが、医師は母親に男の子だと告げた。親になったキャスリーンとアーサーに、医師は生殖器形成手術を赤ちゃんに受けさせることを勧めたが、実のところ、数年間は何もできなかった。というのも、両親が自宅に戻ってから、出産に立ち会った医師へ何度も電話したにもかかわらず、医師が電話にでることはなく、医師から折り返しの電話がかかってくることもなかったからだ。

赤ちゃんは、ブライアン・アーサー・サリバンと命名され、外生殖器の形態異常以外はほかの男の赤ちゃんと違うところは何ひとつなく、順調に発育していた。しかしキャスリーンとアーサーは、ブライアンが泣いたり、ハイハイし始めたりしたときから、あることを心配しはじめた。それは、ブライアンのペニスがものすごく小さく、包皮がないことだった。母親は、ほかの新米ママたちから、男の子のおむつを交換する際に、おしっこをかけられそうになってよけたという話を聞いていたが、ブライアンは、女の子のようにペニスのようなものの先端から漏れ出るようにおしっこをしていた。今のところ、ブライアンの秘密は、おむつで隠されている。ブライアンが大きくなったとき、どうなってしまうの？　ブライアンのクラスメートは、ブライアンをからかうかも？　ブライアンは、便座に座っておしっこをするの？　ほかの親に知られてしまうのでは？　ブライアンのペニスは、治る見込みはないの？　と母親は心配し始めた。

赤ちゃんに何かしらの異常があると、両親は自分たちの責任ではないかと感じる。遺伝子変異を赤ちゃんに伝えてしまったのではないか？　妊娠中に何か間違ったことをしたのではないか？　などと考える。母親は、妊娠中出血したため五か月間ほど安静にしていた。その間に何か悪いことが起こっているサインを見逃してしまったのだろうか？　と両親は、怯えるのと同時に困惑もしていたが、結局何のサポートも周囲から得られなかった。

もしブライアンが、喘息か糖尿病だったら、友人にアドバイスを求めることができたかもしれない。しかし一九五〇年代、養子縁組や不妊といったことはタブーな話題だったため、両親は、何の支援もなく、自分たちだけで外生殖器に形態異常のあるブライアンを育てていかなければならなかった。

両親は、ブライアンを守るため、可能な限り普通の生活を送ろうと最善を尽くしたが、両親の恐怖心が、ブライアンへの接し方や見る目に影を落としてしまっていた。ブライアンは後年、両親が常に自分に対して怒っていて、自分の一挙手一投足を常に監視しているように感じ、両親がブライアンのことを誇りに思わなかったように、ブライアン自身もまた両親を誇りに思ったことがなかったと回想した。

ブライアンの股間には、小さなペニスのようなものと異常な形をした陰嚢《いんのう》（空っぽで真ん中が完全に開いている）がついていた。両親は、ブライアンにきちんとした男性器がついていないのは、何か別の大きな問題があるのではないかと疑っていた。

夫妻にとって数少ない親友でもあるキャスリーンの姉は、彼らの自宅があるニュージャージー州カーニーからさほど遠くないコロンビア大学に専門医を見つけ、医師からアドバイスをもらうよう提案した。

当時、コロンビア大学、ハーバード大学、ジョンズ・ホプキンス大学、ペンシルバニア大学などの研究機関の医師たちは、ブライアンのような子どもたちの調査を行い、ホルモンの分泌異常が生殖器の形態異常を引き起こす可能性について研究していた。コロンビア大学の専門医であれば、女性ホルモンの分泌が過剰なのか？　男性ホルモンの分泌不全なのか？　医師は、ブライアンの両親に生殖器の形態以上の原因について、何か教えてくれるかもしれない。もしかしたら、治療のための薬を処方してくれるかもしれない。そして、ブライアンは小学校に通い始めるころまでにはほかの男の子と同じようなペニスになると説明してくれるかもしれない。キャスリーンは期待していた。

サリバン一家は、生後三か月になったブライアンを連れて、コロンビア大学の専門医のところへ相談にいった。その専門医は、ブライアンを診察したが、何かについて悩んでいるのか、あるいは何かの病気を疑っているのか、両親に一切説明せず、九か月後再び受診するよう伝えただけだった。また、両親も専門医に何も質問しなかった。

ブライアンが、一歳の誕生日を迎えるころには、しゃべるだけでなく、歩き回るようにもなり、トラックやブロックでも遊ぶようにもなっていた。新しい家族であるマーク（ブライアンが生後十か月のときに生まれた）の世話で眠れない夜が続いていた夫妻は、長男ブライアンのことを心配しない日はなかったが、再びコロンビア大学の専門医に診てもらうことはなかった。一九五八年一月末、生後一七か月となったブライアンに青色の防寒具を着せて、両親はコロンビア大学のプレズビテリアン病院の診察を受けに行った。このときの担当医は、外生殖器の形態が異常な場合、体内で何かが起こっている可能性があるため、精密検査を受けるよう勧めた。そして、可能ならば開腹して、ブライアンの体内にある生殖器（内生殖器）の状態も検査したいと伝えた。もし、何か異常があれば、その場ですぐに手術し、その状況をすぐさま報告すると医師から説明された。

一九五〇年代、医師と握手したり、優しい声をかけられたり、医師から症状や病気について詳しい説明を期待している患者やその家族はほとんどいなかった。現在では普通のことだが、患者や患者の家族が、治療法の選択肢について医師と相談し、どれが患者にとって最善なものかを見極めるといったことも行われていなかった。つまり、医師は最善の治療法をすべて知っており、医学部で何年も勉強してきたこともあって、医師たち自身も、自分たちは賢いと思っていた（なお当時女医はほとんどいなかった）。結局のところ、医師たちも患者たちも、三〇分程度の診察のために、専門外の生物学の講義を受講する必要などはないと、当時考えられていた。つまり、医学の専門家は、医学の分野外の新たな知識を得ることは不要だと思われていた。

この話は、一九七〇年代に考案された、病院を受診する際の注意事項が記載された、いわゆる〝患者の権利章典〟が提唱される前の話である。医師が患者の診断結果や治療によって起こりうる潜在的で有害な副作用などについてすべて文書化し、契約書のような〝インフォームド・コンセント〟を作成するようになる前の時代の話であり、〝ヘルスパートナー（訳注：専門知識を持つ看護師や保健師）〟や〝アドボケーター〟（訳注：障がいなどで権利を伝えることが難しい患者のための代弁者）が医療用語の一部となる前の話でもある。一九五〇年代、患者ががんという診断結果に耐えられないと医師が判断した場合、医師はその診断結果を患者に話さなかった。当時の医学は、非常に家父長的で、医師の優位性は、一九五〇年代に初めて利用可能になった多くの薬剤や治療法によってさらに強化された。つまり医師は、患者自身や治療費を支払う第三者の承認を得なくても、適切であると判断した治療を行えるし、そのためのさまざまな手段や権力をすべて握っていた。

医師は、数週間、さらに長期間になるかもしれないが、ブライアンを病院に入院させて、最終判断をさせてほしいと両親に告げた。その医師の行為は、当時の感覚では、無慈悲や行き過ぎた権威主義的なものだとは思われず、いたってごく普通のことだと思われていた。母親は、医師とは一切話をしなかったが、毎日ニュージャージー州の自宅からニューヨークまで車で病棟を訪れ、おしゃぶりをこっそりと持ち込んでいた。というのも、非常に奇妙な話だが、おしゃぶりを病院に持ち込むことが当時は認められていなかったのである。ブライアンが病院に入院してから約三週間後、ブライアンの腹腔に子宮、膣、卵巣があったと医師は両親に告げた。ブライアンのペニスは結局ペニスではなく、大きなクリトリスで、ブライアンは女の子だったのである。

医師は、ブライアンのクリトリスが大きすぎるので、学校のトイレやお泊り会で周りの子たちから変な目で見られることや笑われることがないように、クリトリスを切断したと両親に告げた。そして、手術によってブライアンは普通の女の子のように見えるようになったとも告げられた。

その後医師は、どのようにブライアンを娘として女の子らしく育てるかということについて両親に説明した。まず初めに、名前を変える必要がある。ボニーなんてどうだろう？　響きもよく、ブライアンの女性版のようじゃないか。結局この医師の鶴の一声で、ブライアン・サリバンは、ボニー・サリバンに改名された。

医師は、コロンビア大学プレズビテリアン病院の書類にボニー・サリバンの法定後見人として署名

するよう母親に伝えた。その書類には、

私の過去の名前は、ブライアン・アーサー・サリバン
現在の名前は、ボニー・グレイス・サリバン
であることを証明するものである。

と記されていた。

医師は、性別を変えるのに必要な手順をリストアップした。両親の新たな長女ボニーは、イメージチェンジする必要があった。つまり、女の子らしい服装（ズボンではなくピンクのドレス）、長い髪（ボニーは、最終的にはスタイリッシュなボブにした）、女の子が遊ぶおもちゃ（トラックではなく人形）が必要になった。さらに医師は、両親にボニーのアイデンティティーを確固たるものにするために引っ越しをすすめた。引っ越し先には、ブライアンのことを誰も知らず、ボニーが人生を白紙の状態からスタートできて、誰もがボニーを女の子として扱ってくれて、性別が男の子から女の子に変わったことを知る人がいない場所を探すよう指示した。医師は、これまで説明した一連の手続きさえ守れば、音楽が流れるかの如く、ボニーは自然に自分が女性であると感じるようになるだろうと説明し、両親を安心させた。

医師たちは、サリバン家のなかをくまなく捜索し、ブライアンの赤ちゃんの頃の写真やホームビデオ、誕生日カードなど、ブライアンのこれまでの存在を記録したものをすべて破棄するように指示した。

サリバン一家は、〝ブライアン〟の痕跡を消そうと最善を尽くしたが、ボニーが小学校一年生になる

まで、数年間はニュージャージーを離れることができなかった。当初は、ボニーが幼稚園に上がるまでに引っ越すことを考えていたが、仕事や生活、そしてもう一人の子どものこともあり、三人の子どもを連れて別の街へ引っ越すのは簡単なことではなかった（もう一人の子どもである女の子は、ブライアン／ボニーの出生六年後に生まれた）。母親は、隣人に事情を打ち明けたところ、隣人は同情して人形を買ってくれた。

ボニーがもし五〇年前に生まれていたら、サーカスで〝太った花嫁〟や〝腕のない人〟と並んで、フリークショーのひとつとして展示されていたかもしれない。というのも、娯楽として価値があるとは到底思えないが、二〇世紀のアミューズメントパークの経営者たちは、奇形の生殖器を持って生まれた人を雇っていた。一方、もしボニーが五〇年後に生まれていたら、手術を行う前に、医者は治療の選択肢について家族と話し合っていたかもしれない。おそらくボニーの両親は、ボニーが十代になるまで手術を先延ばししただろうし、医師に意見することもできただろう。あるいは、手術することなく幸せに生きることを手助けしてくれる支援団体に夫妻は巡り合っていたかもしれない。

残念ながらブライアン／ボニーは、内分泌学の新時代の始まりであった一九五六年に生まれた。医師たちは、テストステロンとエストロゲンがどのように外生殖器と性的発達を引き起こすのかについて、ある程度の知識は持っていた。つまり、内分泌腺間の情報伝達の連鎖によって外生殖器と性的発達が起こるということを理解はしていた。たとえば、副腎ホルモンの分泌は脳下垂体から分泌されるホルモンによって調節され、脳下垂体から分泌されるホルモンは、脳内の別の神経内分泌腺である視床下部から分泌されるホルモンによって調節されることを理解していた。この新しい理論は、専門医による形態異常な生殖器を持って生まれた子どもの診断と、ホルモン剤と心理学的評価、そして手術を組み合わせた新たな治療方法を提供することにつながった。また、当時使えるようになったばかりの抗生物質のおかげで、術後の感染リスクが劇的に減少したこともあり、医師たちは以前よりも手術に意欲的だった。試験管ベビーの先駆者、産婦人科医であり妊娠ホルモンを発見したジョージアンナ・シーガー・ジョーンズと結婚したハワード・W・ジョーンズ・ジュニアは、一九六一年コロラド州のスプリングスで開催された米国婦人科学会の会議において「過去十年間に、インターセクシュアリティー（訳注：日本語では、インターセクシュアリティーも〝性分化疾患（disorder of sex development）〟といわれることが多い）の治療において、革新的な変化を目撃した。すべての性分化疾患を治療できると信じるのは甘いが、大きな進歩があったのは事実だ」と語った。

両親は、外生殖器以外で男の子か女の子かを区別できるものがあるとは思ってもいなかった。確かに両親は、ブライアン／ボニーが典型的な赤ちゃんに見えないと感じていたし、男の子らしくなるかどうかについても心配していた。しかし、生まれてきた赤ちゃんが男の子ではないということはまったく想像していなかった。一年半ほど美しい男の子のブライアンの母親だったが、医師から性別が違うと告げられ、母親は突然自分が生んだ息子を失ったような気分になり、ブライアンが恋しくなった。

実は、最初の主治医は、母親の赤ちゃんのことを〝半陰陽《ヘルマプロディートス》（Hermaphrodite）〟とカルテに書き残していた。

ギリシャ神話に登場するヘルマプロディートスは十代の神で、少女の妖精に誘惑されていた。ヘルマプロディートスは、妖精の誘いを拒絶していたが、妖精はヘルマプロディートスの体を包み込み、神々に永遠に融合していたいと懇願した。その結果、ヘルマプロディートスではなく、妖精ももはや妖精では無くなってしまった。つまり、彼らは一つになり、どちらかの性ではなく、両性になってしまったとされている。一方、別のバージョンの神話では、ヘルマプロディートスは、父ヘルメスのたくましい身体と母アフロディーテの美貌を受け継いだため、名前と体が両親の合体であり、理想的な人間をあらわしているともされている。

半陰陽の名前の由来がどうであれ、医師はブライアン／ボニーのような子どもを〝半陰陽〟と呼んだ。ちなみに医学書のひとつに『半陰陽』というタイトルの本がある（この本の第一版も第二版もハワード・ジョーンズが共著者だった）。この半陰陽がサーカスの余興のように、無意味な別の用語にすべきだと言われ始める一九九〇年代頃まで用いられていた。その結果、DSDという用語が用いられるようになった。このDSDとは、〝性分化疾患〟もしくは〝性分化の異なり（difference of sex development）〟の略である。しかし、多くの患者が〝疾患（disorder）〟という言葉に難色を示してDSDの使用を完全に拒否した結果、今では疾患や異常を意味しない〝インターセックス（intersex）〟が用いられるようになった。

米国においてインターセックスは、肺疾患である嚢胞《のうほう》性線維症と同じくらい一般的なため（訳注：嚢胞性線維症は日本において六〇万人に一人という非常に稀な疾患だが、欧米人では三〇〇〇人に一人と高頻度でみられる疾患である）、話題にのぼることはあまりない。もちろん病態にもよるが、大まかな統計では、インターセックスは、二〇〇〇～一〇〇〇〇人に一人の割合でみられる。もしあなたが、大規模な大学に通学、あるいは大企業に勤めている場合、人生に大きな影響を与えるこのインターセックスの人にすでに出会っているかもしれないが、しかしあなたはそのことに気付いていないかもしれない。

子宮内で過ごす最初の数週間、私たちは誰もが、猛烈に増殖し続けている球体状の受精卵の姿をしている。そしてその球体状の受精卵は、丸いロールパンがクロワッサンに変化するかのごとく、球体が湾曲して楕円形へと引き延ばされ変形する。引き延ばされた片側の端は、脳へと発達し、もう片方の端は、縁に小さなつまみのついた折り目のある膣のようなものへと変化する。そして、ホルモンがさまざまなスイッチを押し始めると、男女の区別のない胎児が、男の子かまたは女の子へと変化し始める。ある意味ヒトは、みな半陰陽から始まるのである。

一九〇〇年代初頭、シカゴ大学のフランク・リリーは、ウシが、オスとメスの双子を妊娠している際に、誤ってオスとメスに繋がっている血管が交じり合うと、メスのウシが子宮と卵巣を持たずに生まれてくることを発見していた。この結果から、オスのウシ胎児の血中に存在するなんらかの化学物質が、メスの内生殖器の発達を阻害しているのではないかと考えた。そこでフランクは、自身の仮説が正しいことを証明するため、オスの胎児から採取した血液をメスの胎児へと注射した。驚いたことに、数頭のメスのウシでは、外生殖器がメスのものだが、体内には卵巣と子宮が存在しないインターセックスのウシとして生まれることを発見した。そこでリリーは、〝すべての精子と卵が融合した受精卵は、どちらの性にも分化できるという意味では、潜在的に半陰陽である。そして受精卵は、雌雄モザイクあるいはインターセックスという個体を生じさせることができる。〟と教科書に書き記した。その教科書こそが、ジョージアンナ・シーガーとハワード・ジョーンズが毎週〝性クラブ〟でむさぼり読んだ本だった。

パリ大学の内分泌学者アルフレド・ジョストは、オスのウサギの胎児を研究する過程で、妊娠六週日に分泌されるホルモンを見出し、抗ミュラー管ホルモンと名付けた。ミュラー管とは、一八三〇年ヨハネス・ペーター・ミュラーが発見した体内に存在する管のことで、将来メスの卵管や子宮、膣の上半分に分化する。この抗ミュラー管ホルモンは、オスの陰嚢や精巣などの外生殖器の発達を促す一方、メスの卵巣や子宮といった内生殖器の発達を阻害する。

男の子には、抗ミュラー管ホルモンがあり、女の子にはない（訳注：正確には、女の子にも抗ミュラー管ホルモンがごく微量だが存在する）。女の子は、男の子になるためのスイッチを押す必要がなく、そのまま発達が進むだけで女の子になる。というのも、女の子になるのに特別なホルモンは不要であるため、女の子は初期設定されている状態、つまりデフォルトの状態だと研究者は考えていた。そのように聞かされると、女性はなんだか残念賞のように思ってしまうが、レベッカ・ジョーダン・ヤングの著書『ブレイン・ストーム（原題：Brain Storm）』によれば、女性になるのは単なるデフォルトの経路ではないことが示唆されている。たとえば卵巣自体が、卵巣自身の発達のために、なんらかのシグナルを発している可能性を示唆している。しかしそれでも、女性は、なんのシグナルも不要でそのまま発達するだけで女性になるという考えは、科学者の間で根強く残っている。

性分化のしくみは、非常に多くの遺伝子が活性化される必要があり、ホルモンも適切なタイミングで適切な量が分泌されなければならないため、非常に複雑である。にもかかわらず、私たちが、いわゆる五体満足に生まれてくるというのは、非常に驚異的なことである。

〝インターセックス〟は、非常に多くの病態を含んでいる。ボニー・サリバンの時代、インターセックスのことを〝真正〟または〝仮性〟半陰陽と呼んでいた。たとえばボニーの場合、精巣と卵巣の両方を保有していたので〝真正〟半陰陽と分類された。片や、先天性副腎過形成〔CAH、副腎皮質におけるコルチゾールの産生に必要な酵素が先天的に欠損しているために、代わりにアンドロゲン（男性ホルモン）が大量に合成される〕の状態で生まれてくる女の子は、〝仮性〟半陰陽に分類された。一九四九年にコルチゾールが人工合成できるようになると、体内で不足しているコルチゾールを合成コルチゾール剤が補い、アンドロゲンによる男性化の症状を軽減することが可能になった。CAHの子どもは、体内の塩分と水分のバランスを調節する副腎皮質ホルモンであるアルドステロンも不足するため、人工合成コルチゾール剤は、まさに患者の命を救う薬となった。

近年では、遺伝子の変異による性分化への影響について理解が進んでいる。たとえば、XY性染色体を保有する一部の胎児において、精巣から分泌されるテストステロンに細胞が反応しないため、子宮や膣は形成されないものの、女性の外生殖器を持って生まれてくる場合がある。別の例では、男性器の形成に必要なより活性の強いジヒドロテストステロンをテストステロンから作り出す酵素（5αリダクターゼⅡ型）に欠損があると、出生時に女の子のような外生殖器を持って生まれてくるが、テストステロンをジヒドロテストステロンに変換する別の酵素（5αリダクターゼⅠ型）には異常がないため、思春期に外見が女性から男性らしく変化する。しかし多くの場合、完全な男性化をしないまま性分化を終えてしまう。

ボニーの両親は、ボニーの病気について、疾患名や科学的な説明をされることはなかった。、単に医師の指示に従っただけである。一方医師たちは、インターセックスの子どもの治療とその調査を行っているジョンズ・ホプキンス病院が制定した指針に従っただけだった。

ジョンズ・ホプキンス病院は、先天性副腎過形成に対して、コルチゾールを用いたホルモン療法を開発しただけでなく、超一流の精神科医、生殖内分泌学者、形成外科医、泌尿器科医、婦人科医を採用し、彼らによる学際的な治療チームを作り上げた。生殖内分泌学者ジョージアンナ・シーガー・ジョーンズは、ホルモン療法の開発に関与し、夫のハワード・ジョーンズは、医療チームの婦人科外科医だった。一九五四年、ジョーンズ夫妻は、先天性副腎過形成だけでなく、ほかのホルモン異常を持つ子どもたちにも、コルチゾンが有効であることを示す研究成果を発表した（なお、コルチゾンは体内でコルチゾールに変換される）。その数年後、ハワード・ジョーンズは、ジョンズ・ホプキンス病院のインターセックス患者への治療の成果を〝医療の力〟だとして広く宣伝した。

このエリート揃いの医療チームのなかで、最も影響力のあるメンバーは恐らくジョン・マネーで、医師や患者の両親たちに、インターセックスの子どもの治療についてアドバイスをしていた。マネーは、自身を精神内分泌学者と称し、ジョンズ・ホプキンス大学の精神ホルモン研究室の所長になった。そんなマネーだったが、実は、内分泌学者でも外科医でも精神科医でもなく、そもそも医者ですらなかった。彼は、一九五二年、ハーバード大学で「半陰陽（のちに、医学用語として用いられることにつながったが）の精神衛生」について博士論文を執筆し、社会関係学の博士号を取得した。彼の論文には、ホルモンは性欲を制御するが、性的指向は制御しないという憶測が含まれていた。また、ほとんどの患者は、精神疾患ではないことも記載されていた。

マネーは、人びとをぞっとさせるような変人だった。たとえば、ジョンズ・ホプキンス大学での講義では、医師の卵である学生たちにポルノを見せ、将来患者と性生活について話をする際、批判的にならないためにもこの講義は重要だと主張し、自身の研究分野を〝性交学〟とよぶことを提案した。受講生たちは、彼の講義を〝マネーと性交〟と呼んでいた。マネーは、受講生たちにポルノの半減期に関する数式を開発したと語ったが、その数式が意味することといえば、ポルノを数時間見たあとでX指定（成人指定）の映画を見ても興奮しなくなるということだった。

そんなマネーだが、いくつかの良い概念を一般に広めた。たとえば、医師がホルモンを使って同性愛者を異性愛者へと矯正しようと試みた際、そのような治療は不要だと主張した。米国小児科学会が発行する小児科学会誌に掲載された論文で彼は「文明の歴史のなかで、多くの著名な同性愛者がいた。この歴史的な事実に安心する親もいる」と述べていた。彼はまた、世間に広く報道された裁判において鑑定人を務めた。その裁判とは、メリーランド州モンゴメリー郡で、当時、中学二年生を担当していたが、同性愛者であることを理由に事務職へ強制的に配置換えさせられた教員を、教壇へ復帰させるための裁判だった（しかしその教員は、マネーの鑑定人としての証言があったにも関わらず敗訴した）。ただマネーは、悪い概念も一般に広めてしまった。そのひとつが、小児性愛《ペドフィリア》は自然なことであり、承認すべきだというものだった。

マネーは一九五〇年代に短期間だけ結婚していたが、「結婚における一夫一妻制は、もはや意味がない。人生はあまりに長すぎて、同じ人間に性的魅力を感じ続けることは不可能だ」と言っていた。彼は、メディアを敬遠する同僚たちとは大きく異なり、自らマスコミを招き、自称セックス教の教祖となった。一九七三年、ポルノスターのリンダ・ラヴレースと米大衆誌プレイボーイが後援するセクシユアリティーに関する会議のパネリストも務めたりしたが、ジョンズ・ホプキンス大学の教員が行うようなものではなかった。

マネーは、単に挑発的なだけでなく、自分の理論に対して揺るぎない熱意と信念を持っていた。マネーがジョンズ・ホプキンス大学に来た当時、ヒトの性別は、生殖腺によって定義されると考えられていた。つまり卵巣イコール女の子、精巣イコール男の子と考えられていた。もちろん、この考えはほとんどの場合正しいが、インターセックスには当てはまらない。マネーは、赤ん坊の性別は、生殖腺でもなく、染色体（XXだから女の子、XYだから男の子）でもなく、また外生殖器の外観だけに基づいて判断するべきではないと述べた。性別は、これら三つをすべて組み合わせたものであり、もし、患者が幼児または高齢者ならば、彼らの癖、夢、そして性的空想も考慮に入れて判断する必要があると述べた。そこで、あいまいな生殖器を持って生まれた子どもの評価と治療に対する七つの判断基準を彼は提案した。

一．性染色体（XXまたはXY）
二．生殖腺の構造（精巣もしくは卵巣を保有しているかどうか。太っているか痩せているか）
三．外生殖器の形態（小さすぎるペニスまたは、大きすぎるクリトリスを保有しているかどうか）
四．内生殖器の形態（膣を保有しているかどうか）
五．ホルモンの状況
六．性の発達状況
七．性による役割《ジェンダーロール》

〝性による役割〟という概念は、判断基準のなかでも最も斬新なものだった。マネーはこの用語を造語し、文法から〝性《ジェンダー》〟という単語を採用した（この〝性《ジェンダー》〟は、女性名詞として用いられることもあれば、男性名詞、あるいは中性名詞として用いられることもある）。ジェンダーという言葉が作られる前は、〝性による役割〟という概念は、単に〝性別《sex》〟として知られていた。ただこの性別は、ときには性行為を意味することもあれば、染色体を意味したり、はたまた男性や女性を意味する場合もある、非常にあいまいな用語だった。マネーは「性の役割によって、私たちは自身を男の子か男性、または女の子か女性としての社会的な役割を担うかのような言動をとるようになる」と説明した。

　マネー理論の核心は、治療のタイミングにあった。性別はホルモンを含む三段階の過程を経て形成されると、マネーは主張した。具体的には、妊娠中に分泌されるエストロゲンとテストステロンが脳の神経の配線を行う。出産後は、脳の配線（女性型または男性型）にしたがって行動する。そしてその行動は、少年または少女のように周囲の人びとから扱われるような反応を引き出す。たとえば、エストロゲンの分泌量が多い赤ちゃんは女の子のような行動をし、その結果女の子として周囲から扱われるようになる。このような周囲の人びととの相互作用によって、赤ちゃんはさらに女性らしさ、または男性らしさが形成される。そして最終的には、思春期に分泌されるさまざまなホルモンの急激な増加によって性的同一性が決まる、という理論だった。

　マネー理論によると性的同一性は、生後一八か月よりも前であれば変化させることができるとされていた。これは、ホルモンが脳に作用したあとではあるが、思春期に性的同一性が形成されるよりもかなり前である。それはちょうど、人びとが子どもを男の子または女の子として取り扱い始める時期でもあるが、まだ子どもを別の性として育てるチャンスがある。マネーが自身の理論を唱える以前は、ホルモンは性別や性的指向を決定する重要な因子だと考えられていたが、マネーは、子どもをどのように育てるのかが、性的同一性の形成に重要だと強調した。

ジョンズ・ホプキンス大学の医療チームは、マネーの新しい視点とチーム独自の臨床経験から、新たな治療方法を開発した。たとえば、非常に稀なケースだが、小さなペニスで生まれた男の子の赤ちゃんは、女の子にする必要があると信じられていた。そこでハワード・ジョーンズは、生殖器の組織から膣を形成するための外科的手術手技を開発した。手術によって精巣を除去されたブライアン／ボニーの両親が指導されたように、一時は男の子だった子どもをどのように女の子として扱うのか、その方法が患者の両親に説明された。そして、女性らしい体格になるように、思春期にエストロゲンが処方された。このように性別がまだ完全に決まっていないときに治療を開始さえすれば、生まれたばかりの男の子は、女の子として生まれ変わることができると、医師たちは確信していた。ただし、あいまいな生殖器で生まれた子どもたちについて、医師たちはまったく治療経験がなかったが、ペニスが非常に小さい場合は、女の子として育てられた方が幸せで、クリトリスが大きすぎる場合は、大きすぎるクリトリスを小さくした方が幸せになれると信じていた。

治療チームの医師たちは、出生前に胎内で浴びたホルモンが長期的にジェンダー・アイデンティティー（性自認）にどのような影響を与えるのかについて、少なくとも数十年後まで考慮に入れてなかった。さらに、医療チームは、無作為化比較試験を実施しなかった。つまり、あいまいな生殖器を持つ子どもを、性転換手術を受けたグループと、手術を受けなかった二つのグループに分けず、どちらのグループのほうが時間とともにより幸せになるのかを追跡調査していなかったのである。ただ、医療チームは、性転換手術やホルモン治療を受けたあとの患者たちの大半の追跡調査は行い、患者の大部分が満足のいく生活を送っていると報告していた。

医療チームは、自分たちが開発したガイドラインは、子どもたちが可能な限り自分のことをいたって普通だと感じられるように熟考したもので、子どもたちの感情的な安定をサポートできていると信じていた。一九五九年に米国泌尿器科学学会の会議において、ジョンズ・ホプキンス大学の心理学者であるジョアン・ハンプソンは、「世界的に見ても疑いの余地がないことだが、長い間、男女の外生殖器が入り混じったような外観を生まれ持って生きることは、男の子として生きていようが、女の子として生きていようが、誰にとっても深刻なハンディキャップである。そして、できる限り早期の手術が心理学的にも非常に重要だ」と話をした。

ただし、ハンプソンが言及しなかったことがひとつある。それは、生殖器手術は完璧ではないため、術後の外生殖器の外観が期待通り正常に見えない場合や、外生殖器が正しく機能しないことがあるのである。ようやく二〇一五年になって、国連機関はインターセックスの乳児に対する生殖器手術の実施を非難する声明を出した。マルタは、生殖器手術を世界で最初に禁止した国となった。二〇一七年の夏には、インターセックスの子どもたちを擁護する団体であるヒューマンライトウォッチとInterACTは、生殖器手術を非難し、米国議会にこの手術の禁止を促す報告書を提出した。

さて、時代を一九五〇年代に戻そう。エリザベス・リースは、自著『疑わしい体（原題：Bodies in Doubt）』のなかで、「ジョンズ・ホプキンス大学の医療チームは、これまで明確な治療法のなかったインターセックスに対する、具体的な治療プロトコルと安心を患者に提供した。マネーの大胆な論文は、医療チーム内で異質だが、医療チームは、これまでさまざまなインターセックスの治療法が提案され、混乱している現状のなかで、専門家に新たな治療プロトコルを提示することで、歓迎された」と評価した。しかし、それに反対する人物もいた。ハワイの性と社会の太平洋センターのセンター長であり、『性的決定（原題：Sexual Decisions）』の著者であるミルトン・ダイアモンドは、マネー理論に当初から異議を唱えていた。「私は、マネーは賢いと思っていたし、彼の意見と着想の大部分には同意した。しかし、マネーが性発達の分野において、間違いを犯したと思う。そして医師たちは、慎重に考えることなく、マネー理論を受け入れてしまった。間違った理論に対してもマネーは影響力を持っていた」。一九九七年、このダイヤモンドによるマネーへの批判的な記事は、大衆誌ローリングストーンに掲載され、その後、ベストセラーとなった『ブレンダと呼ばれた少年－ジョンズ・ホプキンス病院で何が起きたのか（原題：As Nature Made Him）』という本も出版された（両方ともジョン・コラピントが執筆した）。

ダイヤモンドとコラピントは、割礼の失敗でジョンズ・ホプキンス大学の医療チームによって女の子にされてしまった双子の男の子の人生について述べた。その男の子は、インターセックスではなかった。マネー理論にしたがって、医師たちは小さなペニスを切除し、生後一八か月になる前にその子どもを女の子として扱うことを両親に指示した。性転換はうまくいくはずで、医療報告書にも手術は成功したと記載されていた。しかし、手術を受けた子どもは落ち込み混乱して育った。つまり、その子どもは自分を男の子のように感じ、決して自分の性に対して納得せず、なぜそう感じるのかわからなかった。彼は自分の病歴を知り、男性として人生を送っていたが、残念ながら自殺によってその生涯を終えた。

その男性が自殺する前に出版された記事や本のなかで、その男性に双子の兄弟と性行為をさせることをマネーは強要していたとして、マネーを非難していた。抗議行動は二極化した。ジョンズ・ホプキンス大学のチームは、これらの出版物を激しく非難し、二〇〇八年にマネーが死ぬまで彼を擁護し続けた。一方、性的自由主義者として、同性愛者の権利のための活動家としてマネーを崇拝していた大衆は、今やマネーを変質者と見なすようになってしまった。現在では、マネーの長所と欠点をほとんどの研究者は知っている。スタンフォード大学生物医学倫理センターの医学人類学者カトリーナ・カルカジスは、自著『性別を治す（原題：Fixing Sex）』のなかで「マネーは、さまざまな欠点も虐待の疑いもあるが、彼は初めて生物学的な性の複雑性の微妙な分析を初めて行い、内分泌学、心理学、そして外科学を結びつけた」と述べた。

ブライアン・サリバンからボニー・サリバンへの性転換手術は、生後一八か月のデッドラインの直前に行われた。それは、当時の最善の医療行為だとして下された決断だった。コロンビア大学の医師たちは、正しい医療行為だと確信していた。ジョンズ・ホプキンス大学の治療プロトコルに従えば、ボニーは、もうひとつの成功談になるはずだった。

しかし、そうはならなかった。ブライアンが消えた次の日、ボニーは話さなくなった。なぜボニーが話さなくなったのか誰もその理由がわからず、数年後に尋ねられたボニーですら、その理由を答えられなかった。ブライアン／ボニーは、手術にショックを受けたのだろう。もはや誰も自分をブライアンと呼ばなくなった。ボニーって誰？　ブライアンのズボンはどうなったの？　大好きだったおもちゃはどうなったの？　ブライアンの世界はどこなの？　と感じていたのかもしれない。

ボニーが八歳のとき、再び手術を受けた。医師はボニーに、腹痛を取り除くための手術を行うと説明したが、ボニーは何も覚えていなかった。ただ実際は、精巣を取り除くための手術で、医師たちはボニーに本当のことを話していなかった。一九六四年九月十日、ボニーはコロンビア大学プレズビテリアン病院に入院し、異なる病気で入院していたほかの八名の子どもたちと同じ病棟で一六日間過ごした。ボニーのまれな身体的状態と医学教育的な目的から、細身でショートボブのかわいらしいボニーの裸姿の写真だけでなく、生殖器のクローズアップ写真も撮影された。手術前には、多岐にわたる検査がなされた。なかには、非常に腹立たしいことに膣と肛門に指を挿入するといった検査もされたが、同じ病棟にいたほかの子どもたちはそのような検査を受けることはなく、また誰も彼らの裸姿を撮影することもなかった。そのため、ボニーは、自分を変人なのかと感じていた。

精神科医たちは、ボニーに手術は成功したと伝えた。母親にも、ボニーには月経がくるだろうし、彼氏もできるし、結婚して子どもを持つこともできるだろうと話をして安心させた。しかし当のボニーは、自分はほかの女の子たちとは違うと感じ、みじめだった。

ボニーが十歳のとき、両親はボニーに、クリトリスを切除したことを話したが、クリトリスの機能については説明しなかった。ただクリトリスは、男の子だったらペニスになるものだが、ボニーには膣があるので、ペニスは必要がないとだけ説明した。

小学生の頃、ボニーは、自分に同性愛の欲望があることに気づき始め、将来自分は孤独な人生を送るのだろう考えていた。ボニーは読書に没頭し、当時はまだほとんど知られていなかったコンピュータに興味を持ち始めた。その後は、学校へ進学したり、休学したり、ときには家出もして、ヒッピーのグループと生活をともにすることもあったが、マサチューセッツ工科大学で学位を取得するに至った。

大学を卒業するまでの間、ボニーは自身の謎めいた病気に悩んでいた。一九歳のとき、生殖器の解剖学や半陰陽、また合成エストロゲン剤（ジエチルスチルベストロール：ＤＥＳ）のことについてについて図書館で勉強していた。ＤＥＳは、流産を防ぐために妊婦に広く投与されていたが、ＤＥＳに暴露された赤ちゃんに、がんや生殖器の形態異常が発生するリスクが増大することを知った（ＤＥＳは、ジョージアンナ・シーガー・ジョーンズが警告し、使用に反対していた薬である）。ボニーは、自分が母親の胎内にいるときにＤＥＳに暴露されたため、生殖器の形態異常が起こっただけでなく、将来がんに罹る可能性があることを確信した。

マサチューセッツ工科大学に入学する以前、サンフランシスコに住んでいたボニーは、二〇歳となった頃、婦人科医に予約を取り、これまでの治療記録をコロンビア大学プレズビテリアン病院から入手するよう、産婦人科医にお願いした。しかし、プレズビテリアン病院は、膨大な書類からたった三ページだけを送付してきた。

産婦人科医は、送られてきた三ページのレポートをボニーに手渡しながら「あなたのご両親は、あなたが男の子か女の子か確信が持てなかったようですね」と話した。

ボニーは、〝半陰陽〟である。

〝ペニスと膣の両方が存在し、性別が、はっきりしない〟

生まれたときの名前が〝ブライアン・アーサー・サリバン〟とそのレポートには書かれていた。「この三ページのレポートを私は保管していたが、内容について誰とも話をしたくなかった。非常にショックだったし、恥ずかしかった」とボニーは、私（著者）に話してくれた。ボニーは、怒りではらわたが煮えくり返っていたが、その後は、自殺願望にさいなまれていたと私に告白した。

やがてボニーは、一九五八年、クリトリスを切断された際の詳細な記録を入手した。そこには「長さ三センチのペニスに似た円柱状の大きくなったクリトリス」とあった。ボニーの三センチのクリトリスは、外側に露出した部分だけではなく、内側の部分も一緒に切除されてしまった。クリトリスが一部分でも手術後に残存していれば、性的感覚を得ることができるが、ボニーの場合は切除されてしまったので、その感覚を失ってしまった。ボニーの生体組織検査報告書には「卵巣組織…、精巣組織…、真の半陰陽である」と書かれていた。そして病院が提出を拒んだボニーが八歳の頃の看護記録には「静かで無口、病棟の片づけを手伝う」と記録されていた。

ボニーは、フェミニスト文学に慰めを見出した。一九九三年、ブラウン大学の教授アン・ファウスト・スターリングは「非定型的な外生殖器を持って生まれた子どもたちが、なぜ、どちらか一方の性別に強制されなければならないのか」を問う論文を米科学誌サイエンスに発表した。ファウスト・スターリングは、二つの性別の代わりに五つの性別の概念を提唱した。また、新生児の生殖器手術は、女性の性生活を破壊しかねないと批判した。

ボニーは、自分のような人びとに対する世間の扱いを疑問視する論文が、一流誌のサイエンスに掲載されたのを見て救われた。そこでボニーは、医師たちにサーカスの奇人《フリーク》を思い起こさせる〝半陰陽〟の使用をやめ、代わりに〝インターセックス〟を使用することを促す手紙をサイエンスの編集長に送付した。その手紙は、ファウスト・スターリングの論文が掲載された次の号で掲載された。なお、ボニーが〝インターセックス〟という言葉をつくりだしたわけではなく、この言葉は長年、半陰陽と同じように用いられていた。ボニーは、〝半陰陽〟というレッテルを撲滅したかった。

その頃ボニーは、友人に自身のこれまでの治療における苦悩について打ち明け始めていた。するとさまざまな人が、ボニーのような人を知っている、インターセックスの恋人がいた、自分自身も同じことを経験したと告白し始めた。そこでボニーは、サイエンスの編集長宛ての手紙に、自分と似た境遇の人びとが経験したことを互いに共有することで、絶望的な孤独から解放されるためのグループ（北米インターセックス協会）をつくらないかと書き記した。

ボニーは、インターセックスの子どもたちを診察している医師たちにも、治療方針の大部分は間違っていると伝えたかった。そこでボニーは、自分の家族を守るためにシェリル・チェイスという偽名を使い、特別に私書箱を借りて、北米インターセックス協会に参加したい人に対して、名前（シェリル・チェイス）と連絡先の住所（私書箱）をサイエンスに送った手紙に記載することにした。ちなみに、シェリル・チェイスという名前は、ボニーが電話帳をめくって偶然選んだもので、この名前に固執するつもりはなかったが、当面の間はこのシェリル・チェイスが彼女の名前となった。

実は、北米インターセックス協会は、存在していなかった。それは、ボニーがサイエンスの編集長への手紙に書いた私書箱でしかなかった。数週間後、私書箱には、自身のインターセックスに関する手書きの手紙でいっぱいになった。手紙のなかには、電話番号が書かれたものもあった。ボニーは、手紙に返事を書いたり、自分と似たような問題を抱えた人たちと何時間も話すことに日々を費やした。彼らが感じてきた孤独と恥ずかしさ、ホルモン異常が自身のアイデンティティーや性的指向にどのように影響を与えるのか、といったさまざまな質問を受けた。一部の人は、医師たちの外科手術や裸の写真を撮影されるといった医療モデルとしての扱いについて、ボニーと同様に激怒していた。多くの人は、性的な快感がないことや永遠に続く合併症など、現在進行形の問題を抱えていた。そして大部分の人が、ホルモン剤を生涯摂取していた。

アーリーン・バラッツは、チェイスに連絡を取った一人だった。バラッツは、インターセクシュアリティーについてオープンに話す人がほとんどいなかった頃を知っていた。「私はこの問題を抱えて生きているほかの誰かと話がしたかった。そして、女性へと性転換させられた人たちが、一九五〇から六〇年代の間に経験したことを話してくれたとき、非常に心が痛んだ。彼らは、ひっそりと孤独に生きてきた。このようなことが私の娘には起こってほしくないと思った」とバラッツは話した。

一九九〇年、六歳になるバラッツの娘、ケイティは、ヘルニアの定期的な治療時に、体内に睾丸があることがわかり、アンドロゲン不応症と診断された。医師でもあるバラッツは、その診断結果が何を意味し、これからケイティの身体で起こりうることについて分かっていた。ケイティはＸＹ染色体を持つ男の子だが、ケイティの体内の細胞は、テストステロンに反応しないため（そのためアンドロゲン不応症と呼ばれる）、外生殖器が女性のものになっていた。しかし、ケイティには、卵巣も子宮もなかった。

アンドロゲン不応症の子どもは、子宮がないため月経がこない。しかし、体内には十分なエストロゲンが存在するため、胸は大きく成長する。それでもケイティは、思春期を乗り越え、骨を強くするためにも、十代になってからエストロゲン錠剤を摂取するようになった。バラッツは「私が悲しかったのは、同じ病気をもつ子供の親と同じように自分の娘が不妊であるということでした。しかし、彼女ができないことは、実子を持つことだけだと気づきました。ケイティが子どもを作れなくても構わない、そう納得したうえでこの子を育てました」と話した。

ケイティは、大衆誌マリ・クレールのインタビューを受け、トーク番組のオプラに母親と一緒に出演し、自分のような人のための活動家になりたいと語った。その後、ケイティは医学部へ進学し、生命倫理学の修士号を取得した。現在では、精神科医として勤務している。さらに、ケイティは結婚し、卵子提供者と代理母の協力のおかげで母親にもなった。

一九五〇年代とは異なり、現在の医師たちは、治療開始時から保護者と対話することが奨励されている。二〇一三年、スイスとドイツの研究者たちは、保護者たちに半陰陽や生殖器形成手術について何を知っているのか調べた。というのも、医師が親に手術を受けるかどうかについて決断を急ぐ必要はないと伝えた場合、緊急事態だと言われた場合と比べて、手術を遅らせたり、見送ったりする傾向があるのだ。

また、シェリル・チェイスのような人びとのおかげで、現在ではオンラインや対面でのさまざまなサポートグループが立ち上がり、インターセックスの子どもやその保護者たちは、もはや孤独を感じることも少なくなった（実はこれらのグループは、チェイスが立ち上げる前から極秘裏に存在してい

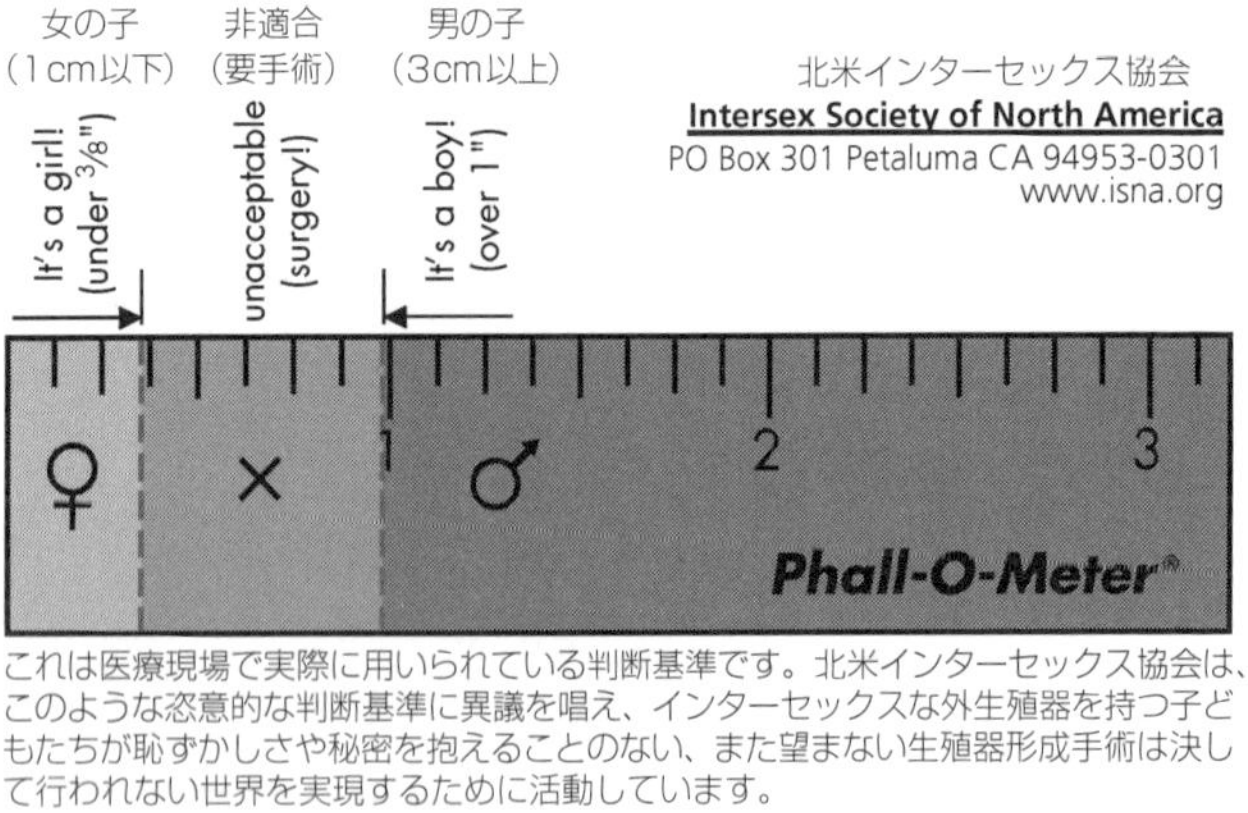

ボー・ローランが、特定の長さの基準に基づいて手術を行うことに対する怒りを表現するために作成した図。ボー・ローランのご厚意により掲載。

た)。

治療法についての論争は現在も続いている。ブライアン/ボニー/シェリル・チェイスは、現在ボー・ローランと名乗っている。「ボー」はボニーの頃の名前から、「ローラン」はローラン・クラークが由来である。なおローラン・クラークは、聴覚障がい者には精神異常があるとされていたころ、聴覚障がい者の権利のために闘った一九世紀の学生である。(なお、ボーの母方の祖父母はともに聴覚障がい者で、ボーの母親の第一言語は手話だった)。ボーは「私はインターセックスの人びとのために、同じことをしたい」と話した。

現在ボーは、カリフォルニア州北部のソノマ郡にある静かな片田舎で、パートナーとともに居心地のよい家に暮らしている。彼女は、曲線的な体と肩の真下まで伸びた長い黒髪が特徴的だった。彼女は現在でも世界中の患者の家族たちや医師たちの集団と連絡を取り合っている。彼女の穏やかで緊張を和らげるような声は、医学界がインターセックスの人びとに施してきた手術に対して、抑えがたい怒りを内に秘めているようには一切感じられない。ボーは、インターセックスの人びとへの生殖器手術は、治療ではなく去勢と同じだと考えている。そして残念ながら、現在でもまだ生殖器手術は行われており、生殖器手術に対する考えはほとんど変化していないとボーは確信している。「いまでは、インターセックスの人びとは、お互いに知り合いになることができるようになりました。しかし、それは医師たちのおかげではなく、医師たちが正直になったからです。彼らは、患者や患者の親がインターネットでインターセックスの活動家を見つけ出すことを知っているからだと思います。インターセックスの子どもたちや彼らの保護者は、未だに出生時の困難な状況に加えて変化を拒む医療体制によって、さらに過酷な状況に置かれて、不要な苦痛を強いられています」とボーは私に語った。

ボー・ローランの過去を消去することはできない。すでに、これまで何度も試みてきたことだ。私は、ボーの人生そのものである医療記録や、古い革のアルバムに唯一残っている、ボーが赤ちゃんだったころの写真を見せてもらうために、彼女と二日間一緒に過ごした。母親が亡くなったあと、叔母が渡してくれたその写真は、ほかの赤ちゃんの写真と同様に、男の子なのか女の子なのかを区別することなどできなかった。アルバムの皮でできたカバーの右下には、金箔で〝ブライアン・サリバン〟と刻印されていたはずだが、〝ブライアン〟の文字は取り除かれていた。文字が取り除かれた部分は、段ボールから梱包用のテープをはがしたときのように、剥げていた。

〝ブライアン〟は、一九五六年に生まれた。当時、米国は第二次世界大戦後の好景気の絶頂期にあり、人びとは杭柵で囲われた郊外の家を求めて都会を離れた。そして、夫が働きに出て、母親は専業主婦、そして二人の子ども、つまり、女の子らしいピンク色の洋服を着た女の子と、スポーティーな青色の洋服を着た男の子を持つことがアメリカンドリームだと思われていた。そして両親は、自分たちの子どもが、このアメリカンドリームにぴったりと合致することを望んでいた。一部の学者たちは、二〇世紀半ばの時代を振り返って、手術やホルモン療法は、女の子は女の子に、男の子は男の子に見えなければならないという二元的な性別の考え方を強固にすることにつながったのではないかと述べた。さまざまな意味で、ホルモンの新しい作用やホルモンがどのように発育へ影響を与えるのかに関する研究成果は、長年考えられていた男性らしさや女性らしさの概念と大きくかけ離れて、矛盾していた。つまり、人間らしさは非常に複雑だということが明らかになったのである。

ボーが手術を受けてから十年後、一九六〇年代に入ると、大勢の保護者たちは、身長が低すぎるという、また別の疾患に関する治療法を探していた。保護者たちは、最先端の治療法で用いる成長ホルモンを探し求めていた。一九五〇年代の保護者たちとは異なり、彼らは医師とともにホルモン療法を支持する活動家で、目的を共有していた。その目標とは、低身長の子どもたちの身長を伸ばし、彼らを幸せにすることだった。

8章　成長させるために

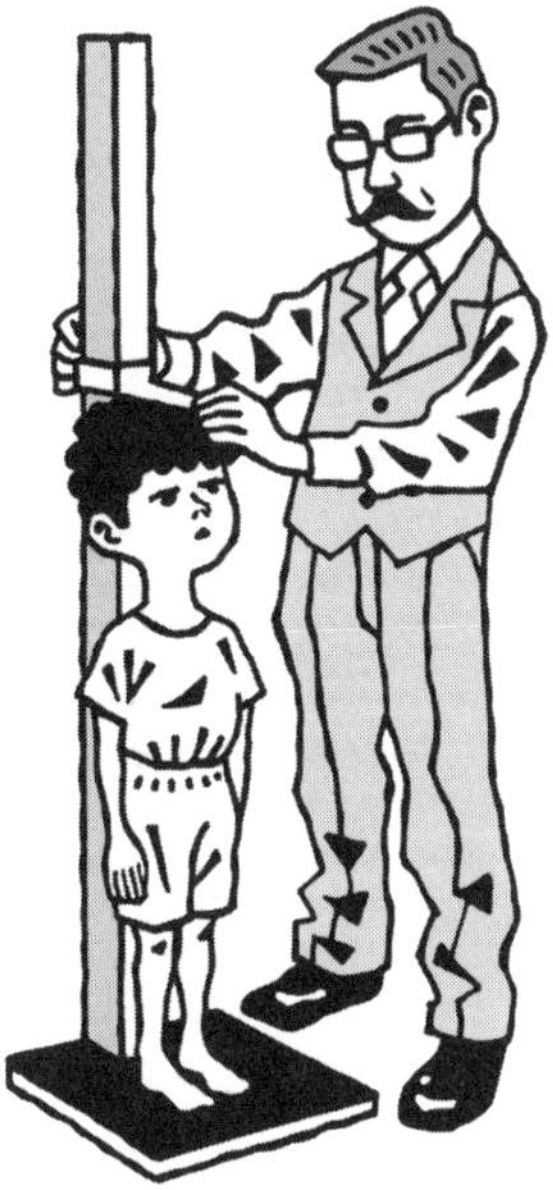

ジェフリー・バラバン（愛称：ジェフ）は、年に一度の健康診断が嫌いだった。健康診断が嫌いという点において、ジェフはほかの七歳児と何ら変わりない。大人にいろいろと触られたり、尋問されたりするのが好きな子どもなんていないだろう。ジェフは、自分は健康だと思っていたが、ときどき医者から背の高さについて不思議な目で見られることがあり、ひょっとして自分はほかの子どもより背が低いのではないかと気にしていた。ジェフの母親であるバーバラは「ジェフは明らかに背が低かったけれど、人それぞれ背丈は違うし、低いから

といって騒ぐこともありませんでした」と話した。ただ、ジェフの身長は一〇四センチだった。

一九六〇年のある日、小児科医は、ジェフの健康にはまったく問題はないが、発育不全の専門医に相談してみてはどうかとバーバラに伝えた。しかし、彼女は興味がないと即答した。

ジェフはクラスで一番背が低かった。いや、学年で一番背が低かったかもしれない。というのも、ジェフの頭のてっぺんは、同級生の耳たぶに届くのがやっとだったのだ。ジェフの兄と妹も背は低かったが、ジェフほどではなかった。ちなみにバーバラの身長は一五八センチで、父親のアルは一七二センチと、米国人の平均よりもほんのわずかに低いぐらいだった。確かにジェフは背が低いかもしれないが、そんな理由で息子を病院で診察してもらう必要などあるのだろうか？　息子の背丈について心配することは、ばかげたことだと両親は思っていた。

しかし、翌年の健康診断でも要再検査といわれた。ジェフはすこぶる健康だったが、バーバラは小児科医から、またしても発育不全の専門家に相談してみてはどうかといわれた。ただ今回は、ジェフの身長が一二〇センチを超えることはないかもしれないと小児科医から告げられ、彼女はショックを受けた。

小児科医は、〝dwarf（小人）〟や〝midget（小さい人）〟、または一九六〇年代によく使われていた〝little person（小さな人）〟という言葉を使って説明した。確かにジェフの背が低いことはバーバラもわかっていた。ジェフが八歳のとき、五歳の妹に背を抜かされた。それでもバーバラは、ジェフの身長が低いことが、何かの障害や病気によるものだとは思っていなかった。

低身長というのは、診断結果ではなく単に状況の説明でしかない。ただ、ときには、発育にならんかの問題がある兆候を示す場合もあり、実際、少なくとも発育を妨げる二〇〇種類以上もの疾患が知られている。遺伝子の欠損により、たとえば軟骨無形成症のように骨の形成異常が起こると、正常な胴体に対し、四肢が短く、頭が大きくなってしまう。一方、成長ホルモンの不足によって、子どもの背が伸びなくなることが起こる。医師たちは、このような症状の子どもたちを〝脳下垂体機能低下症（小人症）〟と呼んでいた。一方、遺伝子に欠損はなく、ホルモンも正しく分泌されていても身長が低い場合もあるが、このような場合は、子どもたちの両親の身長が低い場合が多い。

すべての生き物は成長する。私たち人間は、ほかの動物と比較して出生直前にアクセルを踏み大きく育ち、出産直後からブレーキを踏みゆっくりと成長する特徴がある。つまり人間はとてもゆっくりと成長し続ける。たとえば、ペットが成長して成獣になり、子どもを産み始める頃、人間は、まだ、立っちやハイハイをするかしないかの状態で、哺乳瓶でミルクを飲んでいる。ジャーマンシェパードの子犬を、赤ちゃん出産時に飼い始めた場合（実際私はそうだったのだが）、六か月後のあなたの赤ちゃんは、おしゃれなスナグリ（抱っこ紐）にぴったりと収まる。しかし、子犬だったジャーマンシェパードは、六か月後にはかなり大きく成長し、抱っこ紐で抱くのは無理である。

人類学者たちは、人間は次世代に非常に多くの知識を伝える必要があり、ほかの哺乳類よりも赤ちゃんでいる期間が長くなっているのではないかと考えている。一方、医者たちは、ホルモンの多様性、つまり、子どもと子犬のちがいは、ホルモンが分泌されるタイミングのちがいだと考えている。子犬の六か月ごろは人間の子どもの一二歳ぐらいに対応するが、成長ホルモンの分泌量を増やすために、視床下部は脳下垂体へ成長ホルモンを分泌しろという情報を伝える。ちなみに背の高さは、成長ホルモンだけでなく、性ホルモンによっても調節される。なお成長ホルモンは、成長を促すために必要な別のホルモンの分泌も促し、骨や筋肉を成長させる。そのため発育不全の子どもでは、成長ホルモンが不足している場合や、あるいは適切な量の成長ホルモンが分泌されていても、ヘルパーホルモンの分泌量が不足している場合、または成長に関与するすべてのホルモンが分泌されていても、その情報が全身の細胞に正しく伝達されていない場合など、さまざまな場合が考えられる。

身体の成長（四肢の伸長、筋肉が発達し、内臓が大きくなる）過程は、スイス製時計のような正確さと優秀な料理人のようなきめ細やかな気配りにかかっている。それはまるで、繊細なケーキを焼くようなものである。つまりケーキの材料である卵、砂糖、バター、小麦粉の量をすべて正しく計っていても、その材料をどのように混ぜればよいのかわからなかったり、あるいはオーブンのスイッチを入れ忘れたりすると、残念な結果に終わる。

一九六〇年代は、成長ホルモン研究に取り組む科学者たちにとって、〝不思議の国のアリス〟のような時代だった（＊1）。

ホルモンが単離される以前、医師たちは、将来的にはホルモン分泌不全を治すことができると考えていた。あるいは、米国内分泌学会の元会長オスカー・リドルが、一九三七年、ＡＰ通信で語ったように、「背の低い人は劣等感に苛まれているため、医師たちは、患者に成長ホルモンを注射し、それによって背の低い人びとの知的かつ肉体的な潜在能力を最大限に引き出すことが将来的にできるようになる」と考えられていた。

一九六〇年代初頭、医師たちはようやく低身長症について治療を行えるようになった。一方、大衆誌や科学雑誌では、背の低い人、とくに男の子の場合は、つらい人生を送るといった昔からの主張を繰り返す記事を延々と掲載し、人びとを不安にさせていた。そのようななか、雑誌パレードでは「地獄のような小人症の人生」に対する新しいホルモン治療法について取り上げていた。一方、ジェンダー・アイデンティティ（性自認）の研究分野で著名なジョン・マネーは、大人が無意識のうちに低身長の子どもたちを甘やかし、実年齢よりも幼い子どもとして扱い、その結果、低身長の子どもたちの未熟さと不安を助長していると主張した。一方、当時専門家から低身長だと診断された子どもたちは、大柄な子どもたちと比較して、結婚や就職できる可能性は低かった。そのことについて、シーラ・ロスマンとデビッド・ロスマンは、自著『完璧を求めて：エンハンスメント治療の有効性と危険性（原題：The Pursuit of Perfection: The Promise and Perils of Medical Enhancement）』のなかで「ホルモンの不足を特定する内分泌学と、適応障害の程度を分析する精神医学の解析結果から、低身長状態は疾患であり、決して些細な問題ではない」と述べた。

低身長の恐怖心をあおることで治療の必要性が高まった。おそらく、新しい治療法が開発されたことで、新薬が必要なことを示す研究成果があふれたのかもしれない。研究者たちは、病気を治すため

＊1　ハーベイ・クッシングは、このような時代が来ることを予想していた。実際、クッシングは、一九六〇年代よりも数十年前に「もし、今、ルイス・キャロルが生きていたら、アリスの左手に脳下垂体キノコを握らせ、右手にルテイン（卵巣の一部）を握らせ、それらを少しずつかじると、『あら不思議、アリスは自分の好きな身長になることができる！』と書いたのではないか」と話していた。研究者たちは、実験動物を超大型化したり成長を阻害したりすることができるようになると、子どもたちに成長ホルモンやテストステロン、甲状腺ホルモンを投与して臨床試験をするようになった。ジェフ・バラバンは、背がほんのわずかに低い両親から生まれた背の低い子どもなのかもしれないし、ひょっとすると成長ホルモンが不足しているのかもしれない。ただ問題は、体内の成長ホルモンの濃度を測定するための技術が当時はなかった。そのため、臨床的な診断（ホルモンが不足しているのかどうか？）は、医師の経験に基づいた憶測でなされていた。

に治療法を開発したのか、それとも開発した新薬が有効な病気を探していたのだろうか？　いずれにしても、低身長の子どもをもつ保護者、とくに男の子の保護者は、健康で、幸せで、結婚しやすく雇われやすい人生を送るためには、子どものためならなんでもしたいと思っていたことに変わりはない。

ホルモン療法は、もはや数十年前のインチキな治療法とはまったく異なると医師たちは考えていた。というのも、最新の医学研究の流儀にのっとって、一流の研究所でホルモンを抽出し、その成分を同定し、子どもたちのホルモン濃度を測定してから、ホルモン療法を行っていたからである。

バラバン夫妻と三人の子どもたちは、ニューヨークのマンハッタンから車で四〇分のところにあるロングアイランド郊外に住んでいた。妻のバーバラは、編集や秘書の仕事をしながら、公立学校や地域でボランティア活動をしていた。一方、夫のアルは、精神科医として、医療に関する最新の情報を常に把握していたが、成長ホルモン療法については、聞いたことも考えたこともなかった。新聞には、成長ホルモンに関する最新の研究成果が、散発的に掲載されていた。たとえば、一九四四年、化学者がウシの脳から成長ホルモンの抽出に成功したことがトップニュースとして掲載された。その十年後、成長ホルモンの構造解明に関するニュースが掲載され、一九五八年には、成長ホルモンによる小人症の治療法、翌一九五九年には、オーダーメイドのホルモン療法の可能性が掲載された。しかし、この画期的な成長ホルモンに関する研究成果の裏で、世界中ではさまざまな事件（人種差別への抗議行動、宇宙開発、ベトナム戦争など）が起こっていた。そのため、この成長ホルモンに関する医学的な発見を誰がすべて覚えていただろうか？　おそらく覚えている人は、ほとんどいないだろう。ただ、この医学的に画期的な発見が自分に関係する場合を除いては。たとえば、自分の八歳になる息子ジェフが健康診断で背が低いと指摘されていた場合などはそうだ。

バーバラは、医師から再度専門医の診察を受けないかと聞かれたとき、自分はジェフの健康に対して、心配が足りないのではないかと不安になった。そのとき、彼女の頭のなかで、ふと成長ホルモンに関する新聞記事の内容が蘇った。彼女はジェフを健康だと思っていたが、ひょっとするとジェフは病気であるという可能性を考え始めた。確かに専門医の診察を受けることは、何の害にもならないはずである。

バーバラとアルは、ジェフが検査や治療を受けることも、病気だとレッテルを貼られることも嫌がると予想していたが、長い目で見れば、ジェフはきっと感謝するだろうと信じていた。「ジェフは可愛らしく成長していました。幼い頃のジェフは愛らしく、陽気で社交的、遊び心にあふれていて、人びとはジェフを受け入れてくれました。ジェフは、ときには苦悩しながらも、わんぱくで、先生から可愛がられ、やってはいけないことをしても許されていました。しかし、運動場で子どもたちにいじめられることもありました。それは、ジェフにとって最悪な時期でした」とアルは語った。

一九六一年のある日の午後、バーバラはジェフを学校から早退させ、自宅から車で一時間ほどのブロンクスにあるアルバート・アインシュタイン病院の小児科医エドナ・ソーベルの診察を受けに出かけた。ソーベルは、ハーバード大学で研修を受けた子どものホルモン関連疾患の専門家で、小人症に関するいくつかの研究に参加していた。ソーベルは、同僚の医師たちや患者から、思いやりのある医師として知られていたが、バーバラは、ソーベルをぶっきらぼうでそっけない人だったと記憶していた。また、ソーベルは車いすをよく使っていたが、車いすから立ち上がると前傾姿勢になってしまうため、バーバラよりも明らかに背が低かったことも思い出した。実はソーベルは、子どもの頃にポリオを患い、骨が変形したため、身長が伸びなかった。片側の靴に装具を取り付けていても、慢性的な痛みを感じるため、車いすを使っていた。ただソーベルは、患者に自身の病気のことについては一切話さなかった。

「検査費用は非常に高額で、それは延々と続きました」とバーバラは語った。血液検査を受け、何もかも測定された。ジェフは幸せではなかったし、とくに学校を休むことを嫌がった。そして奇人《フリーク》のように扱われることも嫌がった。また、たとえそれが医師であったとしても、とくに女性の前で裸になるのを嫌がった。

ソーベルは、ジェフが脳下垂体機能低下症だと診断した。つまりジェフの脳下垂体から、十分な量の成長ホルモンが分泌されていないと診断したのだった。アルはショックを受けた。「〝脳下垂体機能低下症〟について、医学部で習ったことがありました。それは、ちょうど親指トム（訳注：日本でいうところの一寸法師）のようでした」とアルは語った。親指トムとは、一八〇〇年代後半のサーカスにいた身長一〇〇センチの小人のことを意味する。アルは、自分の息子は普通の子どもで、決してサーカスの小人のような奇人《フリーク》ではないと思っていた。

医者たちは、低身長を問題にしているのではなく、成長ホルモンが調節する身長以外のさまざまな成長に関することへの影響を心配していた。成長ホルモンには、体内の糖バランスを調節したり、タンパク質や脂肪の代謝を助けたり、心臓や腎臓の健康を維持したり、免疫系を刺激したりと、多種多様な作用がある。つまり、成長ホルモンは背を高くするためだけのホルモンではないため、〝成長を促すためのホルモン〟という名前のほうがしっくりくるかもしれない。

ソーベルは、ジェフの代謝を向上させることができれば、成長を促すことができるかもしれないと考え、まず甲状腺ホルモンの投与治療を勧めた。もし、これが一九六一年よりも数年前であったら、ジェフはまず、テストステロン注射を打たれていたかもしれない。

というのも、ソーベルは、テストステロン注射は男の子の成熟を早めるが、身長は高くならないことを示す重要な論文を執筆していた。テストステロン注射は、新幹線のような高速列車での旅行に例えることができる。つまり、誰よりも早く目的地へ到着するが、終点は同じである。そのため、ソーベルは、ジェフにテストステロン注射をしても意味がないことを知っていた。

ジェフの両親は、甲状腺ホルモン治療に賛成した。数か月間にも渡る注射のため、ジェフはときどき学校を早退し、ロングアイランドからブロンクスまでの長距離ドライブに耐えた。病院の混雑している待合室で、ほかの背の低い子どもたちと一緒に、たった一五分の診察のために二時間もまだかまだかと首を長くして待っていた。ある診察日、ジェフの名前がついに呼ばれたとき、ソーベルはジェフに「もう自分でも結果をわかってるよね？」と尋ねた。残念ながら、ジェフの身長が急に伸びることもなく、甲状腺ホルモン注射はまったく効果がなかった。

もしジェフが、二年後に治療を始めていたら、成長ホルモン濃度を測定するためにいくつかの血液検査を受けることができただろう。しかし、ジェフが治療を開始した当時、まだ成長ホルモン濃度を測定する検査は発明されていなかった。代わりに、一か月間入院して、食事の吸収率と排出量の測定が行われた。

医師たちは、両親の脳のレントゲン写真を撮影し、両親の脳下垂体にジェフへ遺伝させるような問題がないか検査した。一九六一年当時、ＭＲＩやＣＴのような高度な画像撮影装置が存在しなかったため、脳下垂体を保護している骨（トルコ鞍）をレントゲン撮影することで、脳下垂体に問題がないかどうかを診断していた。もし、トルコ鞍の骨が折れていたり、広がっていたりすると、脳下垂体でなんらかの問題が起こっていると考えられた。なぜなら、骨の形態がおかしくなることは、直接的な証拠ではないが、脳下垂体に腫瘍があって細胞が増殖することで骨をゆがませると考えられていた。一方でジェフは、気脳撮影法と呼ばれる特殊なレントゲン検査を受けた。これは一九一八年に考案され、一九七〇年代まで行われていた、非常に危険で野蛮な検査方法である。具体的には、脳下垂体の鮮明な画像を得るために、ジェフの脊髄液を除去し、頭へ空気を送り込む。そして、レントゲン写真を撮影するというものだった。撮影後、ジェフは耐え難い頭痛に悶えながら帰宅した。

検査の結果、ジェフの脳下垂体に腫瘍はなかった。ソーベルは、別の治療法を提案した。それは、当時最先端だったヒト成長ホルモン治療で、初期の臨床試験の結果から、成長ホルモンを投与された子どもたちの身長が伸びたという報告がなされており、効果が期待できる治療法だった。ほかに比較検討できる治療法が存在しなかったこともあり、成長ホルモンが産生できないと診断された子どもたちにとっては、不足していると思われるホルモンそのものを補充し、子どもたちを正常に戻すという非常に理にかなった治療法だった。

効果が見られなかった甲状腺ホルモン治療から、効果が見込まれる成長ホルモン治療へと切り替えることは、ジェフの両親にとって何のハードルもない非常に容易な決断だった。ただ問題は、成長ホルモン注射を受けることだった。注射を受けることは、ジェフが患者になることを意味する。つまり、成長ホルモン注射を開始する前後でまったく違う状況に変化した。それまでは、ジェフは背が低いというだけだったが、今後は、病名がついて回る。両親は、ジェフが健康から不健康へと変化したことで、ほかの治療法を試すことに前向きになった。

しかし新しい治療法には、バーバラがまだ知らない非常に大きな困難が待ち受けていた。甲状腺ホルモンは豊富にあり、入手しやすかったが、成長ホルモンはそうではなかった。子どもに成長ホルモン治療を受けさせることは、脳下垂体からの貴重な抽出物である成長ホルモンを獲得しようとする、いわばゴールドラッシュのような熾烈な獲得競争を勝ち抜くようなものだった。成長ホルモン治療を試みることを彼女が承諾した際、ソーベルは笑った。その態度にバーバラは困惑した。ソーベルは、わたしをバカにしているの？　それとも、なにか悪趣味な冗談？　アルバート・アインシュタイン病院には、ごく僅かな成長ホルモンの備蓄はあった。だが、ソーベルは、このホルモンは別の子どもに使用されることがすでに決まっていると説明した。ソーベルが笑ったのは、成長ホルモンの備蓄さえしっかりあれば、低身長を簡単に治すことができると、この母親が思っていることに驚いたからである。これは、そんな簡単な話ではなかったのだ。

実は、治療に用いる成長ホルモンは、亡くなった人の脳下垂体から抽出する。そのため、〝成長ホルモン〟ではなく、〝ヒト成長ホルモン〟と呼ばれる。一つの脳下垂体から一日分の、子ども一人を治療するために使う量しか得られない。当時の医師たちは、低身長の子どもたちには、少なくとも一年間は毎日注射が必要だと考えていた。一回の注射に必要な量を確かめた研究はなかったが、一つの脳下垂体が作り出す成長ホルモンが適切な量であると考えられていた。つまり、一人の子どもを成長させるためには、三六五個の脳下垂体、つまり三六五体の遺体が必要だった。数学者でなくても、米国に何千人といる重篤な低身長で悩んでいる子どもたちを治療するために、どれだけの遺体が必要になるか容易に想像できるはずである。

ソーベルは、非常に奇妙な提案をした。それは、息子のために希少なヒト成長ホルモンが欲しいなら、あなたが自ら脳下垂体を集めなければならないと、とバーバラに話した。「ソーベルは、私を見てこう言ったんです。『病理医か誰か、あなたの知り合いでいない？　治療には一〇〇グラムは必要だから、脳下垂体をたくさん集めてくれれば、ヒト成長ホルモンを作れるわ』って」

ソーベルが、バーバラに医療費を工面するように言ったのなら、彼女は工面しただろう。もし、ワシントンでデモ行進するように伝えたなら、それも実現しただろう。しかしソーベルは彼女に、体の一部、しかもそれは脳の奥底に押し込められた脳下垂体という部分を集めてくるように提案したのである。普通に考えれば、その提案は医療関係者ではない限り、実現できるはずがない。

息子とともにソーベルの診察室から出ようとした際、バーバラは、これから長い旅になるとわかっていた。しかし、それがどれだけ奇妙な長い旅になるのかはわからなかった。数週間のうちに、彼女と夫は、全国の遺体安置所をめぐり、医師会の聖域に食い込んでいった。彼女は心配性なジェフの母親から、米国内有数の脳下垂体を収集する第一人者へと変貌を遂げた。それは少しの運と、良縁と、たくさんの勇気が成し遂げさせたことだった。「私たちは死に物狂いで取り組んだ」とバーバラは語った。

一八六六年、フランスの神経学者ピエール・マリーは、巨人が巨人であるのは、脳下垂体の肥大が原因だと説明した。脳下垂体が産生する数多くのホルモンのなかから、巨人を引き起こすホルモンを正確にピンポイントで特定するには、それからさらに半世紀を要した。研究者たちの競争は、まるで沈んだ宝を探しに海に潜るライバルのダイバーのようだった。誰もが同じ場所を潜って探していても、最初に宝を手にした者だけが富と名声を得られる。

成長ホルモン発見の名誉は、カリフォルニア大学バークレイ校にいた二人の学者が手に入れた。ハーベイ・クッシングの教え子だったハーバート・エヴァンスと生化学者のチョウ・ハオ・リーは、一九四四年、成長ホルモン発見の論文を米科学誌サイエンスで発表した。エバンスとリーは、脳下垂体が本当に成長を引き起こすホルモンを産生しているかを確認するために、まず、ラットに脳下垂体の抽出物をごくわずかに注射した。すると、ラットが風船のように大きく太ることを見出した。次に、そのラットから脳下垂体を除去すると、小さくしぼむことを発見した。そして、このラットに再び脳下垂体の抽出物を注射すると、ラットは再び風船のように大きく太ることを見出した。

その後程なくして、エバンスとリーは、脳下垂体から精製が難しい成長ホルモンの単離に成功した。研究者の一部は、本当に純粋な成長ホルモンが回収できたのか疑い、なかには、甲状腺と卵巣と睾丸の抽出物が混じっているのではないかと主張する者までいた。そもそも成長ホルモンなど存在せず、エバンスとリーが単離したものは、むしろ身体に対してさまざまな効果を持つ〝脳下垂体ホルモン〟ではないのかとも疑われていた。エバンスとリーは、自らの結果についてサイエンスの論文のなかで、「五・〇ミリグラムのこの物質は、生物学的に活性のある脳下垂体から分泌される、ほかのホルモンが混入したものではない。そのため、この物質に乳腺刺激性、甲状腺刺激性、副腎皮質刺激性、卵胞刺激性、間質細胞刺激性といった効果はない」と述べた。つまり、精製した物質が成長ホルモンであることを証明していた。

エバンスとリーの研究は、二匹の子犬とともにメディアに注目された。畜殺場からウシの頭を入手し、ウシの脳下垂体をすり潰し微粉末にして、成長ホルモンを回収し、ダックスフンドの子犬へ注射した。注射された子犬は、一緒に生まれた子犬より大きくなり、もはや兄弟のように大きさが異なっていた。大きくなるだけでなく、首は太く、顎も大きくなった。そのダックスフンドの写真は、写真を中心としたグラフ雑誌であるライフに大々的に取り上げられ、オスのブルマスチフ（訳注：英国で十九世紀にブルドッグとマスチフを交配させてつくられた大きな犬）のようだと述べられていた。

この実験結果から、成長ホルモンは身長を伸ばすだけでなく、先端巨大症患者において観察されるような顔貌の変化を引き起こすことも明らかにした。このことは、クッシングが何年も前に気付いていたことであり、クッシングは〝醜い顔コンテスト〟を非難する書簡を米ニュース雑誌タイムに送付したりもしていた（第3章）。

当初、成長ホルモンは、動物から十分に抽出できると考えられていた。成長ホルモンは、どの動物から抽出したかは関係なく、どの動物にとっても成長ホルモンとして作用すると考えられていた。つまり、ウシの成長ホルモンがラットやイヌでも効果があれば、おそらくヒトでも効果があると考えられていた。ちなみに、ブタのインスリンは、ヒトの血液中に含まれるグルコース濃度（血糖値）を調節することがわかっていた。

残念ながら、成長ホルモンはインスリンのようにはいかなかった。ブタの成長ホルモンはマウスを成長させたが、ヒトにはまったく作用しなかった。ウシの成長ホルモンを患者に注射していた医者たちは、このホルモンがヒトにはまったく効果がないことにも気付いた。

一九五八年、タフツ大学のモーリス・レーベンは、ヒトの遺体から精製した成長ホルモンを用いて、小人症の患者の身長を伸ばすことに成功したと発表した。具体的には、患者に一ミリグラムのヒト成長ホルモンを週二回、二か月間投与し、その後、週三回二ミリグラムを七か月間投与したところ、身長が七センチほど伸びたと米国内分泌学会の機関紙ＪＣＥＭ（Journal of Clinical Endocrinology and Metabolism）の八月号の九〇一ページに掲載されたレター形式の論文のなかで報告した。

レーベンは、カリフォルニア大学バークレイ校のハーバート・エヴァンス研究室やほかの研究室との間で繰り広げられていた、ヒト成長ホルモンを用いた治療レースで世界最初の成功例を目指していた（なおレーベンは、成長ホルモンの同定レースには負けた）。レーベンは、自身の成功を専門誌に投稿する際に、原著論文（アーティクル）ではなく、レター形式を選んだ。というのも、レター形式は、速報性があって宣伝効果が高く、メディアの注目を浴びることができるからである。実際、タフツ大学のレーベン研究室のヒト成長ホルモン療法の成功は、「ホルモンが小人を成長させる：がん、肥満、老化をホルモンで治療できる可能性」とニューヨーク・ヘラルド・トリビューン紙のトップニュースに取り上げられた。

ヒトには、ヒト成長ホルモンのみが有効だというニュースで盛り上がったが、一部の医師たちは、ヒト成長ホルモンが乱用される可能性を見抜いていた。ハーバード大学フィリップ・ヘネマンは「ヒト成長ホルモンを注射しても、優れたバスケットボール選手を生み出すことはできないだろう」と皮肉を言った。ただ誰も、ヒト成長ホルモン治療が成功したことで、ヒト成長ホルモンの供給が制限されるようになるとは思っていなかった。

レーベンのヒト成長ホルモンによる小人症治療をめぐる騒動から二年後の一九六一年の新学期、ジェフはソーベルの診察を受けた。バーバラは、息子に週三回のヒト成長ホルモン注射が必要だと言われた。理想的には、一日に一度の注射（ただこれは、研究結果ではなく、気分的なもの）が必要であると言われたが、実際にはヒト成長ホルモンの供給量に限界があり、週三度しか注射を行えなかった。ジェフにとって、一年間に一五六個の脳下垂体、つまり一五六体もの遺体が、注射するために必要なのである。当時両親は、ジェフが今後十年もの間、治療を受けることになるとは思っていなかった。ソーベルは、バーバラに一〇〇個の脳下垂体を集めることができれば、治療できると話した。「私たち夫婦は、外科医や病理医の親友に電話をしましたが、彼らはすでに別の成長ホルモン収集組織プログラムに参加していると言っていました」とバーバラは話した。

アルは、退職後から住み始めた南フロリダの地で、何十年も前に受けた治療のことを振り返った。「ソーベルは残念そうに私たちを見て、『申し訳ないが、ヒト成長ホルモンは入手できない』と言いました。しかし、しばらく沈黙したあと、『あなたの知り合いの医師でヒト成長ホルモンのことについて知っている人を紹介してもらえれば、あなたを助けることができるかもしれない』とも付け加えました」と語った。ソーベルが、ジェフのためにヒト成長ホルモンを収集する必要があることを彼の両親に伝えたのは、脳下垂体を本当に一〇〇個も収集できると思っていたわけではなく、ヒト成長ホルモンを注射できる見込みがないとは言いたくなかったのかもしれない。

ソーベルが提示したひとつの可能性、つまり脳下垂体を集めることが、たとえそれが不可能だとしても、バーバラはソーベルの話に突き動かされた。一方でアルは落ち込んでいた。バーバラは、そのときの気持ちを教えてくれた。「私たちは、三日間座り込んで泣きました。その後で、だんだん怒りがこみあげてきて、結局のところ、私たちはジェフに対して責任があり、できることなら何でもしたかったのです。そうすれば、たとえジェフの身長が一二〇センチにしかならなかったとしても、私たちができることはすべてやったのだと思えるはずでした」

バーバラに治療法が提示されなければ良かったのかもしれない。ジェフの両親が、医師に相談さえしなければ、実験的で手の届かない治療法に突き進むこともなかっただろう。しかし、賽は投げられたのである。

バーバラは、息子を幸せにすること、つまり身長を高くすることをあきらめたくないと思っていた。彼女は、ほかの背の低い子どもたちが利用できるものは、すべて利用しようと思った。最善を尽くすため、草の根キャンペーンを立ち上げた。

学校のＰＴＡや徴兵委員会で働いていた経験は、きっと、脳下垂体の収集でも役立つと、彼女は信じていた。「当時は、皆ボランティア活動をすることを推奨されていました。そして私は、家に人びとを呼んで会議を主宰するためのお金を使うことに対して文句を言わない夫と結婚できたことは幸運でした」とバーバラは述べた。

アルは、病理学を専攻していた医学部の同級生に連絡を取ろうと考えていた。しかし、バーバラはそれだけでは不十分で、脳下垂体を提供してくれる病理医を知っている人はいないかと、知人全員に手紙を書いて尋ねるべきだといった。それに対して、彼は妻を見て「何をしようとしているんだい？国の組織でも立ち上げる気かい？」と言った。

まさにそれこそが、バーバラがしようとしていたことだった。彼女は、小人症と診断された場合の治療法や対処法を家族に伝えるためのヒト成長ホルモン財団（Human Growth Foundation）を設立した。その後、夫妻は、米国立脳下垂体機関（ＮＰＡ）の創設メンバーとなった。ソーベルから話を聞いた一九六一年のあの日の段階では、夫婦はまず、脳下垂体を一つ入手することしか考えていなかったのだが。

一九六一年一一月、バーバラは、キッチンテーブルに座り、知り合い全員に手紙を書いた。彼女が言うには「全員というのは、夫の医学部の知り合いと、私が今までに関わった委員会の人たち、それから三人の子どものクラスの親たち全員を意味します」とのことだっだ。その頃はまだ、インターネットを用いて、電子メールなどあらゆる方法で大量のメッセージを一斉に送れるような時代ではなかったので、これは簡単なことではなかった。その手紙には、自分の息子の背が低く惨めな人生だと思われることから救うために、どうしても脳下垂体が必要であることや両親が落胆していることが書かれていた。そして、この手紙を読んだら、友人たちに病院や、学校、そして教会やユダヤ協会に、脳下垂体を集めている人がいることを、そしてもし脳下垂体が入手できるなら、脳下垂体をマニキュアの除去液であるアセトンの入ったチューブに入れてほしいということも書き加えられていた。

誰かが、一つの脳下垂体についてバーバラに連絡を寄こしてきた。その後、また別の誰かが脳下垂体のことについて連絡してきた。さらに別の人は、脳下垂体を三つも持っていた。夫妻は有頂天になって、脳下垂体を回収しに出かけた。またあるとき、バーバラの友人から「脳下垂体を持っている」と電話があった。バーバラが、「どうやって入手したの？」と尋ねたところ、「結婚式に出席していたら、花嫁の父親が私宛の小包を手渡してくれたの。」と友人は答えた。その後、バーバラのもとに届いた小包には、えんどう豆の瓶詰めのように、脳下垂体がぎっしり入っていた。ちなみに、内分泌学の第一人者であるサルヴァトーレ・ライティによれば、半ガロン（約一・八九リットル）の牛乳容器に約一〇〇〇個の脳下垂体を保存できるとのことである。

たいていの場合、病理医は脳下垂体をアセトンの入った瓶に詰めて、ジェフの両親、もしくは彼らの友人に手渡していた。アルはふだん、病理医のオフィスへ回収に出かけることが多かったが、遺体安置所へ出向くこともあった。回収した脳下垂体は、新鮮なアセトンを入れた大きめのガラス瓶に移し、洗濯場のクローゼットで保存していた。

当時は、誰でも脳下垂体をアセトンの入ったガラス瓶に入れ、好きなように取り扱うことができていた。困っているジェフのような子どもがいる親に手渡すこともできたし、郵送することもできた。病理医のなかには、脳下垂体を凍結保存する人もいたが（凍結保存されていない脳下垂体よりもより多くの成長ホルモンを回収することができる）、誤って溶けてしまうと（たとえば交通渋滞にはまってしまったら）、すべてのホルモンを失ってしまう。なお現在では、脳下垂体は感染性物質《バイオハザード》として、輸送する際には許可と感染予防措置を取らなければならない。また、言うまでもないが現在では、愛する家族の身体の一部を摘出して他人に提供するためには、家族の許可が必要である。

「脳下垂体を収集することに法律的な問題があるのかについては、考えていませんでした。当時はま

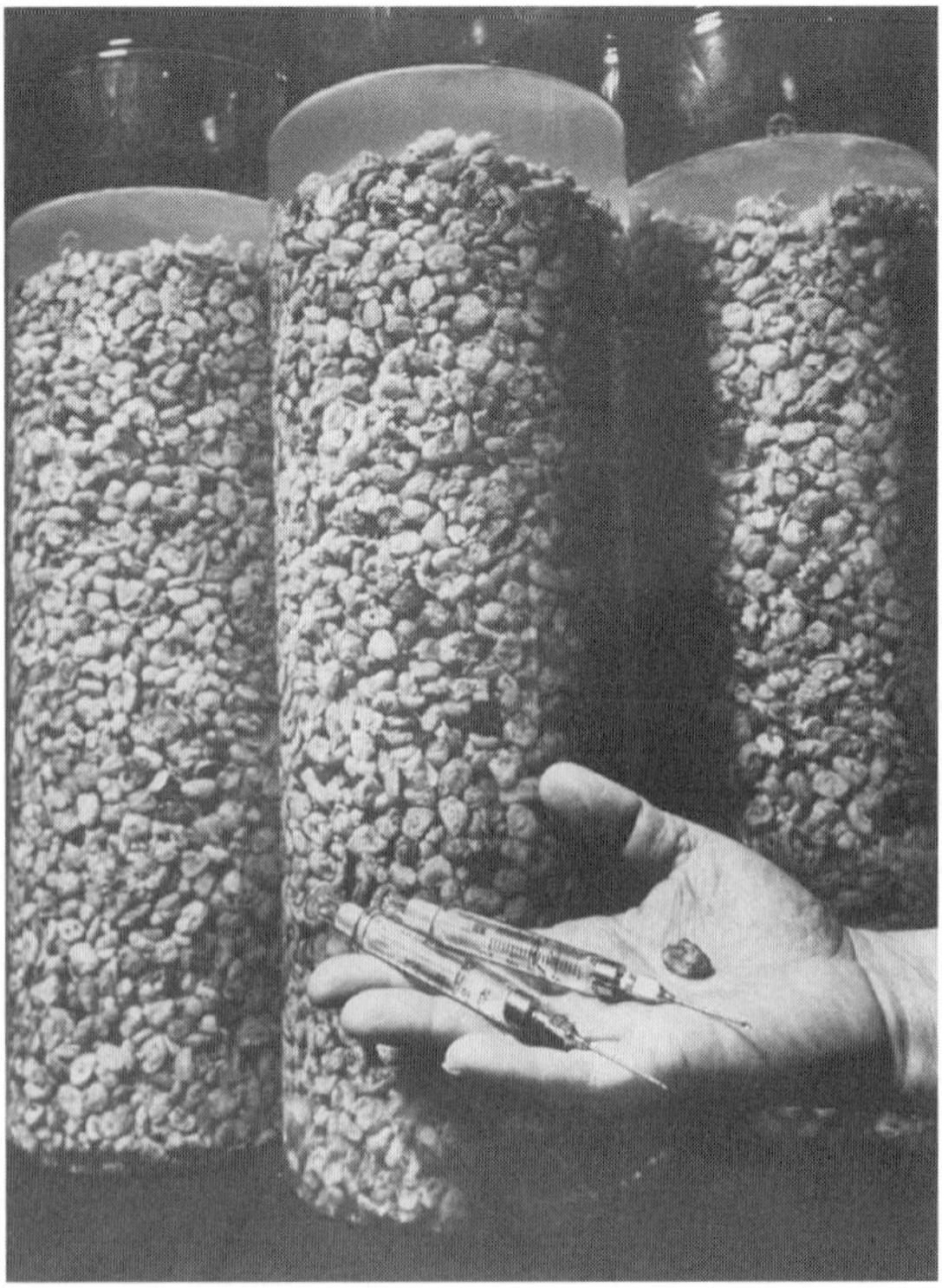
ガラス瓶のなかの脳下垂体。ラルフ・モース／ライフ写真コレクション／Getty Images

だ、ＨＩＰＡＡ（医療保険の携行性と責任に関する法律）が制定される前でした。脳下垂体は、検死解剖でしか入手できませんでしたが、遺族たちの許可は得ませんでした。つまり私たちは、脳下垂体を収集しただけで、その法的な側面について何も考えていなかったのです」とバーバラは話した。

バーバラは当時を以下のように振り返った。

「私の知り合いが、ある男性を紹介してくれたのですが、ある日、その男性から電話がかかってきました。その男性は、『脳下垂体を三つ持っている』と答えたので、私は『すぐに取りに行く』と伝えました。すると彼は、『テキサスまで来るつもりか？』と返しました。そこで彼は、脳下垂体を郵送すると言ってくれたのです。彼は、段ボールに包まれた円筒形の容器を郵送してくれました。その容器のなかには、バイアルを保護するための詰め物がされていました。そして、バイアルはアセトンで満されていて、そのなかに三つの脳下垂体が入っていました。私たち夫婦はお互いを見て、『そうか、このようにすればよいのか』と言いました。そしてすぐに外出し、郵送キットに必要な物品を購入しに出かけました。

「その後、私たち夫婦は、手紙と一緒に郵送キットも送ることにしました。蓋つきの瓶、綿、郵送用のチューブ、宛名ラベル、切手と梱包材を準備して、脳下垂体の提供者に送付したのです。ただ、郵送キットの準備には、ほとんどお金が掛かりませんでした。というのも、脳下垂体を送付してくれた人たちは、次の脳下垂体を収集するためといって、たくさんの郵送キットを送ってくれたからです」

バーバラは、脳下垂体を提供してくれた人、提供者を紹介してくれた人、自分のように脳下垂体を必要とする助けを求めてきた人、といった情報をカードに記録していった。

そのカードは、アルファベット順に並べられ、緑は脳下垂体を提供してくれた人、赤は提供者を紹介してくれた人というように色分けされていた。バーバラは、全員にお礼状を送っていた。

バーバラとアルは、ニュージャージーで友人とクリスマスを過ごした。彼らが自宅に戻ると、ポストに小包みが置いてあった。小包の中身は、家にある分と合わせてちょうど一〇〇個目の脳下垂体だった。「一〇〇個の脳下垂体を入手するためにほかの人たちは、六か月かかっていたが、私たち夫婦は、それを一か月でやってのけたのです」とバーバラは言った。

母親は、この一〇〇個の脳下垂体を持ってブロンクスの病院へ行けば、ソーベルは興奮し、ジェフはすぐさま治療を開始してもらえると思っていた。しかし、ソーベルは、驚くほど淡々としていた。

「ベトナム戦争と枯葉剤に反対する彼女の全面広告を見て、私はソーベルのことをようやく少し知ることができたように思いました。ソーベルは、私達夫婦を特権階級だとは思っておらず、治療を受けられるとは考えていなかったようです。というのも、ソーベルが病院で治療している子どもたちの親は、誰もそのための資金を持っていなかったのですから」

バーバラにとってさらに衝撃的だったのは、ソーベルが脳下垂体から治療に用いることのできるヒト成長ホルモンを精製するまで、少なくとも三か月は必要だと言ったことだった。

当時米国内では、カリフォルニア大学バークレイ校、タフツ大学、エモリー大学の三つの研究室でヒト成長ホルモンの精製が行われていた。ヒト成長ホルモンの精製は、岩の塊から宝石を取り出すような繊細な作業で、粘り強さと器用さが求められた。各研究室では、精製度の最も高いヒト成長ホルモンを回収するために、独自の精製方法を開発していた。ジェフの両親が入手した脳下垂体のサンプルは、すべてエモリー大学のアルフレッド・ウィルヘルミの研究室へ送付され、精製された。ただし、精製には条件があり、精製されたヒト成長ホルモンのすべてをジェフが使えるわけではなく、半分だけジェフに、残り半分をウィルヘルミの研究に用いることを認めなければならなかった。バーバラはヒト成長ホルモンを精製してくれる研究者を見つける必要があり、また精製する研究者たちは精製したヒト成長ホルモンを一部欲しいと主張していたため、彼女には選択の余地がなかった。

ジェフは、ヒト成長ホルモン治療を最初から嫌がっていた。彼は父親のアルが注射すると痛がった。

アルは「ジェフが苦痛にゆがむ顔を今でも覚えている」と語ってくれた。しかし両親は、ジェフのために良いことをしていると信じていた。

アルは、ジェフが大人になってヒト成長ホルモン治療を行う理由を理解できるようになるまでは、この治療の効果や治療を受けないことで受ける不利益については説明できないとジェフに話していた。

ジェフが医師の診察を毎月定期的に受けるためには、学校を休む必要があった。診察室でジェフは、全裸になってベッドに横たわった。横たわっている間、医師たちがジェフの身体のさまざまな部位を測定した。バーバラはその様子について「医師たちはジェフの陰茎の太さも測定したのです。あまりにも屈辱的でした」と語っていた。

「治療を開始して一年ほど経過したある日、ある男性が私たち夫婦を探しに来たんです。どうも政府が誰かを送り込んできたようでした。その男性は、私たちが収集した脳下垂体の量が、米国立衛生研究所（ＮＩＨ）や米国退役軍人省（ＶＡ）よりも多く、米国内で三番目に多いと告げました。この男性は、さまざまな場所を訪問しては、病理医に政府の脳下垂体収集プログラムに参加するよう頼んでも、すでに私たちのプロジェクトに参加していると断り続けられていたそうでした。そこで彼は、私たち夫婦に会いに来たようでした。彼は私たちが何者か知らなかったので、私たちのプロジェクトの概要を渡しました」とバーバラは語った。実際、夫妻は、ジェフの治療に必要な量のヒト成長ホルモンさえあれば、備蓄分については、困っている人たちと分け合っていた。

ヒト成長ホルモン研究に従事していた小児内分泌学者のロバート・ブリザードは、ジョンズ・ホプキンス病院で患者のために脳下垂体を収集し、病理医に脳下垂体一個につき二ドルを支払っていた。一方、ジェフの両親は、病理医に謝礼を支払うことはなかった（＊２）。

臨床医の間で、脳下垂体の回収競争が激化し、より多くの脳下垂体を確保しようと、病理医へ支払う謝礼額を釣り上げる医師も一部いた。ブリザードは、闇市が発生する、つまり非常に強引な両親または裕福な両親の子どもだけがヒト成長ホルモン治療を受けられるようになることを心配していた。一九六三年、ブリザードは、科学者と背の低い子どもたちの保護者たちとともに、米国内で最大のヒト成長ホルモンの精製に関与する人の会議を組織した。ジェフの両親もその会議に参加していた。

脳下垂体を個人で入手している人びとは、政府の脳下垂体収集組織が、自分たちへの脳下垂体の供給量を減らすのではないかと心配していた。そこでブリザードは、政府の脳下垂体収集組織が一元管理する前から入手できていた量よりも少なく供給するようなことはしないと提案し、一九六三年、NIHの支援により米国立脳下垂体機関（NPA）を設立した。NPAは、ジョンズ・ホプキンス大学のブリザードが初代代表として運営にあたり、のちにメリーランド大学のサルヴァトーレ・ライティが指揮を執った。

NIHは治療ではなく、研究活動に資金を提供しているため、NPAを通じて脳下垂体を入手した人は、科学研究に参加する必要があった。ただ、治療はきわめて重要だと考えられていたため、偽薬《プラシーボ》を与えられることはなかった。しかし、研究に参加するということは、徹底的に監視され、匿名ではあるが、医療情報が登録簿に保管されることとなった。

NPAに参加した医師たちは、この機関の大義を宣伝するだけでなく、NPA以外の人びとが脳下垂体の収集分野に侵入するのを防ぐため、できる限りを尽くした。彼らは、海外の製薬企業に圧力をかけ、米国外からも脳下垂体を入手できるように働きかけた。また、遺体の脳を入手できる人は誰でもこの活動に参加してほしいと、新聞公告を出した。ジャーナリストには、小人症の治療には脳下垂体が必要なことを宣伝する記事を執筆するように働きかけ、〝ドクター・キルデア（訳注：総合病院に務めるインターン、ジェームズ・キルデアのドラマ）〟や〝ベン・ケイシー（訳注：総合病院の脳神経外科に勤務する青年医師ベン・ケイシーを主人公に、病院内での医者と患者との交流を通じて医師としての成長を描き、当時高い評価を得たメディカルドラマ）〟などのテレビ番組で脳下垂体機能低下症についての話題を取り上げるようにも働きかけた（ただし、これらは失敗に終わった）。とにかく彼らは、さまざまな人びとに助けを求めた。

トランス・ワールド航空（訳注：TWA、二〇〇一年アメリカン航空に吸収合併され消滅）のパイロットだったフレッド・マーラーには、脳下垂体機能低下症の子どもが二人いた（彼にはほかに二人の子どもがいたが、脳下垂体機能低下症ではなかった）。マーラーは、無償で脳下垂体を輸送することに同意し、脳下垂体をコックピットに置いて輸送した。彼の組織〝脳下垂体のためのパイロット〟は、のちに六〇〇人の医師たちと五〇人のパイロットたちを有する大きな組織となった。一九六八年、米国病理医協会の会議でマーラーは〝脳下垂体のためのパイロット〟の活動に対して表彰された。表彰式で彼は「NPAをサポートしたいと思っていた。なぜなら、このような組織が存在しなければ、両親が子どもに必要な脳下垂体を個人で何とか入手しようとする、まるでジャングルのなかの戦争を戦うような困っ

＊2：脳下垂体の研究が盛んに行われている頃、エール大学を退職した神経病理学者のギル・ソリティアは、脳下垂体やほかの脳の部位について、ジョンズ・ホプキンス大学へ郵送していたが、謝礼をもらったかどうかについては覚えていなかった。「もし脳下垂体を入手できたら、ジョンズ・ホプキンス大学に郵送していた。また、脳で何か興味深いものを見つけたら、ジョンズ・ホプキンス大学も、その半分を欲しがっていた。もし、ジョンズ・ホプキンス大学に入りたければ、脳みそを半分送ればよい、とよく冗談で言っていた」とソリティアは語った。

た状態に陥ってしまうからだ」と語った。

ＮＰＡは、治療ガイドラインを作成した。男の子の場合は一七〇センチ、女の子の場合は一六〇センチに到達したら、ヒト成長ホルモン注射を中止するよう勧告した。懸念事項は、ヒト成長ホルモンの過剰摂取やホルモンが体内に長期間残留することではなく、貴重なヒト成長ホルモンを皆で共有することで、すべての子どもが適切な身長に到達する機会を得るためだった。

バイオテクノロジー企業は、ヒトの遺体の使用をやめ、ヒト成長ホルモンを大量に供給できる方法、つまり、ヒト成長ホルモンをゼロから産生する方法を開発していた。しかし臨床医たちは、人工合成したヒト成長ホルモンの安全性に懸念を持ち、遺体の脳由来の天然ヒト成長ホルモンのほうがより安全だと考えていた。しかし、天然ヒト成長ホルモンは、精製したロットによって効果が大きく違った。精製の初期には、医師たちは脳下垂体を切除したラットに精製物を少量投与して、各ロットの効果についてテストし、精製したヒト成長ホルモンが作用するかどうか確認するために数週間待つ必要があった。非常に乱暴なテスト方法だったが、しかし当時は、それが利用可能で最良のテスト方法だった。

治療が推進され「ついに小人症を克服した」と新聞がトップニュースで大々的に報じるまでになった。しかし、ヒト成長ホルモンを少なくとも十年間、一日一ミリグラム投与することが小人症に効果があるという保証はどこにもなかった。一二〇センチ以下の身長だった子どもたちが一五〇センチ、ときには、それ以上伸びることもあったが、まったく変化が見られない子どもたちもなかにはいた。しかし、ヒト成長ホルモンを投与された人と投与されなかった人との間で、投与効果について比較することはできなかったので、成長ホルモンの投与なしで、子どもたちがどれくらい成長するのかを知ることは不可能だった。

ジェフは、八歳から一七歳までの間、一週間に三度注射を受けた。身長は一七〇センチに到達し、両親はヒト成長ホルモンを注射したおかげだと信じていた。ひょっとするとジェフは、もう少し身長が高くなっていたかもしれない。というのもジェフは、他人と違っているのが嫌だったのと、また、ヒト成長ホルモンの注射を嫌っていたので、一九七一年七月八日、治療をやめることを決心した。両親は、ジェフが治療をやめることで被る不利益を自分で理解できる年齢になったとして、ジェフの考えに同意した。ジェフがヒト成長ホルモン治療を辞めても、両親は引き続き、小人症の子どもの保護者のための支援グループに参加していた。

NPAによる脳下垂体の収集とヒト成長ホルモンの分配は、予想以上に機能しているように思われた。一九七七年までには、カリフォルニア大学ロサンゼルス校のアルバート・パーロー研究室だけで精製が行われるようになった。というのも、ほかの研究室で行われていた精製方法と比べて七倍以上ものヒト成長ホルモンを一つの脳下垂体から精製することができたためだ。さらに、パーローは、当時はまだホルモン精製研究に携わる若手研究者の一人だったが、これまでの彼の研究経験と異常なほどまでのこだわりから、精製度の最も高いヒト成長ホルモンを抽出できると信じていた。

全国から集まった脳下垂体は、ロサンゼルスへと輸送され、精製されたのち、ヒト成長ホルモンが必要な全国の子どもたちへと輸送された。それは、ボランティアの両親、小児科医、生化学者、そして内分泌学者の協力に基づいて構築された複雑な連携によるシステムだった。米国の医学が最高であることを示しているかのように、一瞬見えた。しかし、のちに科学的データから、実際は最高などではなかったことが証明されたのである…。

9章　測れないものを測る

一九七〇年代には、四〇〇〇人に一人の子どもが奇妙な病気を患っていた。子どもたちは、異常に大きい頭と太い首で、肌がうろこ状になって乾いていた。舌は厚くたるみ、しおれた花のように垂れて顎を覆っていた。子どもたちはずんぐりした見た目にもかかわらず、ほとんど食事を摂らず、ぬいぐるみのラグドールのように、ぐったりとしていたので母親たちを心配させた。言葉を話すことができず、スプーンを口に運ぶこともできなくなり、子どもたちが大きくなるにつれ症状は重くなる一方だった。医師たちはこのような子どもたちをクレチン症と診断し、その後、クレチン症という言葉は、〝ばか〟や〝愚か〟を意味する俗語になった。

不思議なことに、クレチン症の治療法は一〇〇年以上前から知られていて、医師たちは何がクレチン症の原因かも知っていた。原因は、甲状腺ホルモンの不足である。医師たちは、どのようにして体内の甲状腺ホルモン量を増やせばよいのかも知っていた。それは非常に簡単で、容易に入手でき、しかも安価な甲状腺ホルモン剤を摂取することだった。この甲状腺ホルモン剤を摂取することで体内の代謝は活性化される。

新生児がクレチン症だとわかったら、水や粉ミルク、あるいは母乳に甲状腺ホルモン剤を溶かして投与すればよい。しかし、生まれてすぐにクレチン症であることがわからなければ治療することができない。とはいえ生まれたばかりの赤ちゃんは、たいていの場合健康に見えるため、クレチン症を患っている赤ちゃんを見つけだすのは至難の業である。医師たちがクレチン症の症状を発見する頃には（生後六か月を経過しないと見つけられないことも多々あるが）、すでに手遅れになってしまう。というのも、脳が一度受けてしまったダメージを、甲状腺ホルモン剤の投与によって元に戻すことは不可能だからだ。

一九八〇年代、私が医学部三年生のときの臨床実習で、教授はクレチン症の女性患者とともに教室に現れた。彼女は、私たちと一時間ほど話すために招かれた（いや、教授に丸め込まれて連れてこられたといった方がよいかもしれない）。彼女は二〇代で、当時の私と同じくらいの年齢だったが、ずんぐりとした体つきに丸い顔、短い茶髪だった。笑顔であったが、シャイな様子だった。彼女と何を話したのかその詳細は忘れてしまったが、その会話がぎこちなかったということだけは覚えている。二〇年前にある医師が間違いを犯した、つまり生後すぐにクレチン症だと診断できなかったために、彼女は私たちにクレチン症とはどんなものかを教えるべく臨床実習に招かれたのである。

最近、クレチン症について見聞きすることはほとんどない。というのも医師たちが、小児病棟でクレチン症の子どもたちを診ることがないからだ。ミレニアル世代（一九八〇年代から二〇〇五年生まれの子どもたち）にいたっては、クレチン症という言葉すら知らないかもしれない。少なくとも医療技術の発展した現代において、クレチン症を恐れる必要はなくなった。この成功はあまり知られていないが、実はブロンクス出身の女性科学者によって開発された〝これまで測定できなかったものを測定できる〟非常に重要な技術のおかげである。

ロサリン・ヤローの人生は、小説のようなサクセス・ストーリーだった。ロサリンはユダヤ人女性で、ユダヤ人が国の機関へ立ち入りを制限され、また女性の行動も制限されていた時代に育った。現在では世界中のほぼすべての人が、ヤローの開発した技術の恩恵を享受している。

一九二一年、七月一九日、ロシア移民で貧しい両親の二番目の子どもとしてロサリンは生まれた。両親は高校を卒業していなかったが、子どもたちの教科書を朗読することで自分たちも読書できるようになろうと貪欲に取り組んでいた。ロサリンは、何も物がない状況でも何かを成し遂げるように、と両親から育てられた。数年後この家訓が、研究室として小さな個室しか与えられず、ほとんど研究資金がない状態でも、普通の人には成し遂げられないような革新的な研究成果を彼女があげることにつながった。ロサリンが八歳の頃、苦しかった家計がさらに苦しくなったとき、母親は、自宅でYシャツに襟を縫い付ける仕事を始めた。ロサリンの仕事は、母親が襟を縫い付けやすくするように、布を伸ばすことだった。彼女の伝記作家も述べていたが、ロサリンは、若くしてすでにどのようにしてトラブルを回避して、改善し、どのように仕事に集中するのがよいのかを知っていた。

ロサリンは、地元の公立高校に通学し、のちに地元の私立大学であるハンター大学へ入学し、優秀な成績で物理学の修士号を取得し卒業した。ロサリンは科学者になりたかったが、教員たちは科学者の秘書になることを勧めた。ロサリンは、落ち込んだが、自分の夢は決してあきらめなかった。ロサリンは、コロンビア大学の生化学の教授の秘書として働きながら、大学院の講義を受講できないかと期待していた。つまり、ロサリンは研究のことを考えていたが、教授は彼女に経済的な面から速記の勉強を勧めた。

実は、ロサリンは、パデュー大学に大学院生として入学できそうなところまで行っていた。パデュー大学の入学管理事務官は、「ロサリンは、ニューヨーク出身のユダヤ人で、女性である。ロサリンが大学院を修了したあと、もし彼女に、なんらかの仕事をハンター大学側が保証できるのであれば、大学院生でも就くことができるパデュー大学内の仕事を準備して、彼女の経済的な支援をします」とハンター大学の教授へ手紙を送ってきた。しかし、ハンター大学は大学院修了後のロサリンの職について何の保証もできなかったため、結局パデュー大学は、彼女の入学を拒否した。というのも、パデュー大学側としては、大学院修了後の職の予定がない学生のために、入学定員枠を消費したくなかったからだ。しかしロサリンは、最終的にイリノイ大学工学部の女性のための大学院生枠をつかみ取り、大学院に入学できた。というのも、当時多くの男性が第二次世界大戦で出兵していたからだ。「男性たちは、戦いに行かなければならなかったので、私は博士号と物理学の研究職を得ることができた」と、ロサリンは毒のあるユーモアを交えて笑いながら話した。ロサリンは、大学院の入学許可証の手紙を開くや否や、速記の本をゴミ箱に捨て、西へ向かった。イリノイ大学での初日、ロサリンは同級生のアーロン・ヤローに出会い、翌年、結婚した。

ある日、ロサリンが講義の宿題をほとんど終えようとしていたとき、学科長が彼女を自分のオフィスに呼んだ。彼女の成績はほぼすべて〝A〟だった。しかし学科長は、唯一あった〝A⁻〟を指差して、「この成績からも、女性が研究者として仕事ができないことが証明されている」と言い放った。

そのようなことがあっても、ロサリンは、二〇世紀の医学分野における最も重要な技術のひとつを発明しつつあった。ロサリンは、博士号を夫のアーロンよりも一年早い一九四五年に取得し、ニューヨークに戻った。ロサリンは、大学の核物理学関連の研究室で働きたいと思っていたが、そもそも求人がなかったため、母校のハンター大学で物理学の非常勤准教授としての仕事に就いた。しかし、ハンター大学は女子大であり、物理学を真剣に勉強する学生がおらず、ロサリンはあまり良い仕事だとは思っていなかったようだ（ハンター大学は一九六四年に共学になった）。とはいえ、ロサリンは、次世代の秘書ではなく、とくに科学に興味のあるごくわずかな生徒たちに自信を持たせ、後進を育てることに努めた。「ロサリンは、私をより広い世界へ出るようにと背中を押してくれました。彼女はいつでも、何も諦めるべきではないと言ってくれたんです」とロサリンの生徒の一人だったミルドレッド・ドレッセルハウスは述べた（ドレッセルハウスは、マサチューセッツ工科大学で最初の女性物理学教授となった。二〇一七年、ドレッセルハウスは、ゼネラル・エレクトリック社の科学界における女性の活躍を宣伝するコマーシャルに出演した。八六歳の研究者である彼女をパパラッチが追っかけまわし、まるで、十代の少女たちが気絶するポップスターのように映し出し、一躍人気者にした）。

夫のアーロンは、マンハッタンにある私立大学のクーパー・ユニオンで物理学を教えていた。アーロンは、妻ロサリンのキャリアアップをサポートし、近所の人や地元のシナゴーグ（ユダヤ教教会）の友人たちとのコミュニティを大切にするなど、温かい結婚生活を送っていた。彼女もまた、宗教のためではなく、アーロンのためにコーシャ（訳注：ユダヤ教徒のために調理された食品）を作った。ロサリンは、小夕飯を毎晩調理した。ただ家をあけることが多く、講義や科学会議で家を不在にするときのために、小分けにしてラップした自家製コーシャを冷凍庫に保存しておいた。

ハンター大学で教鞭をとっていた頃のロサリンは、コロンビア大学の物理学者たちに積極的に接触し、今後得られそうな職の候補者として自分の名前があがるように人脈を築いていた。そして、この行動が報われるときが実際に来た。ブロンクス退役軍人病院が核医学部門を設立する際、彼らはコロンビア大学を訪ね、そのときコロンビア大学の教員はロサリンを推薦した。一九五〇年にロサリンは、新しい職場や機会にわくわくして退役軍人病院を訪れたが、自分のために研究室が用意されていないことに気を悪くした。そこでロサリンは、用務員の小さな個室を研究室に改装した。

退役軍人病院に女性科学者はほとんどおらず、数少ない女性の同僚たちも妊娠したら辞めなければならなかったが、ロサリンはそれを拒んだ。「私が子どもを妊娠したときには、私はクビにするには惜しい存在になっていました。しかし退役軍人病院のルールでは、妊娠五か月で辞めなければならなかったんです。それも産休ではなく自己都合退職として。この話をするとき、いつもからかわれているような気持ちになるけど、私は退役軍人病院で唯一、出産まで八ポンド一二オンス（約三七〇〇グラム）の赤ちゃんを身籠っていたのよ」とロサリンは、ロサリンの伝記作家であるユージン・ストラウスに話した。

ロサリンの人生では、家庭と仕事が混然一体だった。ロサリンの同僚たちはヤロー夫婦を食事に誘い、休暇には一緒に出かけることもあった。また、ロサリンの子どもたちは週末をロサリンの研究室で過ごした。ロサリンは、研究室へ毎日夕食後にも通った。退役軍人病院では子どもたちの研究室への入室が禁止されていたので、病院の正門を通る際にはロサリンが「伏せて」と叫び、子どもたちは車の後部座席にかがんで守衛室前を突破した。ロサリンが実験をしている間、子どもたちは実験動物のマウスと遊んだり、宿題をしたりしながら、一日を過ごしていた。

退役軍人病院でロサリンは、研究したくてうずうずしている内科医のソロモン・バーソンと面談の場で知り合った。面談では、ロサリンが研究経験の少ないバーソンに質問をする予定だったが、実際は、バーソンがロサリンに数学の難題を出し続け、挑戦するといったものになった。ロサリンは、バーソンの知性に驚嘆し、その場で彼を雇った。バーソンは当時三二歳、ロサリンは二九歳だった。この最初の出会いが、生涯の友情とパートナーシップを引き起こし、知的な絆が生まれた。もしこの最高の組み合わせが神様の決めたことでないのならば、科学的な何かが彼らを引き合わせたのかもしれない。

ロサリンには趣味がなく、知的レベルが標準に達していない人には厳しかった。それゆえ彼女の友人は、科学者たちのなかの小さなグループにとどまっていた。しかしロサリンにはひとつだけ弱みがあった。それは、研究室のマウスたちだった。ロサリンはマウスに毎朝エサを与えるときに撫でていた。そして実験後は、殺処分することが通常の実験後の処理だったが、それを拒み、マウスを生かしておいた。そのため自宅にモルモットやウサギたちを定期的に連れて帰るようになり、自宅は実験動物の避難所となっていた。

ロサリンの医学への画期的な貢献をもたらしたアイディアの核心は、内分泌学の基礎研究から得られた。当時ホルモンは、体内にごくわずかしかなく、測定は不可能だと考えられていた。それに似た話で、医師たちは、患者たちにホルモンを投与しても、極微量なので免疫反応については心配しなくてよいと考えていた。異物（たとえば移植された臓器）が体内に入ってくると、通常、免疫細胞からなんらかの攻撃をうけ拒絶反応が起こる。たとえばインスリン剤は、その頃は動物から精製したものを用いていた。当時でも動物由来の物質を体内に投与すれば免疫反応が起こると考えられていたが、ホルモン療法では、患者に投与するホルモン量が極微量なため、免疫反応は引き起こさないと考えられていたのである。

ロサリンとバーソンは、多くの患者がホルモン療法によって免疫反応を起こしていることを示し、ホルモン療法は免疫反応を引き起こさないという考えが間違っていることを証明した。この研究結果の詳細を記載した論文は、二人が細心の注意を払って実験を行ったにもかかわらず、米科学雑誌サイエンスや米生物医学雑誌ＪＣＩ（Journal of Clinical Investigation）という一流の科学誌から掲載を拒否された。ロサリンとバーソンの研究結果は、その実験を精査した査読者たちからも何ら問題がないと評価されたが、科学誌の編集者たちがその研究結果を信じなかったからだ。

ロサリンは、自分の研究チームが示した実験結果はパラダイムシフトを起こす非常に重要なものだとして、怒りの手紙を編集部へ送付した。最終的にＪＣＩは、〝抗体〟という言葉を論文から削除することを条件に、論文の掲載を認めた。ちなみに、抗体とは、特定の物質に特異的に結合する免疫物質のことで、ロサリンとバーソンは、インスリン注射によって患者の体内でインスリンに対する抗体（抗インスリン抗体と呼ばれる）が産生されることを証明した。しかし編集者たちは、二人の実験結果を受け入れられなかった。そこで編集者たちは、〝抗体〟の代わりに非特異的に物質に結合するタンパク質という意味の〝グロブリン〟という言葉を用いるように要求してきた。それは気象学者が、〝竜巻〟と呼ぶのをためらい、〝暴風〟と呼ぶようなものである。ロサリンとバーソンは、しぶしぶ編集者たちの要望に同意し、一九五六年にその論文は、ＪＣＩに掲載された。掲載後、すぐにほかの研究室でもロサリンとバーソンの実験結果が追試され、二人が正しいことが証明された。

インスリン注射によって抗インスリン抗体が産生されることを発見した研究は、仕事中毒のロサリンとバーソンに、なにか革命的な発見を手中に収めつつあるのではないかと気づかせた。それは、極微量のインスリンの測定方法を見つけられるかもしれないということだった。当時、ホルモンはごく微量にしか存在しないため、測定は不可能だというのが常識だったが、確実になんらかの解決方法があるのではないかと二人は考えた。そこで二人は、お互いの専門分野である物理学と内分泌学の知識を組み合わせ、ある解決策を思いついた。それは、体内に存在する化学物質がほかの物質に結合するという基本原理に基づいていた。それらは、ちょうど鍵穴と鍵のようなものであり、それと同じように一つのホルモンが、一つの抗体に結合するように組み合わせが決まっているのではないかということに気が付いたのである。

これは、金属の塊がお互いに完全に結合しているようなイメージだが、実際はちがう。ホルモンがその結合相手である抗体と結合する際、それらは完全にくっついてしまうのではなく、社交ダンスのカップルのように緩やかに結合する。そして緩やかに結合したホルモンと抗体は、一時期には結合し、ときには解離して、また結合し、そして再び解離することを繰り返す。そしてときどき、抗体と結合していない別のホルモンがその間に割り込み、抗体からすでに結合していたホルモンを引き剥がすこともある。このように、抗体からホルモンを引き剥がすのは競合する別のホルモン（たとえば、インスリンの場合は、抗体と結合したインスリンではなく、抗体に結合していない別のインスリン）である。

バーソンとロサリンは、この微視的な現象を利用したラジオイムノアッセイ（radioimmunoassay）または略してＲＩＡと名づけた手法を思いついた。そのしくみは次の通りだ。測定をするためには、まずホルモンの量と抗体（社交ダンスのパートナー）の量を事前に知っておく必要がある。そして患者の血液をこの混合液に加える。つまり、既知の量のホルモン、既知の量の抗体、そして患者の血中にある未知の量のホルモンの入った混合液を準備する。

患者の血中に含まれているホルモンは、抗体からもともと結合していたホルモンを引き剥がす。抗体から引き剥がされたホルモンの量を測定することで、患者の血中に含まれるホルモンの量が測定できるのである。ホルモンを直接測定するには、その量が少なすぎる。一方で、ホルモンと抗体が結合した複合体は大きな塊を形成する。そして既知の量のホルモンを放射性物質で標識しておくと、放射線を発し、その存在を見つけることができる。このようなしかけを施すことで、ロサリンとバーソンは、どのくらいの量のホルモンが抗体から引き剥がされたか追跡できる技術を開発した。

ロサリンとバーソンは、ホルモンと抗体の結合の強さ（ホルモンの種類によって異なる）から計算式を考案した。二人は、測定できた放射性ホルモン値（抗体から離れたホルモン）を計算式に代入し、患者の血中に含まれるホルモン量を算出した。抗体から引き剥がされたホルモンが多い場合、患者の血中にはホルモンが多く含まれていることを示す。この測定方法により、患者の血中に含まれるホルモン量を一ミリリットルあたり十億分の一グラム（一ナノグラム）の精度で測定することができるようになった。

ラジオイムノアッセイが開発される前は、医師たちが成長ホルモン治療の効果を評価したい場合、成長ホルモンをラットに注射し、その二週間後、ラットの痩せ細った足の骨の成長度合いを計測する必要があった。その評価法と比較して、ラジオイムノアッセイではすばやく測定結果が得られる。

ラジオイムノアッセイによって、医師たちは初めて患者の血中ホルモン量を測定できるようになった。一九四〇年から一九五〇年代にかけて、医師たちは患者のホルモンがどれくらい欠乏しているのかわからずに診断しなければならなかった。つまり医師たちは、患者がどれくらいホルモンが必要なのかもわからずに投与していた。かつて、低身長で悩んだジェフ・バラバンが、一九六一年に初めてソーベルの診察を受けた際、彼は非常に多くの検査を受けたが、血中の成長ホルモン量は測定できなかった、いや実際には、〝まだ〟不可能だった。

ロサリンとバーソンの同僚のなかには、ラジオイムノアッセイ技術の特許を取得するように勧める人もいたが、彼らは、ラジオイムノアッセイを世界中の人が幅広く利用できることを望んだ。「私たちはそのようなナンセンスなことをする時間などありませんでした。特許はお金儲けのために、人びとから発明を遠ざけるためのものです」とロサリンは述べていた。ロサリンとバーソンは、一九六〇年にＪＣＩに公表したラジオイムノアッセイ技術の詳細を出版し、ラジオイムノアッセイについて学びたい人を世界中から自分の研究室に招いて教えた。その結果、数年のうちに、ラジオイムノアッセイは、全世界で利用される標準的なホルモン測定方法となった。

一九七二年四月一一日、五四歳の誕生日まであと数日だったバーソンは、アトランティックシティで開催されていた医学会議に出席中、心臓発作で亡くなった。ふだん感情を表にだすことはないロサ

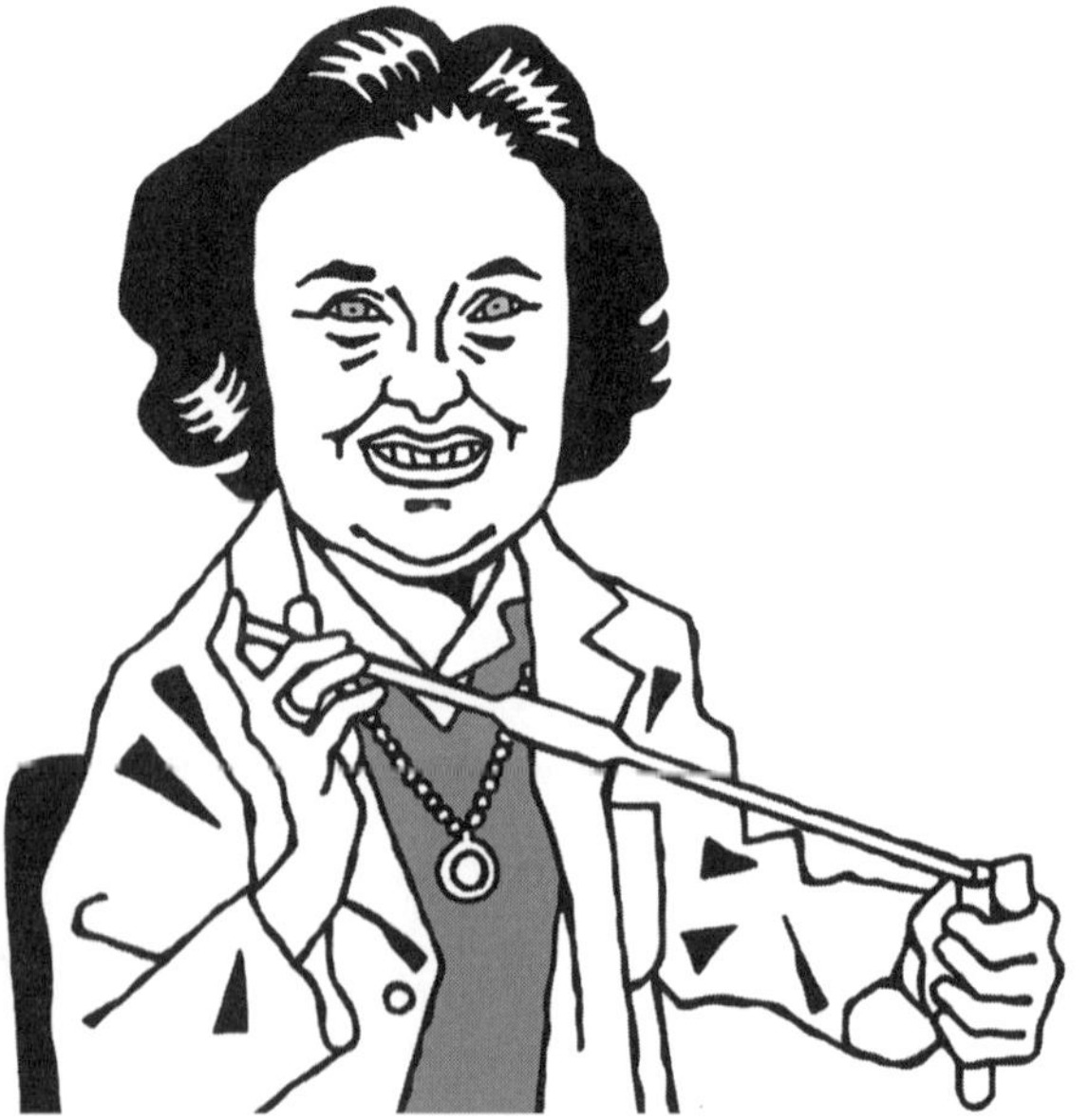

リンも、バーソンの葬儀ではむせび泣いた。ロサリンは、自分の研究室の名前を、ソロモン・A・バーソン研究室に改名し、バーソンの名前が、ロサリンが執筆した論文に常に掲載され続けるようにした。ロサリンは、バーソンが他界してしまった今となっては、ノーベル賞を受賞する夢は叶わなくなったと考えていた。というのも科学界では、ロサリンが女性であるためにこれまでの研究成果はバーソンの頭脳が生み出したもので、ロサリンはバーソンの単なる実験補助者に過ぎないと思われるのではないかと考えていた。さらにロサリンは、医師ではなく博士号の研究者が主催している研究室は、敬意を払われないのではないかとも考えていた。そこで、当時五一歳だったロサリンは、医学部へ進学することも考えていた。彼女は別に臨床医になりたかったわ

けではなく、ノーベル賞を受賞するために潜在的な問題を克服しようと考えていた。結局、ロサリンは医師にはならなかったが、自身の時間をこれまで以上に研究室で実験することに費やし、その後も見事な研究成果をあげ続けた。そして、一九七六年ノーベル賞の前哨戦でもあるアルバート・ラスカー医学研究賞を受賞し、翌一九七七年にはノーベル生理学・医学賞を受賞した。

内分泌学の歴史は、ラジオイムノアッセイ技術を知らずして完全に理解することはできない。一方、ラジオイムノアッセイ技術もまた、ロサリン・ヤローの生涯を知らずには評価できない。というのも、ロサリンの人生は、ただ素晴らしい研究成果をあげてきただけではなく、熱意によって苦境から回復する物語でもあるからだ。ノーベル賞選考委員会は、一九七七年一二月十日、ノーベル生理学・医学賞をロサリンに手渡す際、「我々人類は、内分泌学の新しい時代の誕生を目撃している」と述べたことにもそのことが表れている。

ロサリンは、確かに前進し続けていたかもしれないが、その道の途中でさまざまなハードルがあった。ロサリンがノーベル賞を受賞する頃には、ホルモン治療により抗体の産生が誘発され、その結果免疫系が活性化されるということは常識になっていた。そのことは、ロサリンとバーソンが、一九五六年に世界で最初に証明したが、当時は誰も信じなかった。ノーベル賞の授賞式のスピーチでロサリンは、サイエンスやJCIが掲載を拒否した、二人のオリジナルの研究結果について話をした。そしてロサリンは、ノーベル賞の展示品に、サイエンスやJCIが自分たちの論文の掲載を拒否した際の手紙も加えた。

ストックホルムでの授賞式でロサリンは、〝Nobel Prize（ノーベル賞）〟と書かれたチャーム（ロサリンの夫からのプレゼント）をつけたネックレスを身にまとい、さまざまな書類に〝Rosalyn Yalow, PhD, Nobel Laureate（ロサリン・ヤロー、博士、ノーベル賞受賞者）〟と署名したといわれている。またロサリンは「女性は、男性の半分程度しか優秀でないと考えられているので、女性は男性の二倍働き、二倍優秀でないといけない」と自身の研究室の掲示板に書いていたといわれている。しかしロサリンは、そこにさらに決め台詞を加えていた「幸運なことに、これは難しいことではない」。ロサリンの子どもたちは、ネックレスや署名の話は同僚の男性研究者たちがでっちあげた噂話だと否定したが、あの掲示板のことはよく覚えていた。

ロサリンは大学での講義を続け、また手が動かせなくなるまで自身で実験を続けた。ニューヨーク市の小学生のグループを前に行われた自身の最後の講演で、科学がどう役に立つのかを説明する際、ロサリンは「アイディアは、斬新であればあるほど最初は受け入れてもらえません。しかし、あなたのアイディアが正しければ、それはいつか〝当たり前〟に変わります。そして、あなたが非常な幸運の持ち主なら、ノーベル賞の受賞講演のなかで、当初受け入れられなかった研究内容について、発表することができるでしょう」と語った。

一九九〇年代半ば、七〇代となったロサリンは何度か脳卒中に見舞われ、そして二〇一一年五月三〇日、八九歳でこの世を去った。

ラジオイムノアッセイは、聴診器が医師の制服の一部であるように、いまや研究者にとって重要な道具のひとつとなった。一九七〇年代、つまりたった十年の間に、十億分の一グラム（一ナノグラム）のホルモン量まで測定できるようになった。一ナノグラムとは、プールでスイマーが涙を流したあと、増加した水の量を測定するようなものである。ラジオイムノアッセイによって、ホルモン量を測定できるだけでなく、非常に似た物質のなかからひとつを見分けることもできるようにもなった。ラジオイムノアッセイは、内分泌学の知識による推察から、測定結果によって評価する科学へと進化させた。ラジオイムノアッセイが唯一測定できないことは、この技術が医学分野へどれほど影響を与えたのかということである。

トーマス・フォーリーは、当時ピッツバーグ大学のまだ若い小児内分泌科医であり、甲状腺機能低下症の原因を探るためにラジオイムノアッセイを試みた医師団の一人であった。フォーリーは、ケベック州で行われた予備研究の結果を聞きつけ、同様の研究に取り組むことにした。彼は、三五七七人の乳児を検査し、検査結果で最初に陽性となった乳児のことを今でも覚えている。「ラジオイムノアッセイによって、血中ホルモン濃度が疾患とどのように関係しているのか特定する能力が非常に向上しました。当時、我々は何もわかっていませんでしたが、ラジオイムノアッセイが非常に有益であることは明らかでした」と、フォーリーは当時を振り返って語っている。今日では、小児科医は、出産直後の新生児のかかとを穿刺《せんし》して血液を採取し、甲状腺機能低下症の検査《スクリーニング》を行っている。つまり、病気が脳や身体に重大な損傷を与える前に甲状腺ホルモン治療を行うことが、現在ではごく当たり前となった。甲状腺機能低下症は、甲状腺ホルモンを産生するのに必要なミネラルであるヨウ素が不足することでも起こる。そのため、塩にヨウ素を加えるという世界的な公衆衛生キャンペーンも行われた。その結果一九八〇年代までに、先天的および後天的によって起こる〝クレチン症〟は、ほとんど根絶された。

甲状腺機能低下症患者の発見は、ラジオイムノアッセイが医学界へ与えた衝撃の極々小さな一部分でしかない。ラジオイムノアッセイは、なんらかの疾患が疑われる患者のあらゆるホルモン濃度の測定に使用されている。現在の不妊治療は、ラジオイムノアッセイなしでは行うことができない。また、ラジオイムノアッセイは、内分泌学の枠を超えて、極微量なものを測定するためにも用いられている。現在、医師たちは、薬剤の血中濃度を測定したり、血中の細菌を発見したりするためにもこの方法を用いているし、ヒト免疫不全ウイルス、つまり後天性免疫不全症候群（エイズ）の原因となるウイルスの発見にも利用されている。このように、今の医療現場においてラジオイムノアッセイは、非常に幅広い分野で普及しており、この技術なしで昔はどのように診断を下していたのか想像すらできないほどである。正確にいうと、現在のラジオイムノアッセイは、ロサリンとバーソンが開発したものとは完全に同一のものではない。より洗練された技術が追加され、微調整がされている。しかし基本的な原理はまったく変化していない。

ラジオイムノアッセイを過小評価したり、無視することは簡単である。それに、ラジオイムノアッセイは、取扱いが難しく理解しにくい。また、ラジオイムノアッセイは、治療法の発見ではなく、ただ極微量の物質を測定する手段である。それでもなお、この発明の重要性や今日行われている科学への影響というものを過小評価することはできない。この技術によって、医師たちはまったく新しい視点を得ることができた。それは、あたかも誰かが目隠しを外し、ようやくホルモンが私たちの身体のなかで何をしているか、見ることができるようにしたのである。

10章　強くなり続ける痛み

一九八四年の春、二〇歳になったジョーイ・ロドリゲスは、祖父母を訪ねるために、カリフォルニア州からメイン州へ向かった。数時間のフライト後、座席から立ち上がろうとした際、ジョーイはめまいを起こして倒れそうになった。彼の母親は、ジョーイがいつものように低血糖になったと思ってキャンディを渡し、たいして心配することもなかった。

ジョーイは、幼児のときに甲状腺ホルモンと成長ホルモンが不足していると診断されていた。また、体内の血糖値を調節するホルモンであるインスリンの分泌にも異常があった。そのため、ジョーイは十代の間、甲状腺ホルモン、成長ホルモン、そしてインスリンの三種類のホルモン注射を受けなければならなかった。当時、成長ホルモン注射は週に三度の決まりだったが、米国立脳下垂体機関（NPA）はジョーイに対して、成長ホルモンを毎日注射する許可を与えていた。なぜなら、成長ホルモン注射を一日でも行わなければ、ジョーイの血中インスリン濃度が乱高下し、血糖値の調節がうまくいかなくなってしまうためだった（成長ホルモンは、体を成長させるだけでなく糖代謝にも影響を与える）。しかし、毎日決められた量の成長ホルモンを注射しても、ときどきジョーイの血糖値が急降下し、めまいを起こすこともあった。そんなときは砂糖を少し舐めると症状が緩和されるため、母親はいつも何かしら甘いものを持ち歩いていた。

祖父母の家に滞在中、ジョーイは再びめまいに襲われ、その後、数日間にわたり症状はよくならなかった。祖父が彼をモーターボートに乗るように誘ったが、ジョーイは「めまいがしてるから、もっとひどくなりたくない」と言って断った。母親は、ジョーイの体調について、当初はあまり心配していなかったが、自宅へ戻るフライトの途中で息子を襲っためまいがふだんのものとは異なるものに感じられ、実際、容態は悪化の一途をたどっていった。彼は、飛行機から降りる際につまずき、痩せてしまった自分の体重を支えるのにも苦労し、酔っぱらっているかのようにふらふら歩いていたが、もちろん彼は酒に酔ってなどいなかった。さらに、まるで舌に小さなおもりが取り付けられていて、舌を口の奥底にひっぱられているかのような感じで、話をすることすらままならない状態になっていた。ジョーイは、もはやジョーイではないかのように見えた。

母親は、すぐさまジョーイをスタンフォード大学へ連れて行き、担当医たちの診察を受けた。しかし、医師たちは何が原因でこのような症状が起こっているのか特定できなかった。そこで母親は、幼児のころから治療を担当してくれていた専門医、レイモンド・ヒンツに電話した。ヒンツは、ジョーイが小児科病院を退院するまで十年以上にもわたり主治医を務めていたので、ほかの医師たちよりも彼の身体のことをよく知っていた。

ヒンツは、電話越しにふだんは冷静沈着なジョーイの母親の、恐怖におののく声を聴いて、急いで救急治療室へジョーイを連れてくるように伝えた。しかし、画像検査、脳スキャン、血液検査の結果はすべて正常だったため、ジョーイはいったん帰宅することになった。だが、息子があちこちで倒れては、不明瞭な発言をする様子を大丈夫だとは思えず、また日に日に病状が悪くなっているように母親は感じていた。

そこで母親は、さっそく神経科医の診察を予約した。ジョーイは、両足を近づけると転倒してしまうのか、足を大きく開いて、診察室にどたどたと不器用に歩いて入っていった。彼は、よだれを垂らし、肩をだらりと落とし、頭は前後に揺れ、言葉を発するのにも苦労していたが、最悪なことに、自分の状態についてまったく理解できていないように見えた。

診察した神経科医は、病気の原因がまったくわからず、とりあえずジョーイを入院させた。その間に、フライト中に起こっためまいから、どのようにして認知機能の低下にまでいたったのか、その原因について、毎週行われる専門医の会議《カンファレンス》で議論した。カンファレンスでは、メイン州の森で感染症にかかった可能性などを含め、さまざまな可能性が列挙された。しかしメイン州に到着する前、つまりフライト中に起こっていためまいの説明ができなかった。ジョーイがなんらかの、徐々に病態が悪化する退行性疾患を遺伝的に受け継いでいる可能性も考えられたが、そのような遺伝性疾患が存在するのかどうか不明だった。そのカンファレンスで、若かりし頃のマイケル・アミノフが手をあげ「クロイツフェルト・ヤコブ病ではないでしょうか」と、ＣＪＤとも略される、非常に珍しい致死的な脳神経疾患の可能性について言及した。当時アミノフは、脳の検査をする脳波研究室でジョーイの脳波を検査し、成人のＣＪＤ患者で見られる脳波に非常に似ていることに気付いていた。またアミノフは、「ジョーイは、ほかに原因もなく急速に進行した認知症に苦しんでいるＣＪＤ患者のようだ」とも述べた。

先輩の医師たちは、第一に典型的なＣＪＤの患者は八〇歳くらいであり、当時若者にＣＪＤ患者はいなかったこと、第二にＣＪＤは身体の動きがぎこちなくなることから始まるのではなく、認知症から始まると考えられていたことから、アミノフの意見を却下した。

残念ながらＣＪＤであるかどうかについて生きている間は、どのような検査でも見つけることができない。脳波検査は、ＣＪＤを見つけ出すためのヒントにはなるが、明確な診断を下すことはできない。患者がＣＪＤであるかどうかを確かめる唯一の方法は、ＣＪＤでは脳全体に海綿状の穴ができるため、患者が亡くなったあと病理剖検で脳を調べるしかない。

現在、カリフォルニア大学サンフランシスコ校のパーキンソン病と運動障害クリニックの責任者を務めているアミノフは「ジョーイのカルテを見た途端、彼に投与された成長ホルモンが汚染されていたのではないかと疑いました。そこで私は、先輩の医師たちに、ドナーとなった遺体がなんらかの脳神経疾患に罹っていたかどうか調査をすべきだと提案しました」と語った。しかし先輩の医師たちは、熱心だが経験の浅い医師の単なる思い込みにすぎないとして、アミノフの意見に耳を傾けることもせず、その提案を却下した。

フライトから六か月後、ジョーイは二一歳の誕生日を迎えることなく亡くなった。病理剖検の結果、脳には海綿状の穴が開いていた。つまり、ジョーイの死因はＣＪＤだったのだ。亡くなってから数年も経ったあと、ジョーイは汚染された成長ホルモンの注射が原因でＣＪＤに罹り亡くなったと結論付けられた。ジョーイと同じ治療を行っていた数百人以上の子どもたちにおいても、その後、同様のことが起こった。

成長ホルモン治療の話は、医学的な大発見によって治療が上手くいった例と失敗した例の、両方の事例が入り混じっている。そこには、科学者の創意工夫、医師たちの自信、そして子を想う親の必死な願いが入り混じっている。当時もっとも恐れられていたことは、治療に失敗し、子どもが成長しないことだった。しかしより恐ろしい現実、成長ホルモンが汚染されていたという悲惨な状況が明らかになるのは、何年も経ってからのことだった。

一九六〇年代の親たちは、一九四〇年代に感染症を治療する薬として、抗生物質が鳴り物入りで登場した頃は、まだ子どもであった。一九五〇年代に十代になった彼らは、地球を壊滅的な危機に陥れるかもしれないと言われていたポリオ根絶のため、ポリオワクチン接種の行列に並んだ。彼らは現代のようにポリオワクチンになんらかの副作用や毒が含まれているのではないかと警戒する懐疑主義者ではなかった。彼らは医学を信じていたし、医学が提供するものは、すべて良いものだと信じていた。

そして、彼らはある意味、誰もが活動家だった。戦争や公民権、人種差別に反対してデモ行進を行い〝自分たちは、何でも成し遂げられる〟という考えを持っていた。そこで彼らは、自分たちの権利として、ヒト成長ホルモン治療を要求した。彼らは、ヒト成長ホルモン治療がうまくいくかどうか不安ではあったが、きっとうまくいくと楽観的に考え、脳下垂体の収集といった絶望的なプロジェクトを始めたが、最終的にはＮＰＡが設立された。バーバラ・バラバンを脳下垂体の収集へと鼓舞させた楽観主義は、残念ながら成長ホルモン注射がもつ潜在的な危険性についてバーバラの目を曇らせてしまった。

新聞のトップニュースに、成長ホルモン注射によって小人症が克服できたという記事が掲載され、成

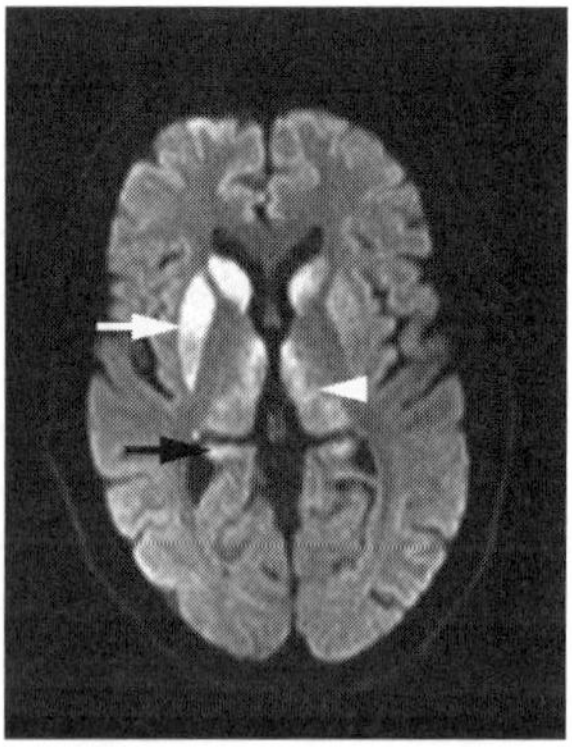

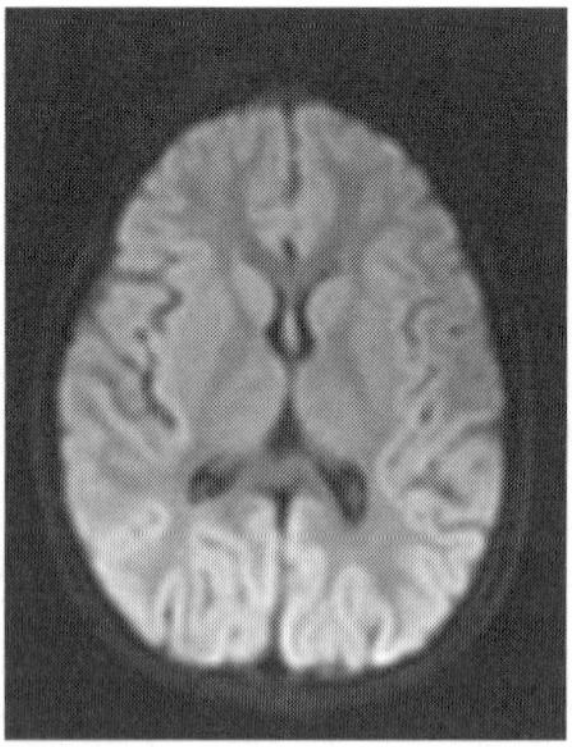

右側：遺体由来のヒト成長ホルモン注射により
　CJDに感染した脳。ロンドン大学ユニ
　バーシティカレッジMRCプリオンユニ
　ット、ピーター・ラッジの厚意による。
左側：正常で健康な脳。カリフォルニア大学サ
　ンフランシスコ校、ウィリアムP・ディ
　ロン博士の厚意による。

長ホルモン注射によって自分たちの子どもを少しでも正常な状態に近づけてやりたいと思う保護者たちと同様に、医師たちも病気を治したいと思っていた。実際医師たちは、ワクチンや抗生物質を毎日患者に投与したことで、出産後の死亡率が急落し、患者がこれまで以上に長生きできるようになった現代医学の驚異を目の当たりにしていた。そのため、医学が提供するものを熱心に患者たちに勧めた。ひょっとすると一般人よりも熱心だったかもしれない。

純粋な保護者たちや恐れを知らない医師たちにもさまざまな事情があった。ある内分泌学者は、「過去の出来事を振り返ってみることで、これまでのことはすべて簡単に理解ができる」と述べた。言い換えれば、原因特定のための明確な道筋が見えてくるのは事件が起こった後で、事件が起こる前の霧のなかの森で得た手がかりや警告は、取るに足らない雑草に見えてしまう。

ジョーイがCJDに罹患していたことが明らかになると、ジョーイの主治医だったレイモンド・ヒンツはパニックになった。CJDは非常に稀な疾患で、毎年一〇〇万人に一人の割合でしか発症しない。CJDに類似した脳神経疾患は、イギリスで起こったウシの海綿状脳症、ヒツジのスクレイピー、パプアニューギニアの部族で見られるクールー病など、多数ある。医師たちは、これらの病気を〝伝達性海綿状脳症〟という病態のひとつとして分類している。この病気は、脳を標的として伝染する可能性があり、脳に海綿状の穴をつくることが病名からわかる。

ヒンツは、ジョーイの事件が発生する二年前、ホルモン関連の研究会で、伝達性海綿状脳症に感染した脳下垂体がヒト成長ホルモンを製造する際に混入する可能性について、誰かが発表していたことを思い出した。そのときは、まったくあり得ないことだと思っていたが、今となっては現実のことだと思い知った。

一九八五年二月二五日、ヒンツは、米国食品医薬品局（FDA）、米国立衛生研究所（NIH）、NPAに対し、成長ホルモンが汚染されている可能性について懸念を表明する書簡を送った。するとNIHの行政官は、小児内分泌専門医に、これまで成長ホルモン注射を受けた患者たちの現状について、直ちに報告するよう連絡した。NIHは、ヒンツが担当していた患者がたまたまCJDを発症したのか、または汚染された成長ホルモンの注射によって発症したのか明らかにする必要があると考えたのである。

一九八五年三月八日、成長ホルモンの専門家たちはワシントンDCに集合し会議を行った。ほとんどの参加者は、成長ホルモンが汚染されていることとCJDとの関係について懐疑的で、また会議に呼ばれたことに立腹していた。結局のところ、専門家たちはたった一人の少年の症例について議論したのである。専門家たちは、汚染された成長ホルモンによってCJDが米国全土に流行するよりも、たった一人の偶発的な死が原因で、米国全土がパニックに陥り、その影響で何千人もの子どもたちが成長ホルモン治療を受けられなくなる可能性について心配していた。

脳下垂体収集の先頭に立っていた、ロバート・ブリザードは、親友であるヒンツの反応が速すぎるのではないかと思っていた。つまり、症例がたったひとつあるだけでは、全体の動向を反映しないと、ブリザードは会議で発言した。

ブリザードは、自分自身に成長ホルモンを注射していた。ブリザードが、成長に問題のある子どもたちを治療していたとき、低身長に加えて、多くが年老いたように見えたことが気になっていた。子どもたちの肌は、しわしわで、頬の脂肪も減っていた。ブリザードは、成長ホルモンの不足により、老けるのが早くなるのではないかと考えた。言い換えれば、成長ホルモンの注射により老化を遅らせることができるのではないか、あるいは、成長ホルモンの注射で若返ることが可能なのではないかと思いついた。顔のしわがなくなる？　白髪を元の黒髪に戻すことができるのでは？　とブリザードは、考えたのだ。一九八二年、レイモンド・ヒンツが成長ホルモンの汚染について警鐘を鳴らす数年前、ブリザードは、自分だけでなく数名の友人たちにも毎日一ミリグラムの成長ホルモンを注射していた。「私は二年半、友人たちは一年半ほど成長ホルモンの注射をしていたんです」とブリザードは言う。

ブリザードは、主要な代謝指標をチェックし、骨密度も測定し、さらには男性の爪までも調査していた。「私はこれらの研究成果を論文にはしていません。しかし、自分が知りたかったことを知ることができましたよ。成長ホルモンの注射で灰色の髪の毛を黒く戻すことはできないし、若々しくて魅力的ねと女性が言い寄ってくることもありませんでした」とブリザードは語った。

しかし、成長ホルモンの注射によって子どもが死んでしまう可能性などあるのだろうか？　いやいや、まったくナンセンスなことだ、とブリザードは思っていた。

レイモンド・ヒンツの未亡人であるキャロル・ヒンツは、当時のことをよく覚えていた（レイモンド・ヒンツは、二〇一四年に亡くなった）。「当時は、非常につらかったですよ。内分泌科医の何人かは、夫の成長ホルモンは汚染されているかもしれないという警告に動揺し、夫が重箱の隅をつついているのではないかと疑っていました。彼らは、成長ホルモンが汚染されている可能性を信じられなかったんだと思います。医師たちは夫に電話をかけてきて、『何をしているのかわかっているのか？　成長ホルモンに何の問題もない』と言うんです。ブリザードは、成長ホルモンを自身に注射していたけど、いまでも元気じゃないか、と。世間の人びとは、ジョーイは麻薬を使ってたとか、もしくはそれと似たようなことをしていたとか、好き勝手なことを言っていました。ただ、夫のレイモンドは、ジョーイの家族のことをよく知っていたので、そんなことは絶対にありえないと言っていました」

専門家会議のなかでブリザードが、成長ホルモンが汚染されている危険性について過小評価してから一か月後、ブリザードは、以前担当していた患者についてある医師から電話を受けた。その患者は、テキサス州ダラス出身の三二歳の男性で、ジョーイと同様に酔っぱらったような歩き方をしているかと思いきや、急速に認知症が進行し、亡くなった。彼もまた、何年にもわたって成長ホルモンを投与されていた。ただ、彼の担当医は、患者の死因を運動神経疾患、おそらく多発性硬化症ではないかと推測していた。

小児内分泌科医のマーガレット・マグリブレイは、ニューヨーク・バッファローに住む自分の元患者だった二二歳の男性の家族から同様の電話を受けた。つまり運動機能の低下、老衰、そしてその後亡くなる、というものであった。彼の病気と、投与されていた成長ホルモンとを結びつけて考えている者はいなかった。そもそも神経症状が現れたとき、誰も彼の元主治医の小児内分泌科医に連絡しようとは思わなかった。

しかしこの三つの症例は、ブリザードの態度を無関心から懸念へと変化させるには十分だった。言い換えると、神経科学者のポール・ブラウンが述べたように「これら三つの症例による新たな情報は、青天の霹靂であり、生体から抽出・精製した成長ホルモンを用いる治療を永遠に封印することにつながった」。

一九八五年四月一九日、成長ホルモンの専門家が再び招集された。今回は、ヒンツを心配性だと呼ぶ者はいなかった。FDAは、ヒト成長ホルモン療法をほぼすべて禁止した。ただし、深刻なホルモン欠乏の子どもたちは、ヒト成長ホルモンを投与しないと命にかかわるため、唯一認められた。

その後ほどなくしてFDAは、ジェネンテック社の研究室で生産された人工合成成長ホルモンに限り使用することを承認した。その結果、ジェネンテック社を小規模なスタートアップ企業から大手バイオテクノロジー企業へと躍進させた。

ブラウンは、皮肉っぽく「ジェネンテック社だけが喪に服してない」と述べた。ヒト成長ホルモン注射による治療が大失敗に至るまでは、ヒトや動物から抽出したホルモンは天然由来であり、安全だと考えられていた。一方、研究室で作られた人工合成成長ホルモンは、その安全性が懸念されていた。しかし、ヒト成長ホルモンの注射によって死者が出たあとは、その考えが一気に変わった。突然、人工合成成長ホルモンは純粋で、毒性が低いと思われるようになった。しかしＦＤＡは、成長ホルモン療法を完全に禁止したのではなく、単に注射する成長ホルモンの種類（遺体の脳下垂体から抽出・精製したもの）を別の種類（研究室で人工合成したもの）へ切り替えただけであった。

医師といえども一般人と同様に、政治や恐怖、またその時代の行動様式に左右される。一九六〇年代から一九七〇年代にかけて、遺体から精製したヒト成長ホルモンが用いられたが、これは、なんらかの病原体が含まれているのではないかという懸念が広まる前のことであった。生体組織は、既知のウイルスに感染していないかどうか検査されていたが、未知の病原体による感染を防ぐためにも用いるべきではないという視点はなかった。ある生化学者が言うように、ヒト成長ホルモンはヒトの組織で作られたものであり、ヒトの組織がほかのヒトへどうやって害を与えるのか？　という考えが当時は主流だった。しかしヒト成長ホルモン注射が、致死的な病原体を感染させたという悲劇的な現実は、一九八〇年代半ばのエイズの流行と同じ時期に明らかになった。つまり生体組織には未知の病原体が潜んでいて、それによって致死的な病気が引き起こされうることが明らかになったのである。

ＮＩＨは、ヒト成長ホルモン注射を受けたすべての患者、つまり七七〇〇人全員に連絡を取るという手間のかかる作業を開始した。しかし、患者のプライバシー保護のため、ヒト成長ホルモンを投与された患者氏名が台帳に記録されていなかったため、その作業は困難を極めた。ＮＩＨは、患者の氏名が符号に置き換えられたデータをくまなく調査し、患者のことを覚えている可能性のある医師たちを追跡した。そのなかには退職した医師もいれば、カルテが廃棄されてしまっていた場合もあった。

汚染されたヒト成長ホルモンを投与された患者を見つけ出すことは、もはや最大の問題ではなくなった。というのも、ヒトの脳下垂体から成長ホルモンを抽出したあと、研究室ではそれをひとまとまりとして貯蔵していた。つまり、どの遺体から摘出した脳下垂体を用いてヒト成長ホルモンを精製したのかを知る術がなかった。ＮＩＨは、病原体に汚染されているヒト成長ホルモンがたとえ識別できたとしても、汚染されているヒト成長ホルモンと汚染されていないヒト成長ホルモンとが混合されてしまっている現状では、誰が病原体に汚染されたヒト成長ホルモンの注射を受けたのか追跡できなくなってしまった。

非常に限られた量のヒト成長ホルモンをなんとか入手して治療できた何百人もの患者たちは、当時は幸運だと思っていた。しかし今では、自分たちがこのホルモン注射で死ぬ可能性があることを理解している。一九八七年一一月二七日、マーラー一家やバラバン一家、そしてその他数千人もの家族は、米国立糖尿病消化器腎疾患病研究所から二ページの書簡を受け取った。その書簡には、子どもたちが数年前に注射したヒト成長ホルモンの一部に致死的な病原体に汚染されたものが含まれていた、と書かれていた。そして、致死的な病原体をほかの人へ感染させてしまう可能性があるため、献血させないように警告していた。しかし、保護者たちが一番知りたかったことは、子どもたちが、この致死的な病原体に感染しているかどうかだった。

しかし、誰もその質問に対して、答えることができなかった。この病原体は、身体的な症状が出てから認知機能が低下するまでの間、何十年にもわたって脳内に潜む。一度発症すると、症状が現れてから六か月以内に死に至る。五人の死亡例が偶然だったのか、悲劇的な出来事の終わりなのか、はたまた伝染病の始まりだったのか、当時は誰にも分らなかった。いつか、時間がその答えを教えてくれるだろうと思われていた。

バラバン一家は、カリフォルニアに住んでいたときにこの書簡を受け取った。ジェフは三五歳になっていた。「私は、すぐにジェフに話さなかったと思う。夫婦でジェフにどのように伝えるべきか話し合ったように思います。また、ジェフと兄弟との関係に悪影響を及ぼさないように、どう説明するべきか非常に注意を払いました」と母親のバーバラは言った。ただバラバン夫妻は、〝致死的な脳疾患〟という言葉を用いて説明したかどうかについては覚えていなかった。

ニューオーリンズの弁護士であるラリー・サミュエルもヒト成長ホルモン注射を受けていた。「パニックや怒りはありませんでした。しかし私の質問に、ボブ（ブリザード）は率直に答えてくれて、いつも私のことを気にかけてくれていました。ええと、そうですね、たぶん五年前のハリケーン・カトリーナのあと、私たちはここで生活を始めましたが、私は震えを起こしたため病院に行ったところ、パーキンソン病ではないと診断されました。そこで私は、ブリザードに連絡し『震えは、ＣＪＤと関連があるのですか？』と質問したのです」

デビッド・デイビスは、ヒト成長ホルモン注射を受けたジャーナリストだ。デイビスは、ヒト成長ホルモン注射を受けた患者たちにインタビューし、次のように綴った。「患者たちとのインタビューで感じたのは、私たちをこの混乱に巻き込んだ人びとは、完全に私たちを見捨てたというものだった。実際、彼らは、多くても年に一度しか最新情報を送ってこない」

汚染されたヒト成長ホルモンのニュースは、世界各国で報道され、米国内だけの問題なのか、世界的な問題なのか注目されていた。そして悪い予想は的中した。世界に目を向けると、似たような死亡例が発見されはじめた。ヒト成長ホルモン治療を受けていた英国の若い女性サラ・レイが、一九八八年ＣＪＤで亡くなっていた。別の症例が発見される可能性が考えられたが英国政府は、国民を恐怖に陥れたくなかったため、当初は患者たちにヒト成長ホルモン注射について警告をしなかった。

その後、オーストラリアでも死亡例が報告された。オーストラリア政府は、ヒト成長ホルモンの汚染の可能性について患者に伝えるかどうかは、医師の判断に任せるとした。

その後すぐ、ほぼ全世界で、遺体からヒト成長ホルモンを抽出・精製する事業が閉鎖された。また英国、ニュージーランド、香港、ベルギー、フィンランド、ギリシャ、スウェーデン、ハンガリー、西ドイツ、アルゼンチン、オランダでは、ヒト由来ホルモン薬を扱う専門商社が閉鎖された。ただし、フランスだけは事情がちがった。

フランス脳下垂体機関長の小児科医ジャン・クロード・ジョブは、人工合成成長ホルモン注射に切り替えるのではなく、ヒト成長ホルモンを抽出する際、精製工程を追加してこれまで以上に純度を高めることにした。その後三年間ジョブは、ヒト成長ホルモンの産生を続けたが、そのことがのちのちジョブを苦しませることになった。

もちろん、ヒト成長ホルモン治療に当初から反対していた人もいた。エジンバラの神経病因学ユニットの責任者であるアラン・ディッキンソンは、ヒツジのＣＪＤであるスクレイピー病の専門家だった。一九七六年、ディッキンソンは英国医学研究審議会へヒトの脳下垂体がＣＪＤに感染している可能性を警告する書簡を送付していた。ディッキンソンは当時を振り返り「誰も気にも留めなかったね」と語った。

カリフォルニア州トーランスにある、ハーバー・UCLAメディカルセンターで、脳下垂体ホルモンを抽出・精製する研究室を主宰していたアルバート・パーローも、ヒト成長ホルモン治療に反対していた。ディッキンソンがヒト成長ホルモン注射の危険性について警鐘を鳴らしていた頃とほぼ同時期に、パーローは、米国の施設で用いられている抽出法では、ヒト成長ホルモンを純度高く精製できないと懸念していた。しかしヒト成長ホルモンを抽出したあと、精製工程を追加すると、成長ホルモンの収量が減ると考えられていた。これは、ホルモンの供給源である遺体の脳下垂体の数が非常に限られていたため、常に心配されていたことだった。しかし、パーローの精製方法は、これまでの抽出方法以上に、非常に純度の高いヒト成長ホルモンを抽出できると、パーロー自身信じていた。

二〇一一年に発表された、一九六三年から一九八五年の間にヒト成長ホルモン注射を受けた五五七〇人の追跡調査結果は、パーローの懸念を裏づけた。一九七七年、NPAは、脳下垂体からのヒト成長ホルモンの抽出・精製方法をすべてパーローの研究室で開発した方法へと切り替えた。これは、安全上の懸念からではなく、パーローの抽出・精製方法がほかの研究室の方法よりも、より多くのヒト成長ホルモンを抽出できたからである。これまでの標準的な抽出・精製方法では、一つの脳下垂体から一ミリグラムのヒト成長ホルモンしか抽出できなかったが、パーローの精製方法では、七ミリグラム抽出できた。また、二〇一一年に発表された調査結果では、米国内でCJDを発症した二二人の患者全員が、パーローの精製方法ではない方法で精製されたヒト成長ホルモン注射を受けていたことがわかった。この結果から、米国疾病管理予防センター（CDC）とNIHの調査チームは、パーローが用いていたヒト成長ホルモンの抽出・精製方法が、CJDの発症を引き起こすなんらかの物質を「大幅に削減または排除」したと結論付けた。NPAのサルヴァトーレ・ライティ長官は「抽出・精製技術が向上し、ホルモンに関する知識も向上したため、その後、パーローの方法で抽出・精製されたヒト成長ホルモンの注射を受けた患者からCJDの症例が出ていない」と述べた。

今日でも、NIHは米国内でヒト成長ホルモン注射を受けた患者たちを追跡し続けている。追跡が始まった一九八五年以来、注射した七七〇〇人中、三三人の死亡例があった。一方フランスでは、注射をうけた一七〇〇人中、一一九人もの死者がでた（ほかのすべての国を合わせた数と同等の死亡数であり、最悪の発症率である）。英国では、注射を受けた一八四九人のうち七八人が死亡し、二〇一七年八月に一人がCJDと診断され生存している。ニュージーランドでは、注射を受けた一五九人のうち一六人が死亡した。オランダとブラジルはそれぞれ二件の死亡例が報告されている。オーストリア、カタール、アイルランドはそれぞれ一人の死亡例が報告されている。すべてにおいてCJDが死因だった。

米国の数家族が、主治医やNIHを告訴した。しかし、医師個人またはNIHという組織の過失や過誤についての罪を問うことはできなかった。裁判所は、医師たちが標準的な医療行為を実践しただけだと認定したため、家族たちの主張は棄却された。

一九九六年、英国の裁判所は、患者たちの主張を支持する判決を下した。死亡した人の家族だけでなく、汚染されたヒト成長ホルモン注射を受けた可能性のある人をすべて補償するために七五〇万ドルの支払いを国に命じた。

二〇〇八年、フランスの患者の家族のグループは、過失致死罪で七人の医師と製薬会社を訴えた。し

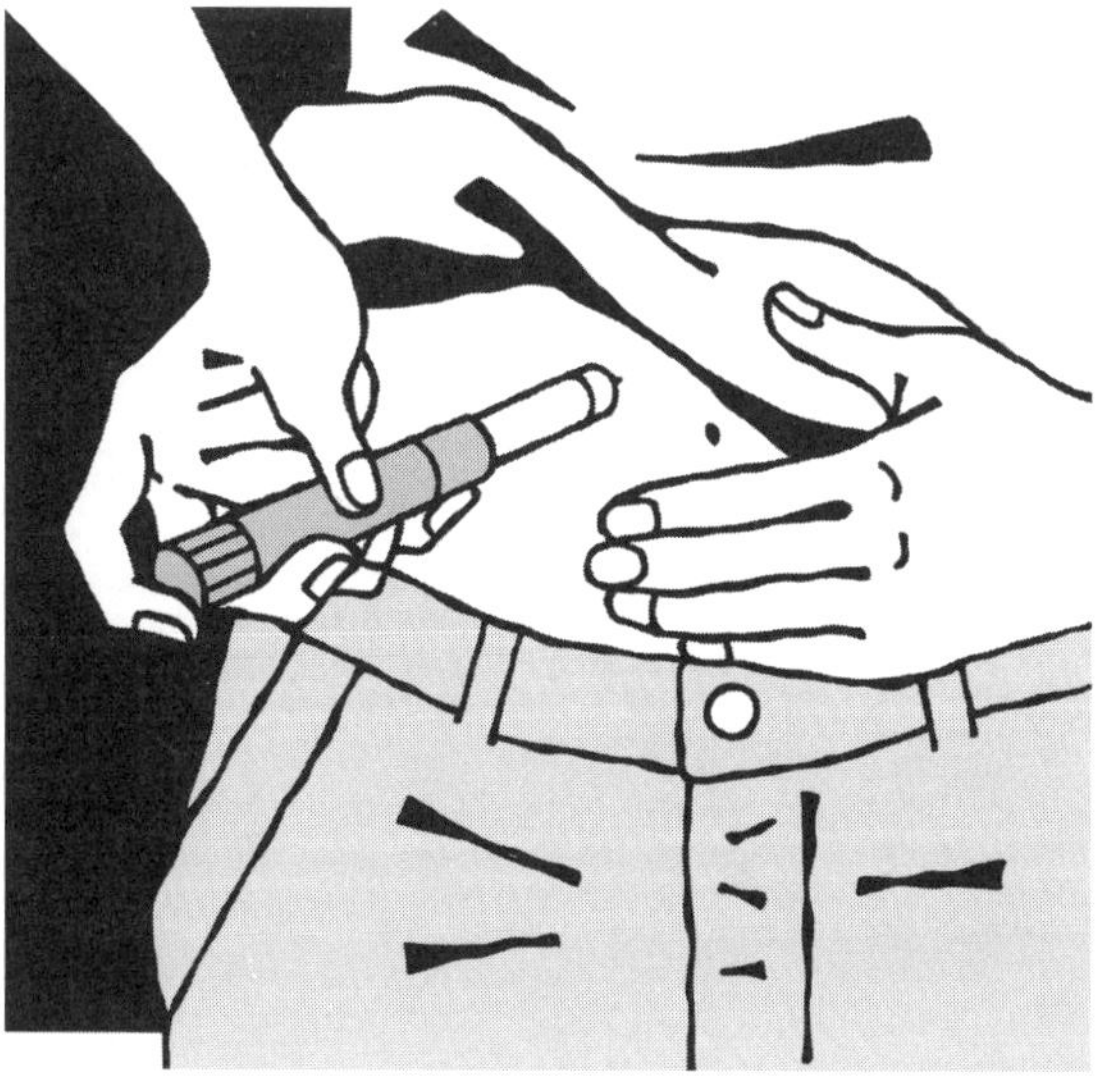

かし家族のグループは敗訴した。「この事件から何の教訓も得ていないことを恐ろしく思います。新しい治療法が、若い人たちや次世代の子どもたちに与える影響について、科学的、医学的に十分な注意を払わなければ、今後、この一件より大規模な問題に直面することになるでしょう」と患者の家族たちの証人を務め、エイズの原因となるヒト免疫不全ウイルス（ＨＩＶ）の単離でノーベル賞を受賞したリュック・モンタニエは談話を発表した。

ヒト成長ホルモンの注射による悲劇を、医療関係者全体のせいにするのは簡単だ。しかしブリザードを含む多くの医師たちは、害よりも善によって科学が推進されると信じている。ジェフ・バラバンは、ラリー・サミュエルとともに幸運だった。彼らはヒト成長ホルモン注射によって数インチ身長が伸び、治療の副作用に苦しむこともなかった。ヒト成長ホルモンをめぐる一連の歴史のなかでヒーローがいるとすれば、それは一見あり得ない関連性を発見したレイモンド・ヒンツだ。ヒンツの患者であったジョーイ・ロドリゲスが非常に珍しい脳の病気で亡くなったとき、普通の医師たちは「不運だった、生まれながらの先天的な遺伝子変異によるものか、あるいはどこかで非常に稀な感染症に罹ったのかもしれない」ということしか推測できなかった。しかし、ヒンツにはこの謎を解くための二つのヒントを手にしていた。それは、数年前の研究会で伝達性海綿状脳症に感染した脳下垂体がヒト成長ホルモンを製造する際に混入した可能性があるという発言を覚えていたことと、そして何よりジョーイとその家族のことをよく知っていたことだった。ジョーイが病気になったとき、ヒンツはジョーイのそばにいて、話を聞き、観察し、そして重要な手掛かりを収集した。これは、血液検査といったものだけに依存するのではなく、医師が患者の声を聴くことが大切であることを示している。ヒンツは、何年も発見されずにいたかもしれない謎を解明するために、正しく警鐘を鳴らしたのである。

11章　頭がかっかする：更年期の謎

産婦人科医のフローレンス・ヘーゼルタインは、女性の健康も男性と同じように守られるべきだという信念を持っていた。彼女は、女性健康学会を設立し、米国女性科学委員会のメンバーを務めた。米国立衛生研究所人口研究センター長、イェール大学の准教授であり、医学博士号だけでなくマサチューセッツ工科大学で生物物理学の博士号も取得していた。そんなヘーゼルタインは、『更年期障害：その評価と治療、健康に及ぼす問題（原題：Menopause: Evaluation, Treatment and Health）』の共著者でもあったので、医学の専門家たちの話を耳にする機会も多かった。

自身の更年期症状に気づいたヘーゼルタインは、周囲を驚愕させる治療法を選択したが、自身の治療体験について自著ではいっさい言及しなかった。

その治療法とは、子宮の摘出手術であった。ヘーゼルタインの子宮に筋腫《きんしゅ》やがんはなく、医学的にはまったく行う必要がなかった。一九九〇年の夏、四八歳だったヘーゼルタインは、産婦人科医をなんとか説得してその治療を受けた。

手術を決断したとき、ヘーゼルタインはすでにイェール大学を辞めていたが、夫と娘たちと暮らす自宅のあるニューヘイブンから、メリーランド州ベセスダにある米国立衛生研究所（ＮＩＨ）まで毎週末、五〇〇キロの距離を往復していた。ヘーゼルタインは、議論から逃げるような人物ではないが、自分の決断が論争やゴシップのネタになることは好まず、また元職場の同僚に迷惑をかけたくなかったので、イェール大学で手術を受けることは避けたかった。そこで、かつて自分が医師として臨床実習をしていた病院で手術を受けることにした。「私はボストン（訳注：ニューヘイブンから約二二〇キロ北東）にいる仲の良い産婦人科医に電話し『労働者の日（祝日）の前までに手術してほしい』と伝えました」

突発的な発汗や動悸、顔面紅潮を和らげるため、ヘーゼルタインは、エストロゲンの服用を希望していたが、エストロゲンには子宮内膜にがんを引き起こすリスクがあったため、子宮全摘出手術を決断した。つまり、子宮さえ体内に存在しなければ、安心してエストロゲンを服用できる。

「月経期間中にもひどいほてりを感じていたので、一九八〇年代に行われていた更年期障害に対するホルモン療法のすべてのデータを見返していたところ、私の望む治療法がそのなかにありました」と手術から数年後、ヘーゼルタインは当時を振り返って話した。

データを見返して、ヘーゼルタインは、手術せずにエストロゲンとプロゲステロンを同時に服用する治療法があることを知っていた。プロゲステロンは子宮がんのリスクを軽減するが、彼女はプロゲステロンの服用を希望しなかった。「プロゲステロンは気分を悪くさせるし、経血量も増えます。プロゲステロンの服用でどれだけつらい思いをするのかうまく説明できないのですが、いずれにしてもプロゲステロンだけは服用したくなくって、でもエストロゲンだけはどうにかして服用したい。そこで子宮全摘出手術を選択しました。摘出手術を受ければ、子宮頸《けい》がんになるリスクは無くせます。六〇年代、私には多くの恋人がいました。だから子宮を摘出すれば、エストロゲンとヒトパピローマウイルス（ＨＰＶ）によるがん発症リスクを両方とも軽減でき、一石二鳥だと思ったんです」。子宮を摘出すれば、子宮の入り口に生じるがん、つまり子宮頸がんにはなり得ない。なおこの子宮頸がんは、性感染症ウイルスの一種であるＨＰＶの感染によって発がんリスクが上昇することがわかっている。

子宮全摘出手術後、ヘーゼルタインは毎日一ミリグラムのエストロゲンを服用している。

ヘーゼルタインが、更年期障害の症状をなんとか軽減しようと格闘しているころ、米国自然史博物館の文化人類学者ヘレン・Ｅ・フィッシャーは「中年期におけるホルモン濃度の変化は素晴らしい」と称賛する記事をニューヨーク・タイムズ紙のオピニオン欄に寄稿した。フィッシャーは「更年期の女性は、エストロゲン濃度の低下とテストステロン濃度の上昇によって、職場で自己主張ができるようになり、また攻撃的になる。そのため更年期の女性に生じる生物学的な変化は、女性たちが権力に対する関心を高め、その権力を行使する能力も高める」と主張した。

「自信が高まることで勢いづいた団塊世代の女性が、政治的な管理職ポストを得やすくなるかもしれない」ともフィッシャーは主張した。確かにそうかもしれないが、記事のなかでフィッシャーの主張をサポートする科学的根拠は一切示されていなかった。彼女は、女性に対して加齢に伴う身体的変化と職場環境の変化を前向きにとらえてほしいと思っていただけかもしれないし、あるいは、更年期の女性は、職場でこれまで以上に貢献できるため年齢を重ねても離職するべきではないと伝えたかっただけなのかもしれない。

ただし、フィッシャーは更年期に対して楽観的だったが、多くの女性にとって閉経によって起こる更年期障害は、十代から閉経までの間、つまり月経がある間に経験したことがないような、新しい内

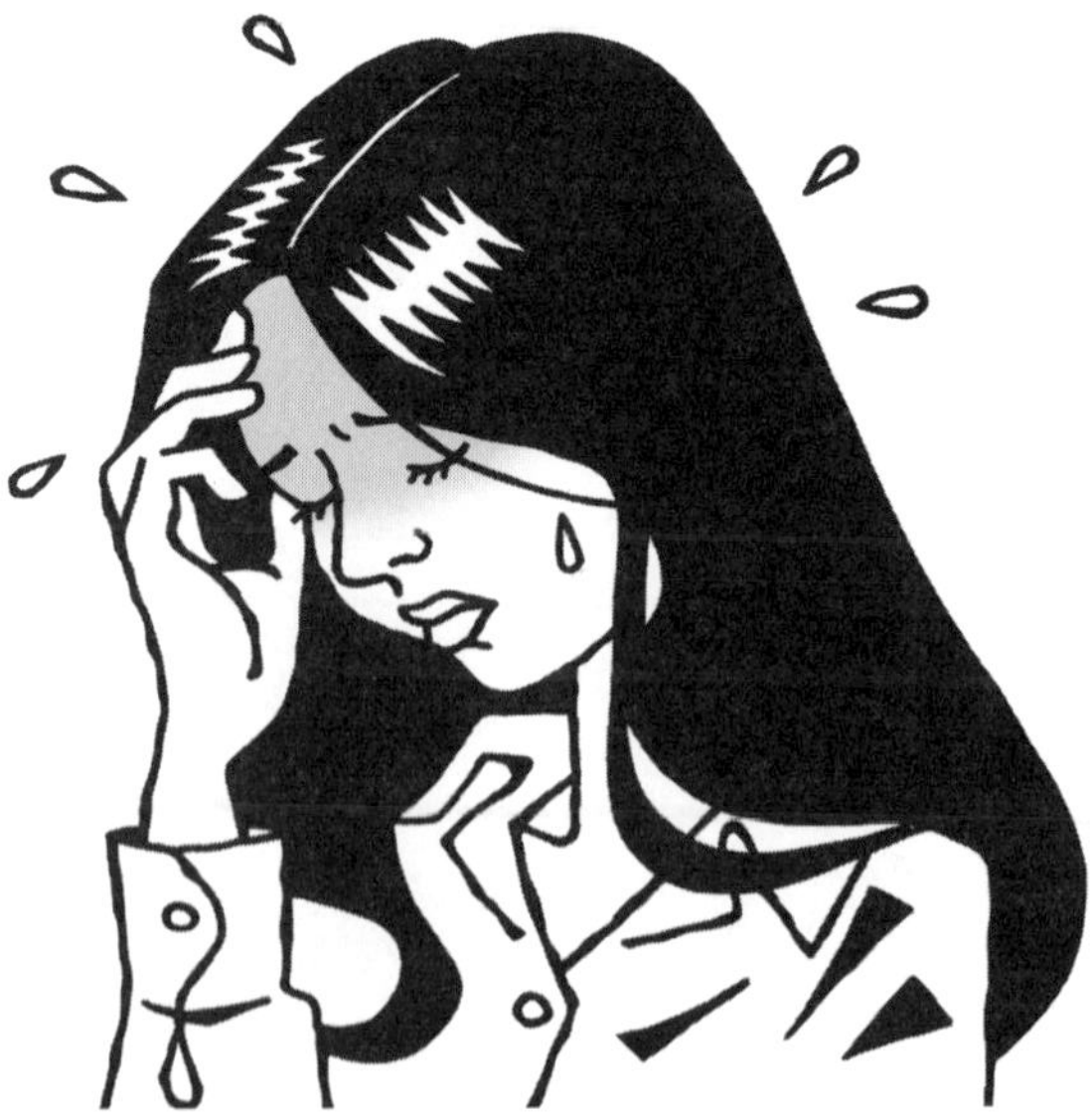

なる怒りに悩み苦しめられる。具体的には、心のなかで下品な独り言が増え、ときにはそれが実際に口から言葉として出てしまったりもする。

更年期障害の症状のひとつに、身体のほてりがある。身体のほてりは、〝Hot flash（ホットフラッシュ）〟とよばれ、さも症状は短時間で落ち着き、大したことがなさそうだが、実際にはお腹のなかに熱を放つ暖炉があって、うだるように暑い状態とも例えられる。女性の約八割は、五〇代に差し掛かると身体がほてりはじめ、その状態がおよそ数年間続く。〝Hot flash（ホットフラッシュ）〟が、日中だけでなく、夜通し続くこともある。ちなみに、イギリスで、〝Hot flush（発音は同じホットフラッシュだが、flushはトイレの水を流すという意味）〟というと、トイレを流すことを思い浮かべてしまうが、flushには、更年期障害のようにだらだら続くという意味合いも含まれている。

一部の女性では、上記のような症状が不運なことに何十年も続き非常につらい思いをするが、更年期症状がまったく起こらずに閉経だけ経験する女性もいる。いずれにしても更年期では、異常な体温変化、気分の乱高下、倦怠感、性欲減退などが見られる。そのような女性は、周囲からは、気難しく、怒りっぽく、意地悪でよく文句を言い、けんか腰のように見えてしまいがちである。

一九九〇年代からの十年間、ちょうどヘーゼルタインが手術を受けた頃は、〝更年期に対する見方〟が大きく変化した時代だった。更年期障害に関する情報を求める女性の多くは、かつて、より安全な経口避妊薬を求めていたが、彼女たちの懸念も子どもを出産しにくくなる年齢に近づくとともに、避妊に関するホルモンから更年期障害に関するホルモンへ移行しつつあった。また、更年期障害に関連する問題は、トップニュースで扱われ、夕方のニュースでもピックアップされ、さらにはテレビドラマでも扱われるようになった。一九九〇年代よりも前では、更年期障害が話題に上らなかったわけではないが、一九九〇年代以降とりわけ一九九一年に、女性初のＮＩＨ長官としてバーナディーン・ヒーリーが就任したことで、女性の健康に関する研究に対し研究資金が大量に投入されるようになったため、更年期障害が世間に認知されるようになった。

ＮＩＨで行われたいくつかの研究から、更年期後にあるホルモン薬を服用すると更年期症状が緩和されるだけでなく、アルツハイマー病や心臓疾患などの中高年で起こる疾患を抑制できる可能性が報告され、医師や製薬会社はその研究成果から何かしら利益が得られるかもしれないと期待に胸を躍らせた。しかし、更年期の女性たちは、第一に更年期とどう向き合えばよいのか、そして第二に加齢によって体内で何が起こるのかほとんどわかっておらず、不安に苛まれていた。

ウェイン州立精神科・産婦人科教授のロバート・フリードマンは、現在では〝身体のほてり〟研究の第一人者だが、それ以前は更年期障害とは何ら関係のない研究を行っていた。一九八四年、寒い日に手足、とくに両手指が痛み、しびれが生じる原因不明のレイノー症候群疾患をバイオフィードバック法により治療できないかという研究に取り組んでいた。「ある金曜日の午後、ある大学院生が研究室にやってきて『先生の論文を読み、寒がる女性を温かくすることができるのを知りました。では今度は逆に、ほてりを感じている女性からそれを取り除くことはできますか?』と聞いてきたのだ」と、フリードマンは振り返った。

大学院生がいう女性とは、彼女の母親のことで、ほてりに苦しんでいた。フリードマンは、更年期障害についてほとんど知識がなかったが、その謎を解明することに興味を持った。そこで地元の新聞に広告を出し、実験に参加してくれるボランティアを募った。数名参加してくれれば良い方だと思っていたが、安眠のため、汗をかかずに済むのなら、更年期障害の謎を解明する研究に、是非参加して役に立ちたいという非常に多くの女性たちからの応募があった。

フリードマンは、試行錯誤を繰り返し、ほてりを人為的に起こす方法とそれを客観的に測定する技術を開発した。実験は、少しずつ暑くなる部屋にリクライニングシートを用意して、そこに横たわった被験者を、電気毛布のように暖かくなる温水の入った毛布(新生児や実験動物に使われるようなもの)に包んだ状態で行われた。ほてりを厳密に測定するため、被験者の胸に、心電図を測定する際に用いられるリード線を取り付け、皮膚の電流コンダクタンスを測定した。汗をかくと、汗に含まれる塩分が皮膚のコンダクタンスを上昇させるので、これをほてりの情報として記録した。一方、被験者の体内温度は、アスピリン錠剤ほどの大きさの飲み込める温度計を用いた。この温度計は、口から肛門へ移動するまでの間、被験者に取り付けたベルト状の受信機や実験室内に取り付けた受信機に体内温度の情報を三〇秒おきに送信するように設定されていた。「この体内体温計は、腸内を通過し、便とともに体外へ排出される。そのため体内体温計を回収する必要はない。ただ、実験当初は、この体内体温計が正しく機能しているかを調べるために、優秀なチーフエンジニアだったサム・ワッソン（故人）が、便から体内体温計を回収し、その内部の機械をくまなく調べ、まったく問題なく動作することをチェックしていた」とフリードマンは話した。

どのようにすればほてりを軽減できるか、フリードマンはありとあらゆる方法を試した。その結果、最も効果的だったのは一日二回、一五分間深く腹式呼吸することだった。「この方法で日中のほてりがかなり軽減されることがわかったが、残念ながら、夜に起こるほてりは軽減できなかった。夜のほてりを軽減させる方法は今のところ、まだわからない」と彼は述べた。

体温が低下すると体を温めるために震えが起こり、体温が上昇すると体を冷やすために発汗が起こる。更年期障害の女性では、体温を調節するためのこの反応が起こる閾値が極端に小さい。普通の人は、体内深部体温が華氏〇・五度（約〇・二八℃）程度の小さな変化に対して何も気づかないが、更年期障害の女性では華氏〇・五度からごくわずかに体内深部温度が上昇するだけで、滝のような汗が出る。そのため、更年期障害の女性では、普通の人が気にならない程度の部屋の温度の上昇でも、体を冷やすためにあおいだり、夜にほんの少し室温が上がっただけでも、ブランケットやまくらを蹴飛ばしたりしてしまう（ただし、ブランケットやまくらを投げつけられたパートナーは、ぐっすり眠れなくなるので、たまったもんじゃない）。

ほてりはエストロゲンの濃度が低下すると起こるため、これら二つの間になんらかの関係があると考えられていたが、エストロゲン濃度の絶対値ではなく、エストロゲン濃度が低下することが重要であることがわかった。つまり、慢性的にエストロゲン濃度の低い女性では、ほてりを感じない。そこで、慢性的にエストロゲン濃度の低い女性にエストロゲンを投与して濃度を一時的に上昇させ、その後エストロゲンの投与をやめると、人工的にほてりを引き起こせることがわかった。また、ほてりの最中には、〝闘争・逃走〞を調節するホルモンであるアドレナリン濃度も増加することがわかった。つまり、更年期の女性は、とくに暑くて閉ざされた空間では、閉経前に経験したことがないほどのひどい不安を感じ、パニックに陥った状態にあるともいえるのである。

しかし、これら生理的な反応（エストロゲン濃度の低下、アドレナリン濃度の上昇、血管拡張）が明らかになったにも関わらず、ほてりとどう関連するか、つまり、エストロゲン濃度の低下が、どのようにアドレナリン濃度の上昇を引き起こすのか、またはこの過程にまったく別のホルモンが関与しているのか？　といったことは、いまだに不明である。

皮膚の温度受容体と深部臓器とを、神経とホルモンの複雑なネットワークがつなぐことで、ヒトの体温を調節している。気温の変化によって身体が受けた影響を測定することは可能だが、体温の変化がどのような過程で起こるのかについては、クモの巣がどのような過程を経て作られたのかを解読するようなもので、それを解き明かすのは非常に難しい。

研究する上で大きな問題となるのが、ほてりを研究するための適切な動物モデルが存在しないことである。ほてりが生じる動物は、どうもヒトだけらしい。「アカゲザルを使って、人工的にほてりを引き起こせないかと、いろいろ試しました。卵巣を除去したり、エストロゲンの濃度を低下させたり、はたまた体を温めたりして、四年もの歳月を費やしましたが、どれもうまくいきませんでした」とフリードマンは話した。

メスのシャチは、一二歳頃に出産し、三〇代後半から四〇代にかけて出産しなくなる。その後、八〇代まで生きる。そのため、シャチもヒトと同様にエストロゲンなどのホルモン濃度の変化が起こり、更年期を経験し、ほてりなどを感じている可能性が考えられている。しかし、その仮説が正しかったとしても、フリードマンにとっては意味をなさない。というのも、フリードマンには、自分の研究室で行う実験に参加してくれるボランティアは必要だが、更年期のシャチを自分の研究室で扱うことなど不可能だからである。

フリードマンが、ほてりを人為的に引き起こそうとチャレンジしていた頃、アリゾナ大学病理学教授のナオミ・ランスは、更年期障害の細胞レベルでの発症機構を死亡した女性の脳を用いて調べていた。なおランスは、一九八〇年代に医師臨床研修を終え、思春期のホルモン濃度変化に関する研究で、神経病理学の博士号をジョンズ・ホプキンス大学から授与されたところだった。彼女の研究の興味は、思春期から自身の加齢とともに起こる問題である更年期障害へと変わっていった。

アルツハイマーやがんなどの病気に罹患していた患者の脳は、解析する上で考慮すべきことが増えるため、病気に罹患していない脳を収集する必要があった。また、解析に必要な脳部位を損傷させないように脳組織をきれいに頭蓋骨から取り出す必要があったため、自分自身の手術技術しか信用せず、病理学者に頼ることもしなかった。そのため、死後の脳から標本を収集するのは困難を極めた。

ランスが必要とした脳組織は、脳の奥底に存在する。それは、生殖制御ホルモンを産生する視床下部と、視床下部から垂れ下がっていて、視床下部と同様に生殖制御ホルモンを産生する脳下垂体だった。「神経病理学者としての私の仕事は、検死解剖の際、脳を無傷で取り出し、脳の切片を作成し、何が起こりどうして死んだのかを調べることです。そのため、自分自身の手で患者の脳組織を摘出しました。とくに、ちぎれやすい脳幹に注意を払って、脳組織全体を摘出する必要がありました。さらに私の研究では、死後、時間が経過すればするほど、私の調べたい脳領域に存在する細胞が変化してしまう可能性があったため、死後十六時間以内に摘出する、最大でも二四時間以内が限度で、脳組織を収集する必要があったのです」とランスは語った。

若い女性三名と高齢の女性三名の脳標本を比較検討した最初の小規模な研究から、視床下部のニューロンの大きさを比較すると、高齢の女性は若い女性に比べて三〇%も大きいという明確な差があった。「まるで昼と夜のようなちがいでした」とランスは説明した。更年期の女性の視床下部ニューロンが、ブルーベリーほどの大きさであるのに対し、更年期前の若い女性では、ケッパー（訳注：スモークサーモンやマリネに入っているセイヨウフウチョウボクのつぼみのピクルス）ほどの大きさしかないという画像とともに、一九九〇年七月号の米国内分泌学会の機関紙であるＪＣＥＭ（Journal of Clinical Endocrinology and Metabolism）に掲載された。

ランスは、フィードバックループによる女性ホルモン濃度調節機構について解析した。なお、この研究成果は、経口避妊薬の開発にもつながった。ランスの仮説は、更年期になるとニューロンがエストロゲン濃度の低下を感知し、エストロゲン分泌を調節するニューロンを興奮させるように作用するが、そもそも更年期では卵巣が機能していないため、エストロゲンの濃度が上昇しない。その結果、ニューロンは「エストロゲンがもっと必要だ」というメッセージを常に発信し続けるため、更年期の女性では、視床下部のニューロンの大きさが大きくなるのではないかと考えていた。

この仮説を検証するため、更年期前と更年期に亡くなった女性、それぞれ三人ずつ計六人の脳をランスは、解析した。解析の結果、更年期の女性では、ニューロンが膨張していて、さらにエストロゲン受容体が多く発現していることを見出した。また、この構造的な変化に関係しているかもしれない物質として、ニューロキニンBを見出した。

最近、イギリスの研究チームがニューロキニンBを女性に注射すると、ほてりが生じることを発見したが、その詳細な分子メカニズムについては不明である。現在では、視床下部に存在する膨張したニューロンが、女性の体温制御機構を乱すと考えられており、体温制御機構のしくみの大枠が解明されつつある。また、ニューロキニンBの阻害薬が、ホルモンを用いないほてりの新たな治療法になる可能性があるため、現在、臨床試験が行われている。予備試験の段階では、非常に良好な結果が得られている。

一九九〇年代、ランスは、自分の研究成果が更年期障害に苦しむ女性にとって、新たな治療法の開発に結びつくことを期待して、更年期障害が脳機能に与える影響について解析を進めていた。ランスは、ニューロンの形態やタンパク質の解析をしていたが、同じ頃別の研究グループは、女性ホルモンの作用に注目し、更年期における病気の発症リスクについて解析を進めていた。たとえば、若い女性と比較して高齢の女性では、エストロゲン濃度が低く、心臓発作、アルツハイマー病、骨粗しょう症、そしていくつかのがんに罹患しやすいことがわかった。エストロゲン濃度が低いと、これらの疾患が発症するという因果関係があるのだろうか？　言い換えると、エストロゲンは、若い女性を病気から守っているのだろうか？　もしそうならば、高齢の女性は、エストロゲンを服用することで病気を予防することができるのだろうか？

これらの研究から、更年期は加齢による自然現象ではなく、糖尿病のようなホルモン疾患のひとつとして考えられるようになった。その影響で、その後は、体内で不足しているホルモンを補充する〝ホルモン補充療法〟の効果についての研究成果がつぎつぎに報告されるようになった。ホルモン補充療法の成果について気にしている人にとっては、目まぐるしいニュースの連続であった。

ホルモン補充療法に対しては、「良いものだ」、「悪いものだ」、「ホルモン剤を数年間だけ飲めばよい」、「ホルモン剤を持続的に飲み続ける必要がある」、などとさまざまな見解が述べられていた。一九七〇～一九九二年の米国内の統計調査を一九九七年に分析した結果、黒人女性は白人女性と比べて、この期間にホルモン補充療法を受けていた割合が約六〇％低いことが明らかになった。別の研究では、一九九〇年代前半にホルモン補充療法を受けた三万人以上の人びとについて詳細に分析したところ、治療を受けた人の数は増加したにも関わらず、白人女性は黒人女性よりも、二倍もホルモン補充療法を受けていた。民間医療保険に加入している患者は、メディケード（訳注：アメリカ合衆国連邦政府と州政府が保険料を負担し、州政府が運営する低所得者向け医療費補助制度）の患者よりも、八倍もホルモン補充療法を受けていた。つまり、ホルモン剤を服用しているのは、白人の上流階級の人たちであることがわかった。これ

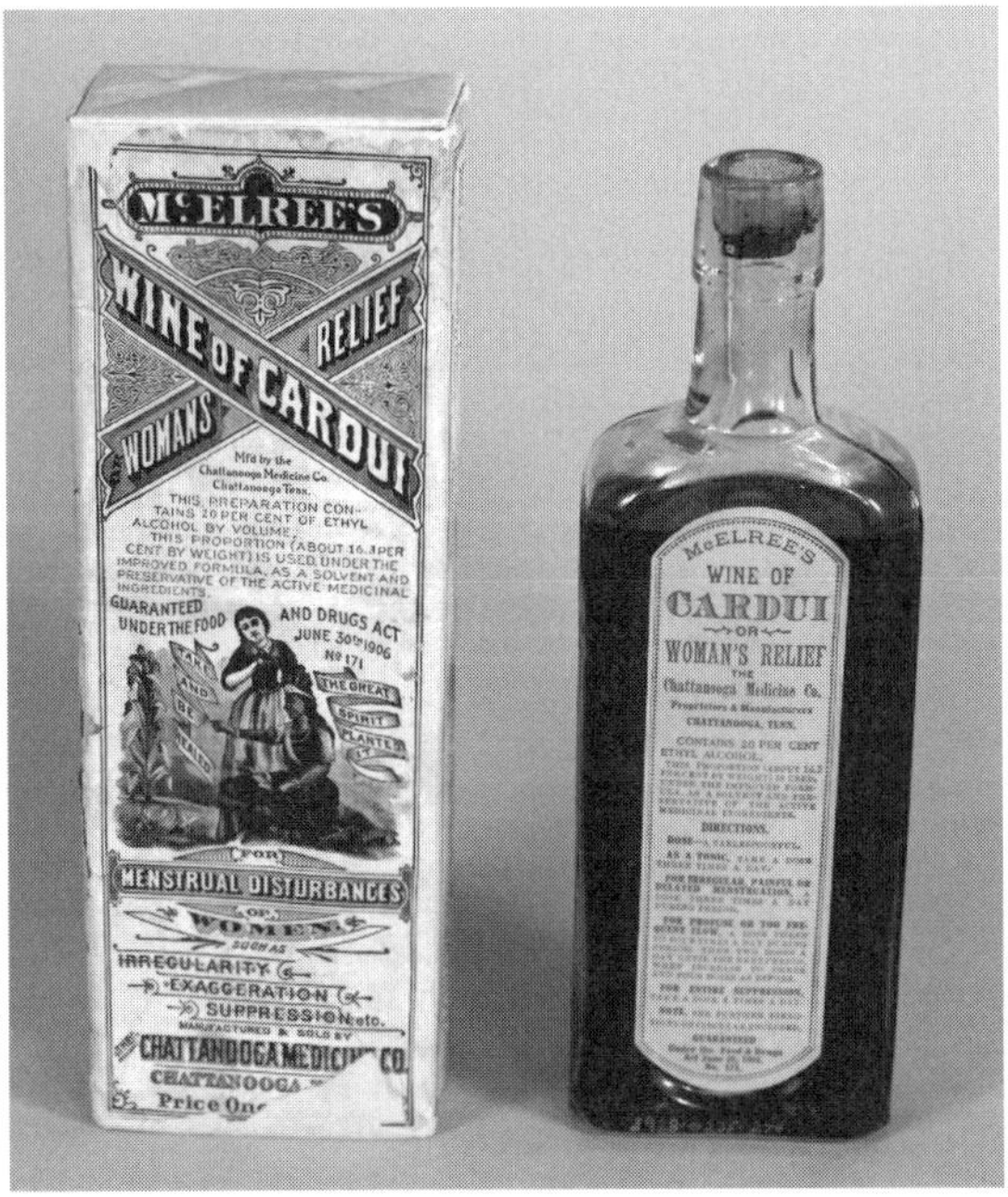

月経不順や〝人生の激変（change of life）〟（二〇世紀初頭には更年期のことをchange of lifeとよんでいた）には、マクリーのワイン・オブ・カルドイ(McElree's Wine of Cardui)。スミソニアン研究所国立アメリカ歴史博物館医学・科学部門より

は製薬会社が白人の上流階級の女性を販売ターゲットにしたためだろうか？　あるいは、白人の上流階級の女性たちが、更年期障害の治療薬を求める傾向が強かったのであろうか？

二〇〇四年には、歴史学者と科学者が、もし〝ホルモン補充療法〟ではなく〝ホルモン操作療法〟とよんでいたら歴史は変わっていたのだろうかという話題について、二日間にわたって議論した。歴史が変わっていた可能性はおおいにあるかもしれないが、そもそも自社の製品を〝操作療法〟と名づける営業担当者などいないだろう。

一九一〇年から一九二〇年代には、ウシやヒツジの卵巣の抽出物が、更年期のほてりや頭痛に苦しむ女性たちの治療のために使用されていた。マクリーのワイン・オブ・カルドイ（McElree's Wine of Cardui）は、一日三回服用するだけで、月経不順や更年期障害（当時の別名で〝人生の激変〟）の軽減に役立つとして宣伝されていた。ちなみにワイン・オブ・カルドイには、二〇%のアルコールが含まれていた。一九四〇年代初頭から一九五〇年代にかけて患者たちは、精製されたエストロゲン薬を処方されるようになった。一九六八年に出版されたロバート・ウィルソンの著書『フェミニン・フォーエバー（原題：Faminine Forever)』では、エストロゲン薬の服用によって更年期症状の緩和だけでなく、いつまでも若々しく輝き続けられるとして勧められていたので、エストロゲン薬は当時絶大な人気を博した。「女性は誰一人として、年齢に伴う体力低下から逃れることはできない。しかし、解決策はある。（もう卵巣からエストロゲンは供給されないので）エストロゲン薬を服用して体内にエストロゲンを補充さえすれば更年期後の急速な体の衰えは食い止められる。女性の身体は男性と同じように、若々しさを維持できる」とウィルソンは自著のなかで説明していた。しかしウィルソンは、三つの製薬会社から支援を受けて、ウィルソン財団を設立していたことについて本のなかで一切触れなかった。その三社とは、シアーレ社（経口避妊薬エノビットを開発）、アヤスト社（エストロゲン薬プレマリンを開発）、アップジョン社（合成プロゲステロン薬であるプロゲスチン（製品名はプロベラ）を開発）だった。ウィルソンの本は、これからエストロゲン薬を服用しようか悩んでいる人へ専門家からのアドバイスという触れ込みで出版・販売されていたが、実際には製薬会社が開発した薬の壮大な広告であった。

更年期のホルモンの話は、いろいろな意味で経口避妊薬の延長線上にある。というのも、どちらも同じ、エストロゲンとプロゲステロンの混合物だからだ。この混合物は、更年期障害で服用する場合、〝ホルモン補充療法〟とよばれる。経口避妊薬とホルモン補充療法は、かつてどちらも女性のために開発された薬だとしてもてはやされたが、その後、危険な副作用がわかり恐れられるようになった。更年期障害も妊娠も、身体的な変化ではあるが疾患ではない。つまりホルモン剤は、病気を治すわけでも、予防するわけでもないため、ホルモン剤を服用するかどうかの意思決定は非常に難しいものだった。しかし女性たちのなかには、望まない妊娠と、望まない更年期症状を防ぐという、人生における二つの重要な時期を乗り切るために薬を飲んでいた人達もいた。

一九六〇年、米国食品医薬品局（ＦＤＡ）に承認された経口避妊薬は、健康増進のためでなく、健康な人に社会的な理由で処方される初めての薬だった。薬のことをピルというが、経口避妊薬も〝ピル〟とよばれる。研究者は、妊娠中にはさらに妊娠しないという現象から、妊娠中のホルモン濃度の変化を模倣すれば妊娠を防げるという治療法を思いついた。しかし一九七〇年代には、経口避妊薬に対する評価はすっかり地に落ちてしまった。というのも経口避妊薬には、致死的な脳卒中や心臓発作、うつやむくみなどの重大な副作用との関連性が指摘されたからである。これらの副作用が女性の健康を守る活動家たちによって世間に公表されたことで、製薬会社は低用量（エストロゲンの量を減らした）経口避妊薬を開発し、政府は経口避妊薬に健康リスクの表記を義務化した。

一九七〇年代、更年期症状を防ぐために処方されていたエストロゲンが、子宮がんの発症リスクを高めることに研究者は気付いた。ホルモン補充療法について、体調を整えるという利点以外何も聞かされず治療を受けていた女性たちは、自ら毒を盛っていたように思えて途方に暮れていた。その結果、ホルモン補充療法を受けた人の数は、一九七五年には二八〇〇万人いたが、一九七〇年代の終わりには一五〇〇万人と、ほぼ半減した。しかし、その後ほどなくして、研究者たちは、エストロゲンにプロゲステロンを加えることで子宮がんのリスクを軽減できることを見出した結果、再び売り上げが元に戻った。

ヘーゼルタインが、ホルモン剤を飲み始める頃には、根拠は不十分だったもの、エストロゲンの摂取で更年期障害が防げるというコンセンサスが得られていたので、エストロゲン（単体もしくはプロゲステロンとの混合）は、再び人気を取り戻していた。またその頃には、性ホルモンといえば性的魅力を向上させるためのホルモンという認識から、健康を維持するためのホルモンという認識へと変化していた。

予後予測スコア（ＰＥＰＩ）を検討した結果、エストロゲンを服用した女性では、血中コレステロール濃度が低下するといった、循環器系の指標が良いスコアを示した。一万人以上の看護師を調査した大規模研究でも、エストロゲンを服用した看護師のほうが、服用してない看護師よりも心臓病の発症率が低いことが示された。一九九二年米国内科学会は、これらの研究成果から心臓発作（米国人女性における死因の第一位）やアルツハイマー型認知症（米国人女性において一番恐れられている疾患）の発症リスク低減のためにホルモン補充療法を推奨した。その後行われた別の調査では、ホルモン補充療法（エストロゲン単体またはエストロゲンとプロゲステロンの組み合わせ）は、大腸がんのリスクを下げる可能性も示された。ある研究では、エストロゲンの投与によって乳がんのリスクが上昇するという報告もあったが、ホルモン補充療法の有効性を示す大量の調査報告のなかに埋もれてしまった。一九九〇年代には、更年期症状を和らげるためだけでなく、がんやアルツハイマー型認知症の発症リスクも低減させるホルモン補充療法は、賢明な選択肢だと考えられるようになり、人びとはホルモン補充療法を希望するようになった。その結果、ホルモン補充療法の実施件数は、一九九二年の三六五〇万件から、一九九九年には八九六〇万件と二倍以上に増加し、米国で最も普及した治療となった。

しかし、何人かの医師は、実験データが不足しているため、ホルモン補充療法が本当に有効か疑問視していた。そこで長期的なホルモン補充療法効果について、「女性の健康イニシアチブ（ＷＨＩ）（訳注：ＮＩＨによる閉経後の女性の健康に関する研究プログラム）」とよばれる過去最大級の研究が開始された。一九九三年から一九九八年にかけて、二万七〇〇〇人以上の女性たちは、ホルモン剤（子宮摘出手術を受けていた人はエストロゲンのみ、そうでない人はエストロゲンと合成プロゲステロンのプロゲスチン）を服用するグループ、またはプラセボ（偽薬）を服用するグループの二つにランダムに振り分けられた。研究当初は、プラセボを服用させる女性のグループでは、ホルモン剤を服用できないのは倫理的ではないと指摘する医師もいた。

一九九八年に行われた研究では、心臓病の女性がホルモン剤を服用すると、心臓発作のリスクが高まるというショッキングな結果が報告された。しかしこの結果は、数ある研究成果のひとつでしかなく、また疾患を抱えている人を対象にした研究であったため、世間では健康な女性を対象に行われているＷＨＩの研究結果を待っていた。しかし、そのＷＨＩの中間結果報告では、驚くべきことに、これまでとはまったく正反対の結果が報告された。ホルモン剤を服用した女性は服用しなかった女性よりも、脳梗塞、血栓、乳がんの発症件数が多いことが明らかになったため、二〇〇二年にＷＨＩの研究は、当初の終了予定よりも三年早く中止となった。更年期のためのホルモン療法は、疾患を抱えた女性だけでなく健康な女性に対しても非常に危険で、意味がないかもしれないということに、女性たちは落胆し、恐怖に陥り、そして憤慨した。

しかし、ＷＨＩの研究は、更年期障害を緩和するためにエストロゲンやプロゲステロンを服用している人を対象として行われたものではなかった。実は、更年期を迎えて数年間ホルモンを服用している人だけに限定して行われた研究ではなく、**更年期から長期間にわたりホルモン剤を服用した女性たちに対する影響**を調査するもので、被験者の平均年齢は、六九歳であった。

「ＷＨＩの研究目的は、一般の人たちの解釈とはまったくちがうものでした。その研究目的とは、心臓病やその他の慢性疾患の予防のために、ホルモン療法が用いられた場合のリスクとベネフィットを評価することでした。そのため、更年期症状を抑え込むためにホルモン剤を短期間使用することの安全や有効性を評価するものではありませんでした。つまり、四〇〜五〇代の女性が、ＷＨＩの研究結果から、**更年期症状を抑えるためのホルモン補充療法の効果について推測することはできない**のです」と、ハーバード大学の医学部教授で研究チームメンバーだったジョアン・マンソンは語った。「ＷＨＩの研究では、一九九〇年代に多用されていたプロベラ（またはプロゲスチン）という合成プロゲステロンが使われていました。しかし現在では、プロメトリウムという、乳がん発症リスクを高めないことが明らかになっている天然プロゲステロンが処方されています。またＷＨＩの研究では、錠剤のホルモン剤による治療のみを研究対象としていますが、パッチやゲルなどによるホルモン療法も選択できます」と更年期障害の専門家でイェール大学の産婦人科医でもあるメアリー・ジェーン・ミンキンは解説した。

マンソンが説明したように、ＷＨＩの研究結果から言えることは、ホルモン療法は、当初期待されていたような高齢期に発症する病気の予防には役に立たないということだけである。そのため、ホルモン剤は病気の予防ではなく、更年期症状を抑えるために使用するべきである。しかし、ＷＨＩの研究成果に関するニュースは、女性たちに恐怖を与えた。エストロゲンとプロゲステロンを組み合わせた処方件数は半分に、エストロゲンのみの処方件数は、五分の一にまで落ち込んだ。

二〇一七年九月に発表されたＷＨＩの最新の研究成果は、一八年間の追跡調査の結果、ホルモン剤を服用した女性と服用しなかった女性との間で、死亡率に有意差がないことが明らかになった。マンソンは、ロイター通信に対し、「ＷＨＩの研究結果は、ホルモン剤の服用により脳卒中、乳がん、心臓病のリスクの増加を不安視する女性たちを安心させることになるだろう」と説明した。

ホルモンの投与には、錠剤やパッチ、はたまた子宮内器具などの方法があるため、どの投与方法を選択するのがよいのか、一般女性が判断するのは難しい。ホルモン剤自体も、エストロゲンとプロゲステロンの配合量がさまざまで、またホルモン剤の原材料（ピーナッツ油など）にアレルギーがあったり、錠剤を飲み込めなかったりする女性には、オーダーメイドのホルモン配合剤もあったりする。ただこのオーダーメイドも宣伝の仕方によっては、「牧草をたっぷりと与えられて自由に放牧されていた〝健康的な〟ウシの肉のように、家族経営の小さな店で作られた天然成分由来の〝安全な〟オーダーメイドのホルモン配合剤」のように思うかもしれない。

このホルモン配合剤の多くは、大手製薬会社の錠剤と同様に工場で作られていた。一九九〇年代以降、カスタムメイドのホルモン療法ビジネスは、二五〇億ドルの市場へと急成長し、もはやアレルギーや錠剤を飲み込めないような人たちだけに限られたものではなくなっていた。現在では、更年期治療のためにホルモン補充療法を受けている女性の三分の一がこのホルモン配合剤を選択している。しかしホルモン配合剤の多くは、大手製薬会社のエストロゲンやプロゲステロン錠剤とは異なり、保険適用外である。

大手製薬会社の錠剤とホルモン配合剤との間には大きなちがいがあった。実は、法律に抜け穴があり、ホルモン配合剤は、FDAの規制リストから漏れていたのである。つまり、ホルモン配合剤は、大手製薬会社が受けるような厳しい品質管理のチェックを受けていなかったのである。このことは、のちに大きな健康被害を引き起こした。ホルモン補充療法を受ける人たちは、もっと注意深くなるべきだった。二〇一〇年、米国のニューイングランドにある調剤薬局が調合したホルモン配合剤が病原体に汚染されており、それが原因で七五〇人が真菌性髄膜炎を発症、うち六四人が亡くなった。二〇一三年、米大衆誌モアの記者が、一二か所の調剤薬局から同じ名前で売られているホルモン配合剤を購入し、その成分を分析したところ、ホルモン含有量に大きなばらつきがあることがわかった。このことについて「ホルモン配合剤を服用していた女性が、子宮内膜がんを発症する症例をいくつか見たことがある。これは、摂取したホルモン配合剤に含まれていたプロゲステロンの量が不足していたために引き起こされた可能性が考えられる」と、ハーバード大学のマンソンは話した。

また、ホルモン配合剤は、FDAが承認した薬のように添付文書と警告ラベルをつける必要がない。

警告ラベルがないと、まるで何も危険性がないように誤った印象を与える。米国内分泌学会、米国産婦人科学会、米国生殖医学会、北米更年期学会の学会員たちは、ホルモン配合剤の品質管理ができたらめで、加えて警告ラベルがないことに憤慨していた。

二〇一三年、米国では〝配合品質管理法〟が制定されたことで、ホルモン配合剤に対する監視が強化された。この法律によって調剤薬局は、製薬会社からまったく同じ配合のものが販売されている場合、ホルモン配合剤の販売ができなくなった。また、複数の州にわたってホルモン配合剤を販売する調剤薬局の場合、FDAへホルモン配合剤の服用によって起こった副作用を報告する義務も生じるようになった。つまりこの法律は、ホルモン配合剤は品質管理が行われていない薬だという根拠に基づいて制定された。さらにこの新しい法律は、FDAが安全と判断していない成分を配合することも禁止した。しかし、エストロゲンの一種であるエストリオールは、FDAの認可が下りていないにもかかわらず、いくつかのホルモン配合剤に混ぜられている。一九七〇年代のフェミニストたちが経口避妊薬に警告ラベルを表示することを要求したのと同様に、医師たちはこのホルモン配合剤の危険性を説明する文書を添付するよう政府に制度を変えるよう闘っている（一九八〇年代以前、経口避妊薬には、血栓を引き起こす危険性に関する情報が添付文書に記載されていなかった）。薬局調剤認定委員会による自己規制もあるが、二〇一六年一〇月現在、米国全土に七五〇〇店舗ある調剤薬局のうち四六三店舗しかホルモン配合剤の販売許可が下りていない。

では、更年期のほてりや睡眠不足に苦しむ女性を取り巻く状況は、どうなっているのだろうか？　一九九〇年代に爆発的に研究が進み、現在では、更年期障害に対してさらに多くのことがわかっている。

二〇一七年七月、北米更年期学会は、二〇一二年に策定したガイドラインを改定した。以前は、治療開始から五年経過したら、ホルモン剤の服用を中止する方針だったが、最近の研究成果から、何十年もの間ホルモン補充療法を受けても、心臓疾患や乳がんの発症リスクが上昇することはないことがわかったため、ホルモン剤の服用を続けてもよいと治療方針が大幅に変更されたのである。子宮摘出手術を受けた人は、エストロゲンのみ、その他の人は、エストロゲンとプロゲステロンが、ほてりを抑え、膣の乾燥による痛みを軽減するのに最も効果的だと評価された。大豆やハーブ、あるいはホルモンを含まない膣潤滑剤を使用する方が安心だという女性もいるが、それらがプラセボよりも効果があるとする研究報告は現時点では存在しない。この新しいガイドラインでは、エストロゲンとエストロゲン受容体に結合して子宮がんリスクを軽減するバゼドキシフェンという薬剤を組み合わせた新しい代替薬（Duavee®）を服用すれば、プロゲステロンを服用する必要がなくなることも言及されていた。

しかし、更年期の女性たちにとって、専門家がまた治療方針を変更しないだろうかという、実に悩ましい問題が存在する。

フリードマンやランスが取り組んでいる研究から、エストロゲンが不足する身体にとってどのような治療がよいのか、解明されることを期待せずにはいられない。しかし、更年期障害に関する新たな知見が得られるということは、今日まで正しいと思われている治療方針が、明日には時代遅れになる可能性を意味している。専門家たちは、非常に気まぐれに見えるかもしれないが、決してそうではなく、彼らは時々刻々と明らかになる最新の情報に基づいて、科学的に判断を下しているだけである。つまり、更年期障害に対する治療手段の選択は、医学において常に存在する不確実性を浮き彫りにしているとも言える。

正しい薬を選ぶこと（あるいはそもそも薬を飲むかどうか）についての混乱を減らすため、北米更年期学会はMenoProというアプリを開発した。アプリをスマートフォンにインストールして、「あなたの症状はひどいですか？」、「あなたはお幾つですか？」などの質問に答えるだけでよい。そしてスマートフォンを何回かタップさえすれば、何が最も良い治療方法か理解しやすいアドバイスと詳細情報へのリンクが表示されるようになっている。

ヘーゼルタインは、更年期と女性の健康に関する十分な知識があったので、MenoProのようなアプリは必要なかった。彼女は、自分にとって何が正しい治療法なのか理解していて、また、自身を頑固なフェミニストだと思っていた。ヘーゼルタインは、ＮＩＨでの学術的かつ指導的な貢献に対して、米国女性医学会研究者賞を受賞した。「人はみな、自分の信念を振りかざして、私に突っかかってきますが、ほかの人がどう思っていようが関係ないでしょう。私はただ、データだけを直視し、リスクを理解していただけです。多くの人びとは私が帝王切開や子宮摘出手術を受けたことに対して、私を悪者扱いして非難しました。けれど、情報があるのならば、それに基づいて選択肢が与えられるべきだと思います。ただ、当時は選択の余地などなくて、何でも自然体であるべきだという雰囲気が強かった。とくに、私がフェミニストだからか、母乳育児や自然分娩に賛成していると思われていますが、私はどちらも選びませんでした」とヘーゼルタインは話してくれた。

子宮全摘出手術を勧める医師などいないだろう。更年期障害に対するヘーゼルタインの取った行動は主流ではないが、手術によるメリットとリスクの両方を理解できている場合に限り、自分の望むことをするという選択肢があることを現代の女性たちに示した。ヘーゼルタインは、論文をくまなく調べ、十分な情報に基づいて自身の身体に対して決断を下したのだった。「自分の知識は、自分が良いと思うことのために使えばいいのよ」とヘーゼルタインは話していた。

12章　テストステロン研究の創始者

イェール大学グレース・ニューヘブン病院の悪臭がこもった地下室で、去勢されたイヌやテストステロンを注射されたイヌが交尾をしていた。これは一九四七年の夏、フランク・ビーチが行っていたホルモン研究の一コマで、動物のポルノ動画を撮影していたわけではない。ビーチは、期待の星としてイェール大学に赴任してきたが、かといって成功の絶頂にあるような研究成果はあげていなかった。彼は一九四〇年、シカゴ大学で心理学の博士号を取得したあと、米国自然史博物館に動物行動学の研究部門を設立し、一九四六年にイェール大学に赴任してきたのだった。イェール大学はビーチを教授として迎え入れたが、彼に与えられた研究室は、病院の男性トイレのわきにある換気扇もついていない小さな部屋だった。誰も使いたがらないのも納得できる。実際、この部屋はビーチがイヌの実験をする前まで、用務員たちが昼食を摂るための場所になるはずだったが、トイレの悪臭が充満していてとても食事ができるような場所ではないと拒否されてから空室のままだった。ビーチが研究室にイヌを運び入れると、今度は大学側からトイレがイヌ臭いとクレームをつけてくる始末だった。

ビーチは、一九五〇年代後半にイェール大学からカリフォルニア大学バークレー校に異動してからも、この実験を二つの大学で二〇年もかけて行うことになる。ビーチはイヌの行動を注意深く観察し、性ホルモンと性的パフォーマンスの関連性を解析しイヌの行動を採点した。戯れただけの場合は最低点の一点、性交とロッキングに至った場合は最高点の八点をつけた。ロッキングとは、イヌとオットセイにだけみられる現象で、陰茎が膣に挿入された際、勃起した陰茎基部にある亀頭球とよばれる部位が膨らむことで、陰茎が膣から抜けなくなり、文字通りイヌのペアがロッキングされる状態のことを意味する。性行為のあと（数分から一時間程度かかる場合もある）、陰茎も亀頭球もすべて萎むことで、陰茎は膣から吐き出される。ビーチの論文には、雄イヌと雌イヌが背中合わせに性交している写真も含まれていた。これは、雄イヌには亀頭球があるため、陰茎を膣から抜くことなく、性行為中に回転できることを示している（＊1）。

ビーチの研究目的は、性行為におけるテストステロンの効果を検証することだった。また、その結果が、ヒトにとって有益な情報の提供につながることを望んでいた。当時、テストステロン補充療法は、ヒトの若返りのための治療法のひとつとして広がり始めたところだったが、その効能について矛盾や混乱が生じていた。いくつかの科学専門誌やベストセラー本では、テストステロン補充療法は、男性の更年期障害のような症状に効果のある治療法だと主張されていた。たとえばポール・ド・クルイフは、一九四五年に出版した〝男性ホルモン〟という本のなかで「性的能力は、テストステロンによって決定される」と述べていた。一方、テストステロン補充療法はまったく効果がないと激しく非難した人もいた。たとえばサイエンスライターであるアルトン・ブレイクスリーは、一九四七年、ＡＰ通信に「男性ホルモンは、ミドルエイジの男性を助けることなどできない」と題したコラムを寄稿した。

テストステロンを注射されたラットは、ケージに入れられたどの雌ラットに対しても性欲を示し、その効果は絶大だったが、イヌでは雌を拒絶する場合があった。これらの結果から、ビーチは、雄の脳の構造が複雑になればなるほど、テストステロン注射が性行動へ与える影響は小さいと結論付けた。つまり、ラットでは、生殖器から分泌されたテストステロンによって性行動が調節されるが、イヌでは調節されない。したがって、人間ではその影響がさらに小さいと考えられる。一九六九年、カナダのバンクーバーで開催された米国西部心理学会でビーチは「もしこの仮説が正しければ、ヒトを含む霊長類で見られる大脳新皮質の複雑さと脳機能を調節する能力は、性腺ホルモンによる性行動への影響をほとんど受けないだろう」と科学者たちを前に話した。言い換えれば、ミドルエイジの男性にテストステロンを注射すれば、性欲がかきたてられ、筋肉が増強し、脳が活性化すると宣伝されているが、そんなことは起こりえないのだ。

ビーチは、テストステロンが年を重ねた男性を治療できるのかどうかといった論争について、二一世紀までには解決するだろうと思っていた。だが実際は、論争は激しさを増し、政治家の間で繰り広げられるような泥仕合が医師の間で続いている。科学的に保守的な医師を〝ホルモン恐怖症（Hormonophobe）〟と呼び、一方ホルモンに対して熱狂的な内科医を〝内分泌犯罪学者（Endocriminologist）〟と呼び、お互いにいがみ合っている。いずれにしても、この騒動の渦中にいる

＊1　一九六九年、カナダのバンクーバーで開催された米国西部心理学会での彼の講演の要旨には、次のように記載されていた。「〝ロックとビーグル〟という講演題目は、ただの思い付きで選択したものではありません。というのも、このタイトルは、イヌの交尾行動研究をはじめたばかりの二〇年前、私の研究アシスタントの一人であったチャールズ・ロジャースが提案したものだからです。ビーグルが何を意味するかは皆さんもご存じですが、講演が進むにつれてロックの意味も理解できるはずです」

のは、ホルモン補充療法を受けるべきかそれともやめるべきかと悩んでいる年を重ねた男性たちである。

問題は、ミドルエイジの男性のテストステロンの濃度が、思春期と比較して低下しているかどうかではない。というのも、ミドルエイジの男性では、テストステロンの濃度が低下していることはすでにわかっており、実際三〇歳を過ぎると、テストステロン濃度は毎年一%ずつ低下していく。

自転車のタイヤにすごく小さな穴が開くと、少しずつ空気が漏れるが、タイヤがぺちゃんこになるまで気づかないことがある。それと同様に、ミドルエイジの男性は、空気がぬけつつあるタイヤの自転車に乗っているようなもので、タイヤの空気が少しずつ抜けてきて、自転車で走るのがだんだんとつらくなってくる。あるいは、テストステロン濃度の低下は、スピードの出るロードバイクからゆっくりと走ることしかできないシティサイクルに乗り換えたようなものかもしれない。

しかし本当の問題は、加齢によるテストステロン濃度の低下に対して治療が必要なのかどうなのか、ということである。もし治療が必要だとすれば、テストステロン補充療法は、本当に有効なのだろうか？　そして安全性は大丈夫なのだろうか？

テストステロン補充療法は、エストロゲン補充療法のときの話と非常に良く似ている。簡単にまとめると、エストロゲンは人工合成が可能になり、世の女性たちへ若さの万能薬として販売され、その後さまざまな病気の予防薬として再販売されることで、更年期障害の症状の劇的な軽減と長期的な研究からエストロゲンの長所と短所が明らかになった。一方、男性ホルモンの場合、残念ながらそこまでには至っていないのが現状である。

一九二七年、シカゴ大学生理化学の教授フレッド・コッホは、シカゴ大学の医学部生だったレミュエル・クライド・マッギーとともに、体重二〇キロの雄牛の睾丸から、二〇ミリグラムの生理活性物質を抽出することに成功した。当初彼らは、この特別な物質が何なのかわからなかったが、この抽出物を去勢した雄鶏にたった一滴注射するだけで、とさかが赤くなり、威勢よく歩き出すことを見出した。彼らの実験は、アーノルド・ベルトルドが十九世紀に自宅の裏庭で行った、去勢した雄鶏に別の雄鶏の睾丸を移植した実験を現代版にアレンジしたもの、つまり睾丸から抽出したホルモンを用いた実験だった。コッホとマッギーは、去勢したラットやブタを用いても、同様な効果があることを見出した。「睾丸ホルモン」というタイトルをつけた論文のなかで、コッホは同僚のT・F・ギャラガーとともに、このホルモンを睾丸から抽出する方法を詳細に説明していたが、新しく発見したホルモンに名前はつけなかった。その理由を「このホルモンの生化学的性質が解明されるまでは、名前を付けるべきではない」と論文中で説明していた。

翌年、ドイツのアドルフ・ブーテナントは、睾丸に含まれるホルモンと同様の物質を、男性の尿から単離することに成功したが、その収量はきわめて微量で、一五リットルの尿から、たった一四ミリグラムしか回収できなかった。この発見は、科学的な大発見だったが、治療への実用的な応用には程遠いものだった。というのも、去勢した雄鶏を、成人の雄鶏にするためには、放牧している雄ウシを去勢して睾丸を回収し続けるか、男性の尿を大量に収集し続ける必要があるからだ。

アムステルダム大学の化学者であり、製薬会社オルガノンの創設者でもあるエルンスト・ラクールによって、この謎めいたホルモンに名前が付けられた。一九三五年、睾丸から純粋なホルモンの抽出にラクールは成功し、このホルモンをTestes（精巣：テスティス）とsterone（化学構造の名前：ステロン）を組み合わせ、〝テストステロン〟と名付けた。しかし、この名前に不満を述べる科学者たちもいた。というのも、〝テストステロン〟という名前では、精巣でしか産生されないホルモンと思われてしまうためだった。テストステロンは、副腎でも、また卵巣でもごくわずかに産生されていた。つまり、精巣以外の組織でも産生されているのである。テストステロンは男性だけのものと思われているが、実際には女性でも産生されている。しかし、テストステロンという名前が定着してしまったため、テストステロンは男性ホルモン、エストロゲン、プロゲステロンは女性ホルモンといった、性ホルモンに対する誤解が生まれてしまった。

ブラウン大学の人類学者アン・ファウスト・スターリングは、ジェンダーに関する本を出版し、インターセックス協会の設立をボー・ローラン（第7章）にすすめた人物でもある。ファウスト・スターリングは、二〇〇〇年に出版した〝セックスと身体〟という本のなかで、テストステロンに関する議論を復活させた。彼女は、〝性ホルモン〟という用語を〝成長ホルモン〟に変更するのはどうかと提案した。その理由は、テストステロンもエストロゲンも、卵巣、精巣、膣、陰茎だけでなく、肝臓、筋肉、そして骨の成長に影響を与えるという生理作用を持つからだと述べた。事実、テストステロンやエストロゲンは、体内のほぼすべての細胞に作用する。ファウスト・スターリングは、ニューヨーク・タイムズ紙に「成長ホルモンとして考えれば、男性にはテストステロンが多く、女性にはエストロゲンが多いということに意味がないことに気付き、そのようなことで気に病む必要がなくなる」と語った。

一九三五年、二人の科学者はそれぞれ独自に、テストステロンが産生されるしくみを解明すること

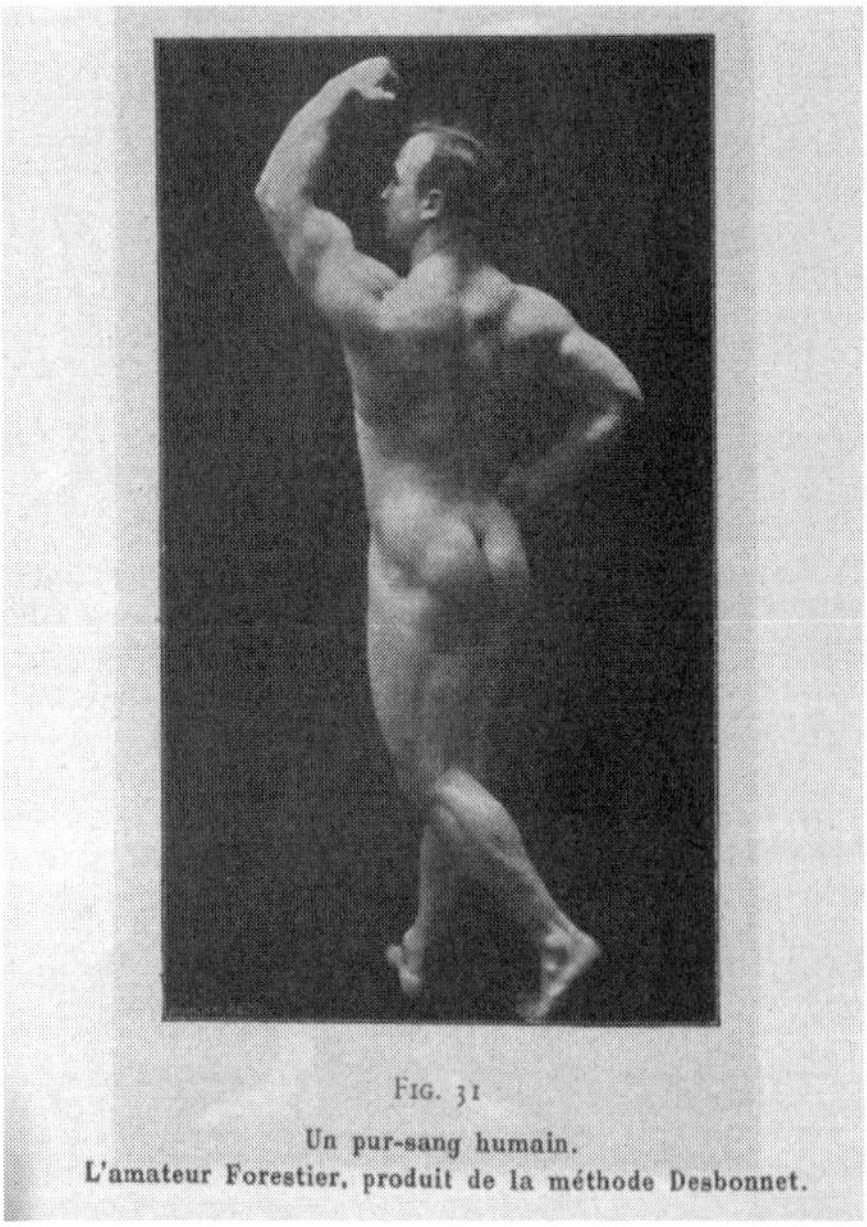

ジョル・ジュルーエとデスボンネットによる「ヒトの純血を創る術」（パリとナンシー：ベルジェ・ルブロー、一九〇八年）のなかで記載された、二〇世紀初頭の理想的な男性らしさの例。ニューヨーク医学アカデミー図書館の好意により掲載。

でテストステロンの大量生産への道を切り拓こうとしていた。尿からテストステロンを抽出することに成功したアドルフ・ブーテナントは、ドイツの製薬会社シェリングから研究費をもらい、競争相手だったレオポルド・ルジチカは、スイスの製薬会社チバから研究費をもらっていた。二人は、体内でテストステロンが産生される過程を試験管内で再現することに成功していた。最終的に二人は、コレステロール内に存在するいくつかの分子を改変することで、テストステロンへと変化させることに成功した。と同時にコレステロールは（動脈硬化などの悪さをすることに加えて）、さまざまなホルモンを産生するための原料であることがわかった。この革新的な研究成果から、ブーテナントとルジチカは、一九三九年ノーベル化学賞を共同受賞した。

もはや、男らしさを取り戻すために、動物の性腺やその有効成分といった疑わしいものに頼る必要がなくなった。若返りのために、一九二〇年代に大流行したシュタインナッハによる無意味な精管《パイプ》結紮《カット》術も不要になった。つまり、医師たちは大量生産された合成テストステロンを入手できるようになり、タイム誌は「テストステロンは、同性愛の治療やミドルエイジの男性を若返らせるために世界中で用いられるだろう」と書き立てた。

しかし、医師たちは、テストステロンの投与で同性愛の男性を異性愛者にはできなかった。シュタインナッハは、同性愛の男性を去勢し、異性愛の男性から摘出した睾丸を移植したが失敗した。テストステロンの処方量は多くなったにもかかわらず、デ・クルイフが執筆した『男性ホルモン』という本は、あまり売れなかった。

確かに、数多くの研究から、テストステロンが病気や精巣を負傷した男性に対して驚異的な効果をもたらすことが明らかになった。たとえば、テストステロン補充療法を受けなければ思春期を迎えられなかった男性や、年老いてから怪我を負い、生きる活力や性欲が減退した男性に対してテストステロンを補充することで治療できたりもした。二〇世紀の半ば、有力なアスリートたちの多くが使用していたアンフェタミン（覚せい剤）よりも、テストステロンのほうが効果があるように見えたため、多くのアスリートがテストステロンを使うようになった。覚せい剤は、暴力的に心拍数を上げ、やる気は高まったが、アンドロゲン（訳注：男性ホルモンの総称で、テストステロン、デヒドロエピアンドロステロンなどの成分やその代謝物であるジヒドロテストステロンなどが含まれる）の投与によって起こるような筋肉量の増加は見られなかった（なおアンドロゲンは、男性の性的特徴（第二次性徴）の形成を促進するホルモンに分類され、テストステロンもその分類に含まれる）。なお、国際オリンピック委員会は、一九六七年までドーピングを規制するための医学委員会がなく、アンドロゲンは、一九七五年までドーピングリストにすら加えられていなかった。

製薬会社にとって市場拡大させるためには、精巣の機能に障害がある人やスポーツ選手に限らず、テストステロンを進んで処方する医師や、テストステロンの使用を希望する患者たちが必要で、またテストステロンをより簡便な方法で患者に投与できるようにする必要もあった。しかし、二〇世紀半ばの医師たちにとって、患者たちに性交渉の状況を問診するのは難しかった。また、テストステロンの投与によって若返るといった記事は出ていたが、ミドルエイジの男性たちは、加齢に伴って起こるあらゆる煩わしいものは避けられないものだと考えていた。これらのことが、テストステロンの需要拡大の妨げとなっていた。また、テストステロンは注射でしか投与できないということも、多くの潜在的な顧客を失うことにつながった。

この状況は、二一世紀初頭に一変した。広告に数百万ドル費やしたことと、注射ではなく簡単に使用できるジェルタイプのテストステロンが販売できるようになったおかげで、性欲低下に対する治療薬として世間に認知されるようになった。二〇〇〇年にテストステロンジェルが販売されるようになってから、二〇一一年には米国内で、テストステロンの処方を受ける人が二〇〇〇年の四倍となり、二〇億ドルのビジネスマーケットへと成長した。処方を受けた人のほとんどは、宣伝広告を見て、若かったときのように性欲を取り戻し、痩せることに対して投資をしたのだった。

現在、最も人気のあるテストステロンジェルであるアンドロジェル（AndroGel）のテレビコマーシャルでは、濃紺のオープンカーに茶髪のハンサムで引き締まった身体の男性が乗り、ガソリンスタンドに入るところからスタートする。ガソリンスタンドに入ると、美女が助手席に乗り込んでくる。すると彼は車から降り、カメラを直視して「テストステロンが足りない。ほら、だから言っただろ」と話し出す。

ポイントはよく押さえられている。もし、この主人公が男らしくないというのであるならば、世の男性は、みな男性らしくなくなってしまう。

コマーシャルの主人公の男性は、性欲がないというより、ただ疲れていて不機嫌だった。彼の主治医は、低テストステロン症と診断した。そこで彼は、アンドロジェルを使い始めた。助手席に美人の彼女を乗せ、郊外へと車を走らせた。車を走らせる場面では、アンドロジェルの使い勝手の良さと、テストステロンを高めるのに良い方法だと褒めたたえるナレーションが流れた。もちろん、法律で定められているように、副作用やがんや心臓疾患のリスクを高める可能性などの潜在的な危険性についても説明されていた。そして「アンドロジェルは、恋人や子どもたちを抱きしめたとき、偶然付着する可能性があるため、恋人や子どもたちへ不必要なホルモンに触れさせてしまう可能性があります。もし子どもに思春期の初期の兆候や女性の体毛が変化したり、ニキビが大きくなったりするようなことがあれば、アンドロジェルに触れた可能性があるため、直ちに使用をやめ、医師に連絡してください」というナレーションも流れた。米国のコメディ・セントラル放送局の〝コルベア・レポート〟（＊2）では、スティーブン・コルベアが広告の一コマを聴衆に見せて、アンドロゲルのことを「大量に販売された、容易に広がってしまう内分泌毒素だ」とこき下ろしていた。

二一世紀に入ると製薬会社は、これまで男性更年期あるいは男性閉経期とよばれていたものを、より専門用語っぽく、〝低テストステロン（Low T）症候群〟として再定義した。その頃、製薬会社オルガノンは、ある医師を雇用し、男性が自分で低テストステロン症候群のリスクを判断して治療を受けられるような簡単なアンケートを実施した。その医師とは、セントルイス大学内分泌学・老年医学教室の主任であるジョン・モーリーで、彼は、低テストステロン症候群だけでなく、うつ病や疲れているだけかもしれない男性を広く拾い上げるために意図的に曖昧なアンケートを作成したという。いずれにしても、このアンケートによって潜在的な顧客層を広げることにつながった。

モーリーは、このアンケートを〝androgen deficiency in the aging male〟（加齢男性におけるアンドロゲン欠乏症）の頭文字からA.D.A.M質問紙とよんだ。質問には、「夕食後、疲れを感じますか?」（夕食後の食卓で疲れたという意味なのか、はたまた、ふだんの就寝時間に寝るという意味なのだろうか?）。この質問に対し「はい」と返答した場合は、「テストステロン治療が必要」という評定に点数が加算される。ほかに「悲しいですか?　不機嫌ですか?　体力の衰えを感じますか?　〝人生の楽しさ〟に気づくことが減りましたか?」といった質問項目もあった。

モーリーは、最近になってこのA.D.A.M質問紙のことを〝本当にくだらない質問紙〟であることを認めた。この質問紙は、彼がトイレに二〇分間座っていたとき思いついたアイディアを、トイレット

＊2　米国の有名テレビ番組。ハリウッドスターらはもちろん、ヒラリー・クリントンも出演し、話題になった。スティーブン・コルベアは、〝ガチガチの保守派で、無知で傲慢でアホなことばかり言う政治コメンテーター、スティーブン・コルベア〟というキャラクターを演じ、人びとを扱き下ろすという趣旨の番組。

ペーパーにメモ書きしたものだった。その後、モーリーは、製薬会社との契約を解除し、A.D.A.M質問紙の作製から得た利益の約四万ドルを大学に寄付したと説明した。

顧客拡大を狙った別の戦略として、消費者に製薬会社が金銭を支払って書かせた記事とは明記せず、あたかも客観的な記事であるかのように偽装した、いわゆるステルスマーケティングも行われていた。フリーランスライターのスティーブン・ブラウンは、米国医師会雑誌（ＪＡＭＡ）の内科学誌に投稿した暴露記事のなかで、一般大衆誌にテストステロン補充療法を絶賛する記事を医師から雇われ代筆したことを告白した。ブラウンに代筆を依頼した医師もまた、製薬会社から謝礼を受け取っていた。「記事は、医師の署名入りで、しかしその背後にある資金提供者については言及せず、業界誌に掲載された。この記事によってテストステロン補充療法の価値が大幅に上昇したと言ってもよい。というのも、業界誌の読者は、客観的で企業から影響を受けていない記事を信頼するからだ。ただ、倫理的に問題があると判断し、代筆の仕事を辞めた」とブラウンは暴露記事のなかで説明していた。

大量のテレビコマーシャルに、男性更年期を〝低テストステロン症候群〟と再定義したことや、魅力的なＰＲ記事、自己診断テスト、これらすべての販売戦略が、テストステロンの売り上げを急拡大させた。テキサス大学オースティン校のジョン・ホバーマンは、自著の『テストステロン・ドリーム（原題：Testosterone Dream）』のなかで「法律によって管理されるべき処方薬が、現在の法律や医学的知見とはまったく無関係に、一般大衆が求める空想的な薬効を認め、処方薬を管理する法律が機能しなくなったように見えた」と述べた。

米国食品医薬品局（ＦＤＡ）は、加齢に伴い体内のテストステロンが低下することを疾患とは認めなかった。疾患が存在しないのであれば、治療法も存在しないはずである。FDAは、脳下垂体腫瘍などで急激にテストステロン濃度が低下する場合にのみ、テストステロンの使用を認めた。また、二度の異なるタイミングで行った血液検査によって、血中テストステロン濃度が一デシリットルあたり三〇〇ナノグラム以下となった場合に限り、低テストステロン症候群と規定した。またテストステロンは、ゲルであれ錠剤であれ、脳卒中や心臓発作のリスクを高め、依存症を引き起こす可能性があることを警告する添付文書を付けることを義務付けた。米国内分泌学会、米国アンドロロジー学会、国際アンドロロジー学会、欧州泌尿器学会は、この方針に賛同した。

しかし、FDAの指示にもかかわらず、医師たちは、自身の判断でテストステロンを処方していた。これは、適応外使用とよばれ違法ではないが、政府は許可していない。FDAの方針では、血中テストステロン濃度を二度にわたり検査することを求めていたが、二〇一六年の研究報告では、テストステロンを処方された米国人男性の約九割は二度の血液検査を受けておらず、そのうちの約四割は、血液検査すら受けていかなかった。

ダートマス大学のリサ・シュワルツとスティーブン・ウォロシンは、『病気の売り方（原題：How to Sell a Disease）』という著書のなかで、低テストステロン症候群のことを「体内のテストステロン濃度の低下とはまったく関係がない疾患と結び付け、またその疾患を治療できる可能性が非常に低いにも関わらず、むしろ人体に有害な可能性があるテストステロンを投与するのは、まるで管理されていない大規模な人体実験へ誘っているようなものだ」と述べた。

さて、現時点で明らかにされていることは、以下のことである。

体内のテストステロン濃度は、一日のなかでも変動する。朝八時頃にピークに達し、夜八時頃に最低になる。四〇歳以下では最高値と最低値の幅が大きいが、かといって加齢しても、完全に振れ幅がなくなることはない。

テストステロンは、精巣の外傷、遺伝子疾患、脳下垂体腫瘍など、テストステロン濃度の低下を伴う疾患の男性において、性欲や筋肉を回復させるのに効果がある。

テストステロンは、何年も前からアスリートの間では知られていたように、筋肉量を増加させる。ヒューストンにあるベイラー医科大学生殖医療センター泌尿器科の准教授であるアレクサンダー・パストゥザックは「体内で生成されるテストステロンを人工合成したテストステロンと置換する、あるいは追加することで、性腺機能低下症を発症する」と説明した。言い換えれば、テストステロンを服用すると、テストステロンをつくる必要がないと体が判断し、精巣が産生するテストステロンが減少し、それに伴って精子の数も減少する。だからといって、精子数がゼロになるわけではなく、テストステロンに避妊効果は期待できない。

肥満の人は、同年代のやせ型の人よりもテストステロン濃度が低いという研究報告もあるが、その結果とは裏腹にテストステロンが脂肪を燃焼させるという研究成果は存在しない。一方、テストステロンを摂取した男性では、腹部の脂肪量が減少したとする研究成果も一部あるが、それらの研究の被験者たちは、食事制限もしていたことに注意を払うべきである。

テストステロンを処方した医師たちの多くは、患者に献血するよう勧めるが、それは、テストステロン注射やジェルによって血液細胞が増えるためである。

一方、まだ解明できていないことは、以下のことである。

テストステロンを何十年にもわたり長期間摂取することは、心臓に良いのか悪いのかどちらなのだろうか。二〇一〇年、マサチューセッツ内科外科学会が発行している米医学誌ＮＥＪＭ（*New England Journal of Medicine*）に掲載された論文では、テストステロンを投与された群では、一〇〇人中十人が脳梗塞や血栓を発症し、偽薬《プラセボ》を投与された群では、一〇〇人中一人しか発症しなかったことから、テストステロンを摂取した男性は、摂取していない男性と比較して、心臓血管疾患を起こしやすいことが報告された。この結果に対して、研究グループは実験になんらかの不備があったのではないかと危惧し、研究を中断した。その後、同じ研究チームによって追加実験が行われ、その結果が二〇一五年にＪＡＭＡで発表されたが、結果は正反対だった。結局のところ、テストステロンは心臓に良いのか悪いのか不明である。

これまで行われていた研究のほとんどは、テストステロン濃度が極端に低い男性たちを対象に行われていた。確かに、テストステロン濃度がきわめて低い男性にテストステロンを補充すれば、気分は良くなる。しかし、テストステロン濃度が正常範囲の男性に、テストステロンを補充しても、何の影響も与えないのかもしれない。ハーバード大学医学部教授で、男性の健康に関する研究プログラム、ブリガム・アンド・ウィメンズ病院老齢・代謝科の主任であるシャレンダー・バシンは、テストステロンに関する研究を何十年も行っていた。彼の初期の研究に以下のようなものがある。雄ラットを去勢し、雌ラットへの追いかけ行動を抑制した。そして去勢した雄ラットにテストステロンを注射し、テストステロン濃度が正常範囲に戻ると、雌ラットを追いかける行動が通常に戻ることを発見した。しかし、去勢した雄にさらにテストステロンを追加投与しても、より積極的に雌に興味を示すことはない、というものだった。この研究成果をふまえ「テストステロンが正常範囲だと、大きな改善効果は見られない。つまり、男性の活力と性欲が落ちるのは、テストステロンが正常範囲からきわめて低下したときである」と、バシンは説明した。

テストステロンは、認知機能を向上させるという主張もあったが、二〇一七年JAMAに掲載された論文では、テストステロン濃度が低く、加齢に伴う認知機能低下のある男性に対して一年間テストステロン補充療法を行った結果、プラセボを与えた群と差がないことが報告され、その主張は否定された。

結局私たちは、最も大事なこと、つまり低テストステロン症候群について、何も知らないのである。医師たちは、血中テストステロン濃度が一デシリットル中三〇〇から一〇〇〇ナノグラムであれば、正常だと説明する。ハーバード大学医学部教授ジョエル・フィンケルスタインは、低テストステロン症候群と正常の境目を明らかにする実験を行った。実験には、二〇歳から五〇歳までの約二〇〇人の男性が参加し、実験は一六週間にもおよんだ。まず、テストステロンとエストロゲンを体内から取り除く薬を服用させた。その後、男性を五つのグループに分け、そのうち四つのグループにそれぞれ一・二五グラム、二・五グラム、五グラム、十グラムのテストステロンを毎日投与し、残りの一つのグループには、プラセボを与えた。実験の結果、テストステロン濃度は人によって大きく異なっており、ある一定値をもって、低テストステロン症候群と定義するのは適切ではないことを見出した。

テストステロンを製造販売している製薬会社ごとに、独自のテストステロン濃度測定技術があったため、事態はさらに複雑になった。ある会社のテストステロン濃度測定では、一デシリットル中三〇〇ナノグラムという値だったが、別の会社の測定では、同一サンプルであっても四〇〇ナノグラムという値になることがあった。そのため医師や研究者たちのグループであるＰＡＴＨ（ホルモンの正確なテストのためのパートナーシップ〝Partnership for the Accurate Testing of Hormones〟の略）は、ホルモンテストの標準化を求めている。

　これまで、男性においてテストステロン濃度が低下すると、エストロゲン濃度が上昇すると考えられていた。これは一九〇〇年代に精管結紮術《パイプカット》で有名になったオイゲン・シュタインナッハが提唱していた仮説、エストロゲンとテストステロンはお互いに拮抗しあうホルモンだという考えに基づいている。現在、低テストステロン症候群を扱うクリニックでは、性欲の低い男性（つまりテストステロン濃度が低いと考えられている男性）は、エストロゲン濃度が高いためお腹周りに余分な脂肪がついているという噂が流布している。しかし最新の研究では、テストステロン濃度が低い男性では、実はエストロゲン濃度も低いことが明らかになり、多くの医師たちが想像していたこととまったく正反対であることがわかった。

　それでも未だに多くの医師は、テストステロン補充療法を試すべきだと考えている。代替案は、まだ開始もされていないが、テストステロン補充療法が標準的治療となる根拠を示す成果を何十年も待つことである。しかし現実的に考えて、現在七〇歳の老人が、その成果を聞くのを待っていられるだろうか？

　ベイラー医科大学泌尿器科准教授のモヒト・ケラは、閉経後のほてりに悩む女性に対して血中エストロゲン濃度を測定せずにエストロゲンの投与が認められているように、男性も同じようにテストステロンの投与が認められるべきだと考えている。「なんらかの理由で、男性の更年期障害について、彼らを悩ます症状には関心を持たず、テストステロンの処方数にだけ関心が集まっている。この点については、納得がいかない」と、ケラは述べた。ちなみに彼は、テストステロンの製造販売を行うアッヴィ合同会社とリポシンの二社のコンサルタントでもある。

ただ、テストステロンとエストロゲンでは、エストロゲンにはほてりを予防する効果があることが証明されている点で異なる。一方、テストステロンは、性欲を促進することも、血中テストステロン濃度があまり低下していない男性に対して投与した場合、脂肪燃焼効果があるのかどうかについても証明されていない。「身体に対してなんらかの副作用をもたらす可能性があるものを、勧めることなどできない」と、ハーバード大学のフィンケルシュタインは言い放った。

フィンケルシュタインは「とくにアンチエイジングを売り物にする医師たちは、性ホルモンには、長生きや生活の質を高める効果があると宣伝してホルモン剤を押し売りしている」と、激怒していた。内分泌学者たちにとって、このひどい宣伝戦略は、一九二〇年代にヤギやサルの性腺を密売していた性悪の医師たちや、ヤミ医者たちを連想させたのである。

二〇一六年九月に開催された米国アンチエイジング医学アカデミー主催のホルモンに関する会議で、ロン・ローテンバーグは、加齢男性へのテストステロンの効果について講演を行った。御年七〇歳のローテンバーグは、カリフォルニア州エンシニータスにあるカリフォルニア・ヘルススパン研究所の医長を務めている。彼は若返りのためにテストステロンを服用しており、彼の患者たちも同様である。

ローテンバーグのウェブサイトには、サーフィンをしている彼の写真が掲載されている。ローテンバーグは背が低いが、エネルギッシュで、たくましく引き締まった腕をしていて、小麦色に日焼けしている。ダラスのハイアット・リージェンシーホテルのボールルームを埋め尽くした医師たちの前で、彼は伝道師のようにステージ上を駆け巡り、講演を行っていた。

「身体に何が不足しているかについて、どう定義すればよいと思いますか？」と問いかけ、聴衆の返事を待つことなく彼は矢継ぎ早に「これまでの概念では、その年齢で正常値であれば、正常だと定義していたのです。さて、もしあなたが八〇歳で、視力が下がり、それを矯正するために眼鏡をかけるとして、八〇歳の人は、正常であれば眼鏡をかけるものだということになりますか？　いやいや、そんなことはないですよね、おかしな話です。世界中どの人も、年齢とともにテストステロンが減っていきます。そして、最終的にはゼロになるでしょう。まるでパニック映画のように」と話をつづけた。

ローテンバーグは、医療機関やメディアが低テストステロン症候群を冷笑していることを非難した。過去数年間にわたり、低テストステロン症候群をターゲットとしたアンチエイジング業界を非難する記事は多数あった。多くの医師たちは、テストステロン摂取による潜在的な健康被害を懸念したのに対し、ローテンバーグは、低テストステロン症候群の状態で日常生活を送ることの危険性を懸念していた。彼は、低テストステロン症候群は心臓発作のリスクを高めると説明したが、これはほかの医師たちの主張とは正反対だった。また彼は、低テストステロン症候群の男性はアルツハイマー型認知症を発症するリスクも高いと主張した（しかし、彼の主張を裏付ける研究結果は存在しない）。

ローテンバーグは、会議に出席していたほかの医師たちと同様に、検査結果表ではなく、患者の症状全体を診ているると言った。「私は検査室にこもりっぱなしではないですが、たとえばテストステロン濃度が一デシリットル中三〇〇ナノグラムだったとして、それが五〇〇ナノグラムになったら、気分はどうなるでしょうか？　もちろんとても良いはずです。では、三〇〇ナノグラムだった値が一一〇〇ナノグラムになったらどうでしょうか。もちろんこれも良いはずです。つまり、正確な検査結果の数値に私はこだわっていないのです」

ローテンバーグによる講演が終わると、演壇の彼のもとには大勢の医師たちが集まった。まるで彼がハリーポッターのサイン会に参加するJ・K・ローリングであるかのようだった。私は、ローテンバーグに、なぜこの会議の参加者にほとんど内分泌学者がおらず、元救急救命室の医師たちが多いのか、その理由を聞くため群衆に加わった。

彼が言うには「救急救命医たちは、なにも知らなくても現場に飛び込んでいかなければならないし、すべてを知らなければならないという強迫観念がない。おそらく彼らなら、テストステロンを使うことをためらわないでしょう」とのことだった。

この会議は、私が参加したことのあるほかの医学会議と比べて、何か違和感があった。しかし私にはそれが何か、すぐに理解することができなかった。ただ、会議の休憩時間に、医師であり医学博士でもあるロビー・ミッチェルと出会ったことが、この違和感を明らかにしてくれた。それは、ローテンバーグが講演を行ったこの医学会議は、教育的なセミナーではなく通販番組のようなインフォマーシャルだ、ということだった。ほとんどの医学会議では、医師たちが知的な議論《ディスカッション》を楽しむための時間がある。今回の会議では、そのディスカッションの時間もなく、一方的に独断的な情報を与えられただけだった。ミッチェルは、この会議がテストステロン剤のマーケティングであることを認めたうえで、「消費者の一人として、何が有効で何がでたらめなのかを見分けるのが自分の仕事だ」と話した。

米国アンチエイジング医学アカデミーは、米国医師会に承認されておらず、また米国医学専門委員会の承認も受けていない。米国内分泌学会認定の専門医になるためには、臨床研修を終えたあと、二、三年間集中的に訓練を受け、その後専門試験を受験しなければならない。一方、米国アンチエイジング医学アカデミーが認定する内分泌学の専門医になるためには、医師たちは、四つのモジュールの講義群を受講する必要がある。それぞれのモジュールについて八時間のオンライン学習を行い、一〇〇時間の継続的な医学教育を受け（米国アンチエイジング医学アカデミーに出席することで認められる）、三つの症例研究報告書を提出し、筆記試験に合格しなければならない。認定書には、代謝栄養医学専攻と記載されるが、ホルモンに関する学識もそこには含まれていると、米国アンチエイジング医学アカデミーの広報担当者は答えた。

ダラスの会議で、試験会場へ向かう医師に、「なぜ米国医師会や米国医学専門委員会の承認を受けていないこのアカデミーの試験にお金と時間を費やすのか？」と尋ねてみた。すると彼は、パーティー会場でジョークを理解できない人を見るような目で答えた。

「最低でも、自分のクリニックの壁に飾る認定書は入手できる。患者たちは、認定書が好きなんですよ」と笑いながら答えた。

アーリーン・ワイントローブは、自著の『若さの泉を売る：どのようにしてアンチエイジング産業は、老化することから病気を作り出し、数十億を稼いだのか（原題：Selling the Fountain of Youth:

How the Anti- Aging Industry Made a Disease Out of Getting Old- And Made Billions)』のなかで、「アンチエイジング産業の人びとは、老化に対する一般大衆の根深い嫌悪感を利用して、巨大な新しいビジネスを構築した」と解説していた。彼女の言うとおりだ。さらに付け加えるとすると、現代を生きる私たちの世代だけではなく、ホルモン療法の歴史は、誕生してから現在に至るまで、若返りへの憧れがその根底にある。

泌尿器科医と内分泌科医たちは、テストステロンは乱用される可能性が心配されるが、それでも本当にテストステロンが必要なテストステロン欠乏症の男性たちだけが服用していると信じていた。しかし、そこには何の根拠もなかった。大規模な集団検診でも行わない限り、極端にテストステロン濃度が低い男性を見落としているかどうかについては、誰にもわからない。二〇一五年に米国家庭医学会は「ホームドクターはテストステロン欠乏症に対して検査をする必要があるのだろうか?」という問題に対して、二つの相反する意見を発表した。ジョージタウン大学教授で「Pharmed Out」というブログを書いているエイドリアン・フグ・バーマンは「テストステロン検査は、大多数の人びとにとって不必要で、かつ不適切なテストステロン治療につながる」と指摘した。それとは逆に、ミシガン大学のジョエル・ハイデルボーは「医師は誰を治療するべきか非常に慎重になるべきで、テストステロン欠乏症の多くの男性が治療を受けてないのは明らかだ。そのため、テストステロンの検査は行われるべきだが、今後もテストステロン補充療法に関する研究は続ける必要があり、テストステロン服用によるリスクとベネフィットの議論も引き続き行うべきだ」と述べた。

同じ頃、テストステロン補充療法を受けたことで心臓発作、脳梗塞、血栓症になったとして、五〇〇〇人以上もの男性たちが、製薬企業を訴えた。テストステロン補充療法を受けたことで、どのくらいの人が亡くなったり、病気になったりしたのかを示す統計的なデータはない。なぜなら、テストステロン補充療法が疾患を引き起こしたと証明することはとても難しく、テストステロン補充療法を受けなくても疾患になっていた可能性を排除できないからだ。

これらの訴訟は、シカゴでひとつの多地区合同訴訟としてまとめられた。一人の裁判官が、さまざまな主張を代表すると判断した八つの訴訟についてそれぞれの原告の証言を聞いたので、製薬会社は、何千件にも及ぶ訴訟一つひとつについて、何度も弁護士をたてる必要はなかった。この訴訟は集団訴訟ではなかったが、最初に審理される訴訟の結果が、残りの訴訟の方向性を決めると考えられていた。最初の訴訟は、二〇一七年夏シカゴで審理され、七月二四日連邦陪審員は、アッヴィ合同会社がテストステロン剤の危険性について表示する義務を怠っていたという原告の主張を認め、アッヴィ合同会社に対し、心臓発作を起こしたオレゴン州の男性へ、一億五〇〇〇万ドルの損害賠償金を支払うべきとの判決を下した。

イヌを用いた性行動研究の第一人者であるフランク・ビーチは、自分の研究成果が、その後、数十億ドルのビッグビジネスになるとは想像もしなかっただろう。ビーチは、残念ながら一九八八年にこの世を去ったが、彼はテストステロンだけでなく、行動に影響を与える甲状腺や副腎、さらにはほかのホルモンについても視野を広げて研究に取り組んでいた。彼は、行動内分泌学の創始者だった。彼にとって研究の推進力は、内分泌のしくみの謎を科学的に解明することだった。

ビーチは、白いあごひげに、太鼓腹、そしてみすぼらしい服を着て、熊のような風貌だった。彼は面白く非常に陽気で、カンザス人らしい堅実さを失うことはなかった。博士課程に入学する前から、そして在学中も、彼は高校で英語を教えていた。一九五〇年代後半のある日、イェール大学にあるビーチの居室にピーター・クロプファという大学院生が訪ねてきた。クロプファは、著名な研究者であるビーチに自己紹介をしてみてはどうかと周囲からアドバイスを受け、ビーチの居室を訪ねてきたのだ。クロプファはビーチのことを、ツイードのブレザーとカーキ色のパンツを着た、マホガニーの大きな机に向かって座っているアイビーリーガーのような人だと勝手に想像していた。しかし、そうではなかった。ビーチは机の上に足を乗せ、椅子にもたれかかり、所々破れている汚れたTシャツを着て、ビールを飲んでいた。「ただただショックを受けた。ビーチの居室には、動物たちの勃起した陰茎の写真がいたるところに飾られていて、著名な研究者が、まるでニューヨークの裏路地に居る浮浪者のように見えた」とクロッパーは当時のことを振り返り話した。ビーチは、ビールとピザを食べながら、すぐ近くのパブで話さないかとクロプファに提案し、実際二人はそうした。「ビーチは、私が知っている研究者たちのなかで最も優秀な研究者の一人だった。しかし、彼の外見と知性との間には信じられないほどギャップがあった。それを理解するのに何年もかかった」と、いまはデューク大学の名誉教授であるクロプファは楽しそうに語った。

クロプファは、大学院では生物学科に所属していた。ビーチの指導を受けるためには、生物学科から心理学科へ専攻を変更する必要があったが、クロプファは変更しなかった。この選択をクロプファは、終始後悔していた。クロプファは、ビーチの後を継いで、動物の行動研究に没頭していく。彼はとくに、母体と胎児の絆の研究に取り組み、のちにオキシトシンというホルモンの研究へと発展した。

ビーチとクロプファの研究分野は、大きく異なっていたが、それぞれの専門分野で最先端の研究を行い、その成果はさまざまな形で社会に還元されることとなった。

ビーチが研究に用いたジョン・ブロードリー・ワトソンと名付けたイヌは、一〇〇%の承認率だった。つまり、どの雌からもジョンは拒否されなかった。そして何よりビーチを驚かせたのが、ジョンは五頭いた雄のなかで、実は最も弱いイヌだった。

13章　オキシトシン：これぞ愛の感覚

プリューデンス・ホールは、友人たちと大学のバーへ遊びに行くという息子に、オキシトシンを与えたらしい。「これで息子の内分泌系は増強されてオーラがあふれでる。バーにいる女の子はみんな、うちの子にいちゃついてくるはずよ」とホールは語った。また「娘が大学院の入試を受ける前にもオキシトシンを摂取させたの。娘はオキシトシンを摂取すると、とてもリラックスして集中することができたと言ってたわ」とも語った。カリフォルニア州サンタモニカのウィルシャー・ブルバードにある診療所〝ホール・センター〟の院長であるホールは、パーティーの前に神経質になったり、性衝動性を失ったり、または自分自身を以前のように親しみやすく、愛情深く信頼できると思えなくなった患者たちに対してオキシトシンを販売している。

ホールにインタビューをする前、彼女は彼女の広報担当や助手と私にオキシトシンの含まれたキャンディーを私に分け与えてくれた。オキシトシンキャンディーは、白い小石のような見た目で、角砂糖のような味がした。すばやくオキシトシンの効果を得るために、私たちは、キャンディーを舌の下に潜り込ませた。ホールによれば、この舌下投与法は、オンラインで購入できるオキシトシン点鼻薬よりも、すばやく脳へオキシトシンを作用させることができるとのことだった。

ホールは、産婦人科医としての臨床研修を受けたが、現在では男性も診察している。インタビューをした日、ホールは紫色のチュニックを着て、クリスタルとタッセルのついた長いネックレスをし、金髪をなびかせながら、落ち着いた声で話していた。診療所には、チーク材の家具（タイ製）と居心地のよいソファーが置いてあり、サフラン色の壁には風景写真が飾られていたので、ホールはむしろ瞑想所を経営しているように見えた。いや、診療所というより、まるで〝スパ〟のようだった。

診療所内には販売コーナーがあり、さまざまなハーブや〝ボディ・ソフトウェア〟という彼女が独自に開発した製品が並んでいた。たとえば、ピンク色のビンには〝女性らしい輝きの秘密〟、緑色のビンには〝前立腺の保護〟とラベルが貼られていた。さらには〝メガ副腎〟や〝スーパー副腎〟とラベルされたビンもあり、それらはモチベーションを高めると説明されていた。ホールはこれまでに、米国の人気トークTV番組である〝ドクター・フィル〟と〝オプラ〟の両方に出演し、メフメト・オズ（訳注：米国のテレビ司会者でもありコロンビア大学の心臓外科医）からインタビューを受けていた。なお、オズは、のちに自分自身の健康情報トーク番組〝ドクター・オズショー〟を担当するようになった。ホールは、女優でダイエット本の著者であるスザンヌ・サマーズや、元ウェイトウォッチャーズの大使であったヨーク公爵夫人であるセーラ・ファーガソンなどが自分の患者だといって宣伝していた。

「何か感じない？　私は少し感じてる」とオキシトシンキャンディーをなめている私にホールは問いかけた。そしてホールは私に寄りかかって「あなたの目を見ていたいわ」ともつけ加えた。

ホールの女性広報担当者も、ホールと同じ気分だと言ってまた私に寄り掛かった。しかし、私はまったく何も感じなかった。

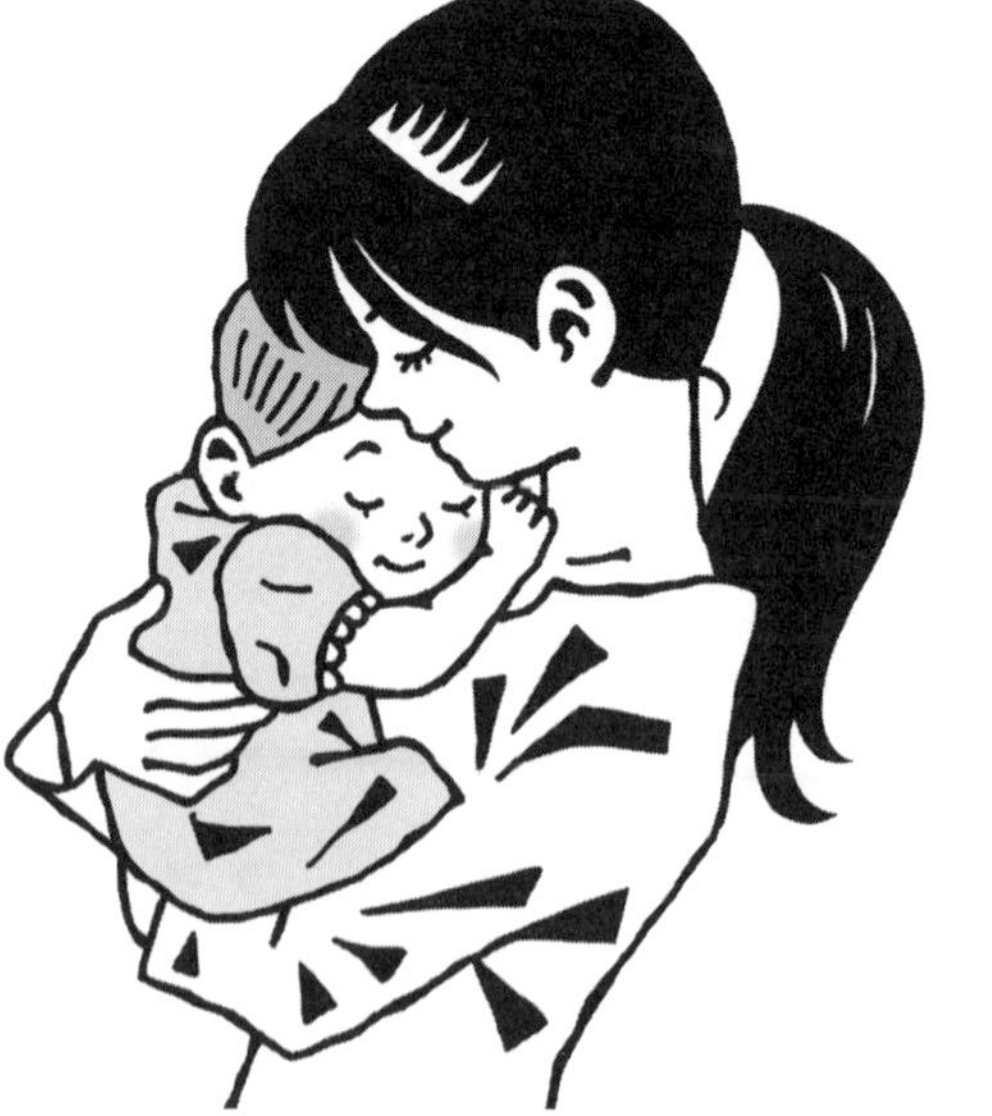

オキシトシン（麻酔薬のオキシコドンと混同しやすいのだが）は、脳の視床下部で産生されるホルモンで、そのはたらきとして、出産時に子宮を収縮させ、赤ちゃんを産道へと押し出す。出産後は、乳腺を刺激し母乳を射乳させる。ほかに人工合成オキシトシンであるピトシンは、陣痛を促し、子宮収縮力を増強させる。しかし最近の研究から、この強力な作用をもつホルモンが、出産や育児に関連するホルモンというよりは、市場価値のあるホルモンに生まれ変わっている。具体的にいうと、オキシトシンは、母親と新生児、さらには恋人との間の絆を育む効果が期待されている。また勃起や性的な絶頂感、そして射精をもたらし、相手の気持ちを理解する力も強化するともいわれている。しかしこれらのすべての現象が、同時に起こるのか、はたまた特定の順番で起

こるのかについては解明されていない。このホルモンは、信頼や共感にも関連すると考えられている。たとえば、オキシトシンは、イスラエル人とパレスチナ人同士で、お互いを救いたいと願う深い思いやりの気持ちを高めるということが、小規模な研究結果だが報告されている。しかし、ここには大きな問題がある。それは、膨大な研究（過去十年間で三五〇〇報以上ものオキシトシンの行動に関する研究成果が報告されている）のなかで、オキシトシンは信頼や不信、さらには愛や羨望、共感や人種差別にも関連すると報告されているのである。これらの矛盾した情報は、潜在的にオキシトシンの利用を考えている人たちを混乱させている。

オキシトシンのはたらきを知る最初の手がかりは、一九〇六年のヘンリー・デールによる研究だった。デールは、大学を卒業したばかりで、医学部へ入学するための願書を準備しているときにロンドンにあるウェルカム生理学研究所の所長に任命された。彼のような若い人物が研究所の所長に任命されるには裏があった。彼は真菌が作り出す麦角（訳注：イネ科植物の子房に寄生する〝麦角菌〟がつくる暗紫色のかたまり）の薬理作用を解明するという研究を任された。しかしデールにとって、麦角を研究するという任務は侮辱的だった。「正直に言って、研究者になりたての私にとって最初に取り組む実験が麦角というのは泥沼にはまったような気がして、この研究テーマにまったく魅力を感じなかった」と彼は述べた。麦角は、民間療法として用いられており、助産師が出産を早めたり、頭痛を治すために使われていた。一方その頃、当時の生理学者たちは、脳下垂体や甲状腺そして膵臓から分泌されるホルモンに関する研究をしており、自分の名前を科学史に残せるかもしれないくらいには重大なテーマを扱っていた。

デールは、ネコ、イヌ、サル、トリ、ウサギ、ネズミなどの動物に麦角を注射するという、体操の規定演技といってもよい実験にまず取り組んだ。そして彼は、麦角の投与によって起こる血圧の変化と筋収縮を測定、記録した。次に、実験にひねりを加えて一部の動物たちには麦角と〝闘争・逃走〟を司るホルモンであるアドレナリンを同時投与した。すると驚くことに、麦角はアドレナリンの作用を抑制したのだった。この発見は、第一世代の血圧治療薬の開発につながった（＊1）。

デールは、彼が〝麦角の泥沼〟とよんでいた実験、つまりネズミからサルにいたるまであらゆる動物に麦角を注射する民間療法の効果を検討している間、その裏で去勢した雄ウシから摘出した脳下垂体を乾燥させ、その粉末を妊娠したマウスへ注射する実験も行っていた。デールはひょっとすると、ハーベイ・クッシングに触発されたのかもしれない。というのも当時、脳神経外科医であり内分泌学の先駆者であるハーベイ・クッシングは、脳下垂体とそこから分泌される、人体の生理機能を激変させるホルモンについて、世界各国を飛び回って講演を行っていた。研究者たちは、脳下垂体の前葉と後葉では、それぞれ異なるホルモンが産生されていることに気づきはじめていた。デールは、脳下垂体後葉を実験に用いたところ、驚くことに、ネコの子宮が強力に収縮することを発見した。しかし、デールの四三ページにもわたる「麦角の生理学的側面」というタイトルの論文のなかで、彼はなぜ去勢した雄ウシ由来の脳下垂体を実験に用いたのか、また、なぜその乾燥させた脳下垂体を妊娠したネコに投与したのか、さらには、なぜ脳下垂体前葉ではなく後葉を実験に用いたのかについて、その理由に一切触れなかった。

当時、生理学者の間では、脳下垂体とその分泌物が話題になっていた。デールの非常に長い論文のなかには、乾燥させた脳下垂体を注射したあと、子宮内圧が上昇したことを示すたった一つのグラフだけが掲載されていた（論文には全部で二八個の図があった）。デールの論文の結論には、麦角の作用が要約されていたが、しかしその要約のなかに次の一文が書き込まれていた。それは「脳下垂体（漏斗部）による子宮内圧を上昇させる原理は、アドレナリン以外の何かが、筋線維のいくつかの構成要素に作用することで起こる」というものだった。簡単にいうと「脳下垂体後葉で産生された物質が子宮平滑筋を収縮させる」ということである（＊2）。

しかし、デールの発見は、数多くある論文のなかに埋もれ医学界から見落とされていた。これは、一八四八年にアーノルド・ベルトルドが行った雄鶏の精巣移植実験を彷彿させる（第5章）。これら二つの論文に記載された重要な研究成果は、好奇心旺盛な研究者たちが未来の道を切り開こうとして発掘するまでの間、何十年も無視されていたという点でよく似ている。スターリングとベイリスは、ベルトルドの研究成果を再発見し、ホルモンという概念を普及させた。一九四〇年代までデールの研究はすっかり忘れ去られていた。しかし、ある研究者が、デールが中断した麦角の研究成果を見つけ出し、妊娠した動物へ脳下垂体後葉抽出物を注射すると子宮が収縮することを再確認した。その後、研究者たちは、一九四八年、英国医師会が発行している医学誌ＢＭＪ（British Medical Journal）の編集長へ宛てたレターのなかで、陣痛のたびに妊婦の乳首からミルクがビーズのように滴り落ちることを報告

＊1　デールは、神経細胞の電気信号の化学伝達に関する研究により、一九三六年ノーベル化学賞を受賞した。なお義理の息子であるトッド卿も、一九五七年ノーベル化学賞を受賞している。

＊2　英国生理学会が発行している生理学雑誌ＪＰ（Journal of Physiology）に掲載されたデールの論文には、実験動物の取扱いについて非常に詳細な説明がなされている。というのも、デールは一九〇三年の〝茶色いイヌ事件（第2章）〟の中心人物で、雑種犬を殺したアシスタントだったため、自分の研究を説明する際は非常に防衛的だった。

した（なおこの妊婦は、出産時にまだ前の子どもに授乳をしていた）。では、子宮を収縮させる物質と同じものが、母乳の放出を促すのだろうか？　答えは、Ｙｅｓだった。脳下垂体から分泌される不思議なホルモンの実体は、一九五三年に同定され、そして人工的に合成された。発見者である米国の研究者であるヴィンセント・デュ・ヴィニョーは、一九五五年にノーベル化学賞を獲得した。そしてそのホルモンは、〝素早い誕生〟を意味するギリシャ語から〝オキシトシン〟と名づけられた。

オキシトシンが同定されたことで、オキシトシンの生理作用に関する研究が盛んに行われるようになった。オキシトシンは、脳の奥にあるアーモンドほどの大きさの内分泌腺である視床下部で産生され、その後脳下垂体後葉へと運ばれ、そこから分泌されていることが明らかになった。

ほぼ同時期に別の研究グループは、化学物質によって母子の絆がつくられるしくみについて研究を行っていた。オキシトシンに関する研究とはまったく関係がないと思われたが、しかしその後すぐに、この二つのまったく違う研究分野が、完全には一致しないものの、それでもかなりの部分で重複することが明らかになった。

母子の絆について研究している科学者たちは、出産して母親になった女性が、新生児を育て、保護することを強いるものとは何か？　また、もし存在するのならば、それはどのようなものなのかと不思議に考えていた。それは、新生児のにおいなのだろうか？　赤ちゃんの最初の泣き声なのだろうか？　それとも自分に似た小さい赤ちゃんのすがた？　あるいは、ホルモンなのだろうか？

動物を用いた研究から、母子の絆が形成される時期があることが示唆されていた。フランク・ビーチの研究に感銘と衝撃を受け、当時まだイェール大学の学生であったピーター・クロプファが取り組んだヤギの研究では、生まれたばかりの仔ヤギを母ヤギからすぐに引き離し、その五分後に母ヤギのもとへ戻したところ、母ヤギは仔ヤギを拒絶することが示された。母ヤギは、自分の仔ヤギをまるで知らない仔ヤギのように扱い、母乳を吸おうとしている仔ヤギに頭突きをくらわせて追っ払った。同様のことがラットにも当てはまり、生まれたばかりの仔ラットをわずか数分間だけ母親から引き離すと、母ラットは仔ラットを拒絶するようになる。この結果は、母子の絆を制御するホルモンが存在すると仮定した場合、そのホルモンは、出産時に急激に分泌され、その後急激に減少しなければならない。クロプファは、オキシトシンに関するいくつかの論文を読んでいたので、妊娠中はオキシトシンが急上昇し、子宮と乳管を収縮させ、そして出産後に急激に減少する、つまり、血中オキシトシン濃度が出産前後で劇的に変化することを知っていたのである。ではこのオキシトシンが、母子の絆を形成する役割を果たしているのだろうか？

クロプファは、一九五〇年代に大学院生として、ニューヘブン郊外の農場で働きながら、母ヤギと仔ヤギの研究を始めた。彼は出産直後の仔ヤギを取り上げるために納屋で寝ることに疲れ切っていた。そこで、長期休暇を取得して長期間家を空けることになった教授の家を借り、その家に妊娠中のヤギを何頭か連れ込んだ。クロプファはリビングルームの床を芝生で覆い、そこを仮設の納屋へと変えた。その仮設の納屋での生活は非常にうまくいっていたが、何の前触れもなく帰宅した家主の教授は、改造された我が家の内装と妊娠したヤギの住人たちに愕然とした。

クロプファは、その後すぐにイェール大学からデューク大学へ教授として赴任し、ノースカロライナ州に動物たちを飼育するのに十分な広さのある庭のついた家を購入した。それからは、自宅で母子

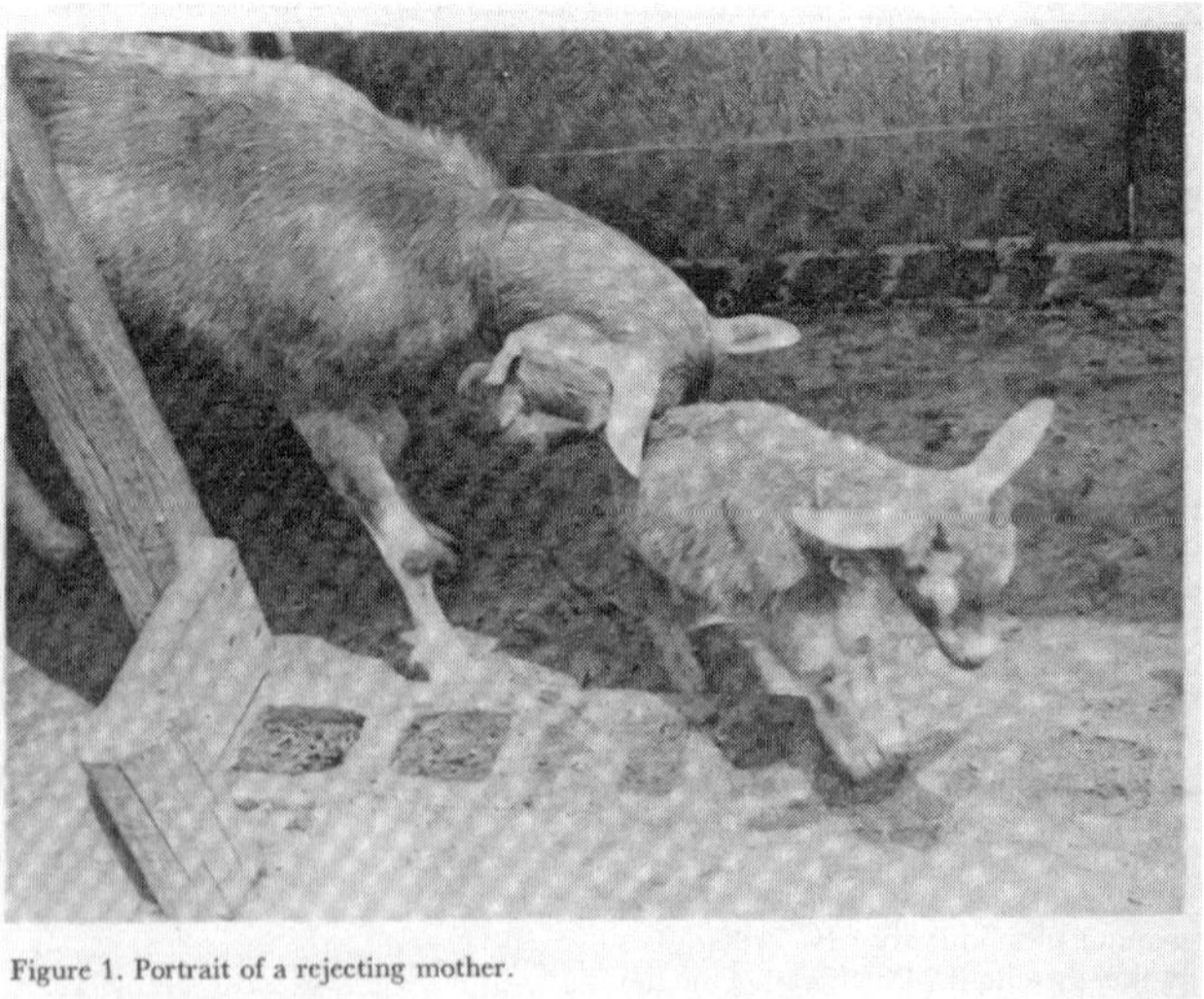
Figure 1. Portrait of a rejecting mother.

オキシトシン濃度が急上昇していない母ヤギは頭突きをして自分の仔を排除しようとする。ピーター・クロプファのご厚意により掲載。

の絆に関する研究を発展させることができた。さらに予期していなかった幸運として、クロプファはデューク大学を卒業したばかりのコート・ペダーセンを、家のペンキを塗るために雇えたことだった。ペダーセンは、医学部へ出願するまでの間、お金を稼ぐために風変りな仕事ばかりしていた。二人はヤギの母子の絆に関することについて議論し、クロプファはこの母子の絆形成にオキシトシンが関与しているのではないかというアイディアを披露した。するとペダーセンは、クロプファの研究室に参加したいと言ってきたのだった。この出来事がきっかけで、クロプファとペダーセンの間には、数十年にもわたる友情と共同研究が開始されたのだった。

　さて、子宮頸部と膣は出産中にのみ非常に大きく広がる。そしてこの物理的な拡張は、オキシトシンの分泌によって引き起こされることが知られていた。そこでペダーセンは、膣を人工的に拡張させる風船のような奇妙な装置を考案した。

実験の最終的な目標は、母親ではないヤギの血中オキシトシン濃度を急上昇させ、生まれたばかりの仔ヤギを無作為に提示した場合、その仔ヤギと絆を形成するかを観察することだった。普通なら出産したことのない処女の雌ヤギは、見知らぬ仔を拒絶する。

実験はうまくいった。ペダーセンが開発した風船装置を装着した二匹の雌は、新生仔に鼻をすりよせ、新生仔に母乳の出ない胸を吸わせようとした。一方装置を装着しなかったヤギは、見知らぬ仔に対して敵対的だった。この実験は、ペダーセンが医学部に入学する前までに終えていたが、その実験結果が公表されることはなかった。

実験から数年後の一九八三年、ケンブリッジ大学のチームによってクロプファとペダーセンの研究結果が正しいことが確認された。その研究結果は、権威ある米科学誌サイエンスに発表された。膣に風船装置を装着して刺激した十頭の雌ヒツジのうち八頭が、見知らぬ新生仔に鼻をこすりつけたりなめたりした。一方、膣に風船装置を装着しなかった十頭のうち八頭は、見知らぬ新生仔に対して頭突きをした。妊娠中のホルモンの状態を模倣するために、研究者たちは妊娠していない雌ヒツジにも、エストロゲンとプロゲステロンを投与した。研究者たちは、これらのホルモンが、オキシトシンほどではないにしても、母と新生仔との絆を強化することを発見した。またエストロゲンとプロゲステロンは、投与してから作用するまで数分ではなく何時間以上も必要とし、さらに投与したヒツジの半数にしか作用しなかった。「膣への刺激が、ヒツジにおいて急速な母性行動を引き起こす機構については不明である。しかし、ヤギの母性行動における膣への刺激の重要性は、オキシトシンの役割を示唆していた。というのも、オキシトシンの脳室への直接注射は、妊娠していないラットの母性行動を刺激したからである」と研究者たちは論文中で議論していた。言い換えれば、オキシトシンが母子の絆を強めることを助けているという証拠が集まってきたのである。ペダーセンは、その後もオキシトシンの研究を続け、ノースカロライナ大学の精神科・神経生物学の教授としてオキシトシン研究の専門家となった。

ペダーセンは、医学部を卒業後、クロプファが「非常に素晴らしい研究」と評した実験を行った。クロプファは、処女の雌ラットと雄ラットの体内にオキシトシンを注射し、母性行動が引き起こされるかどうか観察した。しかし、母性行動は起こらなかった。そこで彼は、オキシトシンが脳に到達する前に分解されるのではないかと考えた。「ペダーセンは、オキシトシンが分解される可能性について、初めて指摘した人物だ」とクロプファ。そこでペダーセンは、処女の雌ラットの、オキシトシンを産生する視床下部に近い側脳室とよばれるに領域に微量のオキシトシンを、直接注射した。通常、処女の雌ラットは新生仔に敵対的だが、オキシトシンを脳内に注射された処女の雌ラットは、新生仔のラットを舐めたり、鼻を押しつけたりした。さらには、オキシトシンを注射された処女の雌ラットは、まるで母乳を与えるかのように乳首を露出させた。その後、ほかの科学者たちによる別の研究結果から、妊娠したラットにおいてオキシトシンが作用する経路を阻害すると、出産後に見られるような母性行動が抑えられることがわかった。つまり、新たに母親になったラットたちは、自分の仔を育てなくなり、一部の母親ラットでは、実に意地が悪く、仔を少しずつ遠ざけたりした。

さらなる研究では、オキシトシンが、母子の絆や養育行動以外の行動にも、なんらかの役割を果たしているのか解析が行われた。雌ラットの脳にオキシトシンを数回注入すると、交尾を受け入れる姿勢、つまりおしりを上げる姿勢が促された（ロードシス反射とよばれる）。一方、オキシトシンを投与されなかった雌ラットはおとなしくしていた。しかし、オキシトシンを投与された雄ラットは、においをかいだり、自分を毛づくろいをしたりすることに時間を費やしていたが、射精が早まることはなかった。これらの研究結果から、オキシトシンは社会的な相互作用を高めるかもしれないが、性的パフォーマンスは向上させないと結論された。また、オキシトシンは嗅覚受容体にも作用し、母親の生まれたばかりの仔のにおいに対する感受性を高める可能性があることも見出した。

これらの研究をきっかけに、別の研究グループは、三種類のハタネズミ（小さく茶色の毛がふさふさしているネズミ）の行動のちがいにオキシトシンが関与しているのかどうかについて解析を進めた。プレーリーハタネズミは、最初に交尾を行った相手と一生をともに過ごし、毛づくろいをし、そして育児を完全に分担する。しかし彼らのいとこである、アメリカハタネズミとヤマハタネズミは、次から次へと交尾の相手を変え、決して落ち着くことはない。キンゼイ研究所のスー・カーター所長は、プレーリーハタネズミの血中オキシトシン濃度は、交尾後に上昇するが、ほかのハタネズミでは上昇しないことを見出した。これらのことから、オキシトシンは、〝死ぬまで添い遂げる〟か〝すぐにそばを離れるか〟のちがいを生みだすのではないかと示唆された。オキシトシンが多量に分泌されるプレーリーハタネズミは、一見すると誠実であるように思える。しかし、そこには落とし穴があった。というのも、彼らは仔を育てるために、仔の周囲をうろついていたが、その裏で彼らは、パートナーを裏切って浮気をしていた。早速カーター所長は、ＤＮＡ解析を行ったところ、プレーリーハタネズミの雄は、パートナーだけでなく、パートナー以外の相手との間でも数多くの仔を持つ雄だということが明らかになった。

ほかの研究では、オキシトシンが子宮以外のほかの筋肉、たとえば身体のほかの部位にある血管を収縮させるかどうか解析した。一九八七年、スタンフォード大学の研究者たちは、血液サンプルを採取しながら自慰行為をすることに同意した一二名の女性と八名の男性の被験者で実験を行った結果、オーガズムを感じ始めるときにオキシトシン濃度が急上昇することを発見した。しかし、オキシトシンがオーガズムをもたらすのか、あるいはオーガズムが起こることでオキシトシンが分泌されるのかについて結論を出すのは難しい。

これらの研究成果は、どのように私たちヒトの考え方や感じ方に影響を与えるのだろうか？　一九九〇年カーターは、母乳で育児をしている二〇名の母親と母乳では育児をしていない二〇名の母親のオキシトシン濃度について比較した。予想通り、母乳で育児をしている母親のほうがオキシトシンの血中濃度は高かった。また彼らは、母乳で育児をしていない母親たちよりも穏やかだった。この発見は予想外だった。カーターは、オキシトシンが母親に安らぎの感覚をうながし、それがひいては授乳中の母親が授乳の単調さに耐えることを助けているのかもしれないと考えた。実際ほかの研究では、オキシトシンはオーガズムの直後や授乳中だけでなく、一般的にヒトの気分を良くすることに関与することが示唆されている。

〝信頼ゲーム〟とよばれるゲームを行う際に、オキシトシンを点鼻スプレーで吸入させ、その効果を調べる実験が行われた。この実験結果は、非常にドラマチックなもので、英科学誌ネイチャーに二〇〇五年に発表され、トップニュースでも取り上げられた。このゲームのやり方は、以下の通りである。見知らぬボランティアの被験者が二人一組のペアになり、それぞれ〝投資家〟と〝受託者〟という役を分担する。各被験者は、〝ユニット〟と名づけられたプレイマネーを、一二ユニット受け取る。投資家役のプレイヤーは、自分の所持金をキープしておくか、受託者役に四ユニットか八ユニット、もしくは一二ユニットを与えることを選択できる。受託者は、どんな場合でも投資家から与えられたユニットの三倍の額を得ることができる。つまり、もし受託者が一二ユニットを受け取った場合、受託者は最終的に四八ユニットを手にする（投資家が与えた一二ユニットが三倍になり、三六ユニットが与えられ、受託者が元々持っていた一二ユニットと合わせてこの数になる）。次に受託者が、投資家にいくら返すか、もしくはまったく返さないかを選択する。このゲームの最終的な結果は、次の四つである。それは、（1）両方のプレイヤーがゲーム開始時よりも最終的により多くのお金を手にしている、（2）投資家だけ多くのお金を手にしている、（3）受託者だけが多くのお金を手にしている、（4）両方のプレイヤーが最初の所持金と同じ金額で終わる場合である。この実験を行ったスイスと米国の合同研究チームの研究者たちは、投資家が受託者を信頼しなかった場合、投資家は、所持金をすべてキープしようとするが、投資家が受託者を信頼した場合、投資家は、一二ユニットのすべてを受託者に与え、少なくとも自分に同じ額が返還されるか、ひょっとするとほんの少しだけ多く返還されるのではないかと期待するのではないかと、考えた。そして研究者たちは、ボランティアたちにオキシトシンを点鼻スプレーで吸入させた。その結果、点鼻スプレーにより投資家は、より多くのお金を受託者に分け与えるようになったのである。

オキシトシンを嗅ぐと相手への信頼感が高まるというこの発見は、米国やヨーロッパでトップニュースとして取り上げられ、話題となった。またオキシトシンは、〝道徳的分子〟とよばれるようになり、数多くの自己啓発本（たとえば、『幸せな脳のための三五のヒント（原題：35 Tips for a Happy Brain）』）や、『リキッド・トラスト』とよばれる衣類用スプレーが販売されるようになり、オキシトシンによる信頼構築作用に関するTED講演（訳注：講演をオンラインで無料配信する米国のメディア組織）は、現在までに一五〇万回以上の再生回数を記録している。〝信頼ゲーム〟実験を行い、TEDでも講演したクレアモント大学院大学教授であるポール・ザックは、信頼できる人びとの割合が高い国ほど繁栄しており、信頼の生物学的基盤を理解することで、貧困を緩和することができると述べた。『道徳的分子（原題：The Moral Molecule）』という本の著者でもあるザックは、もじゃもじゃのブロンドヘアで彫りが深く、ハンサムで面白い人物である。「オキシトシンは、本当に道徳的分子なのでしょうか？」彼は、TED講演中に聴衆に尋ねた。そしてすぐに彼は答えた。「私たちの研究によると、オキシトシンによって寛大さが増大し、慈善事業への寄付が五〇％増加することがわかりました」。そして彼は、歩いて聴衆のなかに入っていき、オキシトシンスプレーはどうかと聴衆にすすめた。

ザックはかつて「オキシトシンは、恋人や子ども、ペットへの愛着を高める。しかし、ここには奇妙なことがある。それは、脳内でオキシトシンの分泌が起こると、私たちはまったく見知らぬ人と結びつくようになり、非常にわかりやすい方法で彼らのことを大切にするようになる。それはたとえば、まったくの他人にお金を与えるようになるように」とブログに投稿していた。彼は、元ガールフレンドにストーカーされていたことについても別の記事としてブログに投稿していた。なぜストーカーされたか？　それは、彼ら二人のオキシトシンはもはや同期していなかったからだという。つまり、彼は（オキシトシンの分泌が起こらなくなったため）彼女への愛が薄れ、一方彼女は（オキシトシンの分泌が起こり続けたので）しつこく彼への愛が持続していたともいえる。

しかし実際のところオキシトシンは、上記のような感覚を作り出すために本来存在しているわけではない。〝信頼ゲーム〟では、オキシトシンを嗅いだ二九人のうち、たった六人しか、自分の所持金すべてを相手に与えなかったのである。この実験結果からオキシトシンの生理作用を推定して、その後のキャリアを築き上げたザックとは異なり、ザックの論文の共著者たちは、確かに〝信頼ゲーム〟の研究自体は非常に興味深いが、研究結果は確固たるものではないと考えていた。というのも、その後に行われた実験に不備があったのかもしれないが、最初に行われた〝信頼ゲーム〟の実験結果を再現することができていないからだ、と〝信頼ゲーム〟研究に携わったチューリッヒ大学のエルンスト・フェールは、米評論誌アトランティックに語っていた。そしてフェールは「我々には、決定的な証拠がない」とも述べた。「私たちが行った〝信頼ゲーム〟研究について、その結果を再現することができていない。この研究結果が再現できるまでは、オキシトシンが信頼を引き起こすという主張に対して、慎重になる必要がある」。オキシトシンが信頼を引き起こすかどうかについてはまだ議論の余地があるとしても、現在では、オキシトシンが信頼に関係するという結果だけ独り歩きしている。たとえば、オキシトシン点鼻スプレーを愛情や信頼と結びつける研究は、メディアの注目を集めている。一方、オキシトシンが信頼を低下させ、人種差別を増加させるという相反する研究結果も報告されている。この矛盾する結果が得られた研究では、オキシトシンは単に良い感情を増強するのではなく、その時々に感じている感情を増幅させるという仮説が提唱されていたりもする。

ペンシルバニア大学ウォートン校商学部の准教授であるギデオン・ナーベは「プレーリーハタネズミの一夫一妻制を高め、授乳や出産に関与し、さらには知らない人へお金を送金させてしまうというオキシトシンの作用に関する実験結果は、非常にすごい話だ。どういうわけか、これは筋が通った話になっていて、たくさんの結果のなかから一部分だけを取り出すだけで、たとえそれが想像だったとしても、点をたくさん取れば線が引けるように、ある一部分の結果をつなぎ合わせたことで、とてもうまい話になっている。それは実によくできていて、マスコミでも大々的に取り上げられている」と語った。

ナーベは、これまでの研究結果について解析を行った。実は、彼はホルモンの専門家ではなく、統計学者である。彼は、これまで行われた研究のほとんどのものにおいて、実験数が少なすぎるか、実験対象があまりにも偏っているか、実験計画がずさんであったため、何も証明できないということを見いだした。またほとんどの研究において、実験結果を再現できなかったため、これまで得られた結果は、単に偶然の発見に過ぎなかった可能性があることも見出した。さらにナーベは、オキシトシン研究者たちの研究成果から、オキシトシンがヒトの行動に影響を与えないことを示すいくつかの研究を発見した。しかしそれらの研究結果は、論文として世間に公表されることはなかった。科学専門誌（および科学論文の内容を新聞向けにわかりやすく記述する報道関係者）は、肯定的な研究結果を好む傾向がある。しかし、このいわゆる否定的な研究結果こそ、現実を実に豊かに説明しているともいえる。

研究の偏りはさておき、オキシトシンがヒトの行動へ影響を与えるという証拠はないように見える。しかし、だからといってホルモンが何もしないというわけではない。それはただ単に、まだ証拠が得られていないだけである。懐疑的な内分泌学者たちは、まだわからないオキシトシンの作用について推測され過ぎていると主張している。この議論は、ほぼ一〇〇年以上も前におこなわれた脳下垂体についての講義後にハーベイ・クッシングが受け取った手紙を思い起こさせる。「わたしたちの専門分野で蔓延している、ホルモンに対する大騒ぎについて目撃するのはうんざりするというよりも、痛ましい。その多くは、非常に混沌としていて、無知と無意味の結果であり、その多くは、残念ながら商業的な欲望によって悲惨な結果を引き起こしている」とカリフォルニア大学サンフランシスコ校内分泌腺診療所長である、ハンス・リッサーは記していた。また「内分泌学は急速に、嘲笑され、評判の悪いビジネスになりつつあり、正直で恐れを知らない意見が発せられるときが来ている」とも記していた。エモリー大学のシルビオ・O・コンテ・センター（オキシトシンと社会的認知）の所長であるラリー・ヤングは「いまだにこの状況はあまり変わっていない」と述べた。結局のところ、多くの良いもののなかに悪いものが混在している。リッサーからクッシングへ宛てられた手紙を読んだヤングは「世間で行われているオキシトシンに対する乱痴気騒ぎと同じだ」と話した。

ヤングは、神経科学の専門家メンバーの一人で、ニューヨーク大学のロバート・フロムケ（彼はオキシトシンに関する研究を非常に慎重に行っている）もメンバーの一員だった。彼らは、脳内の特定の場所に存在するオキシトシン受容体の機能を失わせることで、オキシトシンの生理作用を理解しようとしている。フロムケの研究は、ヤングの研究と一九八三年に行われた実験の研究結果（授乳中の女性十人に赤ん坊の泣き声を聞かせると血中オキシトシン濃度が上昇する）に基づいて行われた。「神経科学的な観点から説明すると、赤ん坊の泣き声が耳に入ると、脳内の聴覚神経系によって処理される」とフロムケはつけ加えた。さらにフロムケは、右側よりも左側の聴覚神経にオキシトシン受容体が豊富に発現していることを見出した。そこで、マウスの左側の聴覚神経に発現しているオキシトシン受容体の機能を阻害したところ、泣いている新生仔に反応しなくなった。一方、オキシトシン受容体の機能を阻害しなかった場合、マウスはこれまで通り新生仔に反応した。フロムケの共同研究者たちと同様に、フロムケ自身も血中オキシトシン濃度の急上昇が母子の絆を強化するとは考えておらず、それよりもむしろ、脳に入力される情報を強化すると考えている。フロムケは「これらの結果は、新しい環境に対して適応できるようになることを意味している」と述べた。フロムケは次のようにこの現象を説明した。「誰もがこれまでに泣いている赤ん坊と飛行機の機内で一緒になったことがあると思うが、その際私たちは、十人十色の反応をする。たとえば、ある人たちにとって赤ん坊の泣き声は、非常に不快だと感じる。一方、何人かの女性にとっては、赤ん坊の泣き声を聞いただけで、母乳が出るようになる。この現象は生物学的に見ても驚異的なものだ」。言い換えると、オキシトシンは、私たちの奥底に潜んでいる感情を増強するように作用しているのかもしれない。

フロムケは、おもに聴覚に焦点を当てて研究を行っているが、ほかの科学者たちは、社会的な反応について研究を行っており、彼らはオキシトシンの身体への影響を解明することで、実際に効果のある治療法が開発できるのではないかと期待している。というのは、オキシトシンが社会性を高めることを示唆する研究成果が相次いで報告されているため、自閉スペクトラムや統合失調症の治療薬候補として臨床試験が行われてきた。これまでのところ、さまざまな試験結果が出ている。問題点は、オキシトシンを脳内に注入しなければならず（マウスなどのげっ歯類ではそのような投与ができるが）、ヒトでそのような投与が、たとえ実験だとしても行えない。また、オキシトシン点鼻スプレーの吸入により脳内のオキシトシン濃度を上昇させることができることを証明した研究も存在しない。「確かにオキシトシン点鼻スプレーは役に立つかもしれないが、時期尚早であり、また現時点では鼻腔から脳へオキシトシンが移行するという経路を考えるのは楽観的過ぎる」と、エモリー大学のオキシトシン研究の第一人者であるヤングは話した。「おそらく、オキシトシン点鼻スプレーは、無害だろう。しかし個人的には、本当に自信を持てるような研究成果ではないと思っている。たとえ、いくつかの論文の内容が正しかったとしても、その効果は比較的小さいと思われる。そのため、オキシトシン点鼻スプレーを嗅いでから学校へ行き、家に帰宅してまたオキシトシン点鼻スプレーを嗅ぐことで、私たちの身体の機能が向上するといったことを想像することができない」。

ただヤングは「仮に初期の研究に問題があったとしても、私たちはすべての研究成果についてあきらめるべきではない」と、つけ加えた。ヤングは、オキシトシンがどのように作用するのか、その詳細な機構を解読できれば、私たちは自閉スペクトラムや社会不安障害の人びとを助けるための新たな治療法を見つけることができると信じている。ただし「オキシトシンは、米国食品医薬品局（ＦＤＡ）の承認を受けていない。しかし、医師たちは、オキシトシンを入手することができ、そして親たちは子どものためにオキシトシンの使用を懇願している」とヤングは注意を促した。

問題は、オキシトシンが出産やセックス、そして行動に対して役割を果たしているかどうかではない。それよりも、私たち（潜在的な顧客や科学者、さらにはジャーナリスト）が、必要としているのは明快さである。研究という海のなかには、証拠の真珠が転がっている。これらは、将来研究者たちがオキシトシンの作用を解明し、もし可能性であればその作用を利用するための期待できる手掛かりである。「これまでの研究成果のいくつかは、真実の可能性もある。オキシトシンは、愛や交尾に関与し、また不安やストレスなどを軽減させるかもしれない。ただオキシトシンを、有効な治療法へと変換させるには、今後さらなる研究が必要なのは言うまでもない」と、ノースカロライナ大学のペダーセンは語った。

プリューデンス・ホールは、オキシトシンに関する否定的な話題について何も気にしていない。ホールが言うように、彼女は研究者ではなく臨床医であり、患者には何が効果をもたらすのかを知っている。そのため、彼女はオキシトシンがどれだけ脳に到達するのかという実験結果について、まったく気にしていないのだ。彼女はただ舌下錠の作用について診ていただけである。私がオキシトシンに関するインタビューを終えると、ホールは、私を抱きしめた。その後、ホールの広報担当者も私を抱きしめた。その後さらに、ホールの助手も私を抱きしめた。私がその場から立ち去ろうとすると、ホールは「抱きしめることにもオキシトシンの分泌を促進させる効果があるのよ」と付け加えたのだった。

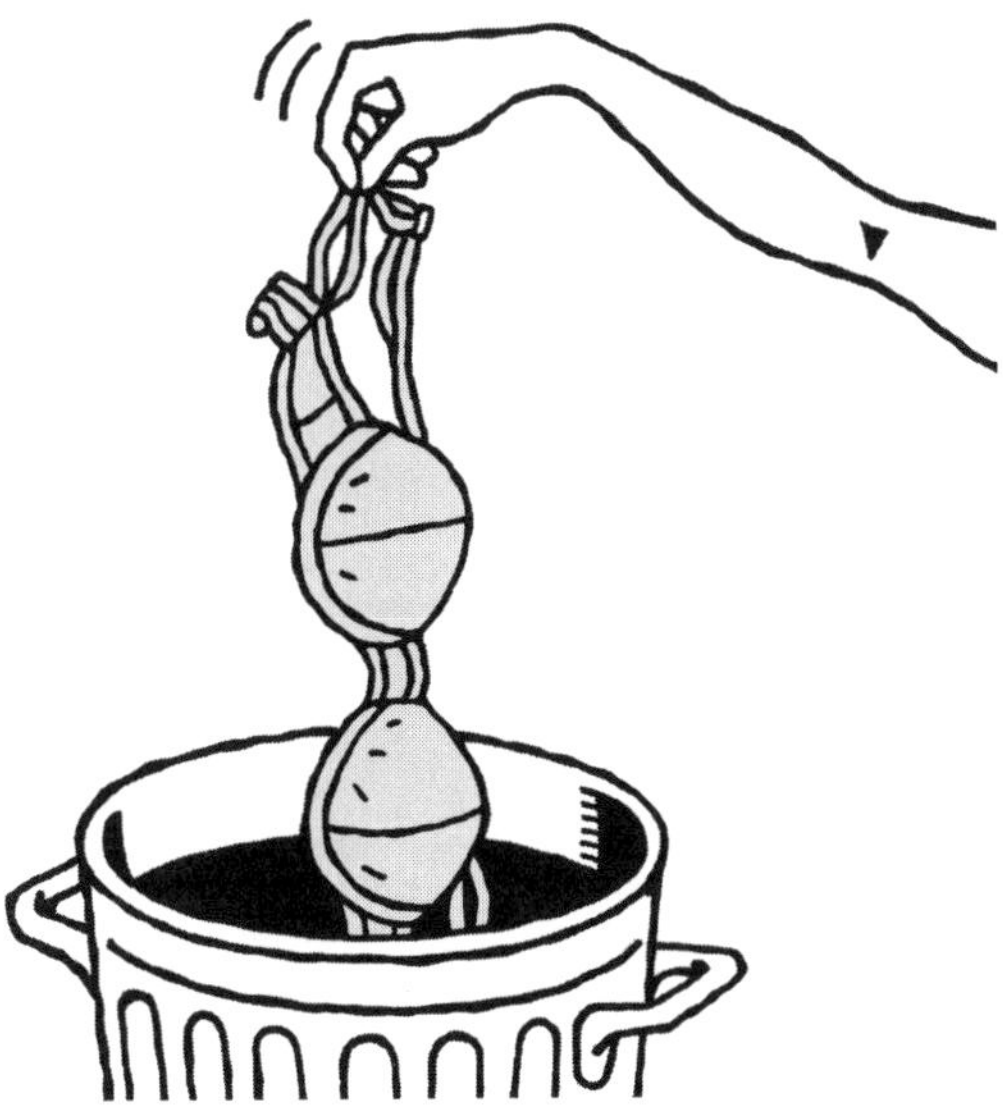

14章　性転換

メル・ワイモアは、更年期前にテストステロンを摂取し始めたため、思春期を息子と一緒に過ごすはめになった。思春期を迎えたメルの息子は、喉仏が大きくなり声も低くなった。そのころを振り返って「私は、息子のあとを追いかけていました」とメルは語った。

メルが性転換によって自身の外見を変えようと決意したとき、離婚から十年が経過していた。「私の子どもの頃のアルバムを引っ張りだして子どもたちに見せていたとき、話をしました。『私が典型的な母親じゃないってことは知っているよね。女の人とデートするし、髪の毛はショートカットだし。それでね、これまでは心のなかに男性という存在を隠してきたけれど、これからは男性として生きようと思ったの。それで離婚することにしたんだ』と」

メルは、男物の洋服に着替え、男性のようなヘアスタイルにして、胸に布を巻いてぺちゃんこにした。「ブラジャーをやめて胸に布を巻くことを最初にして、外見が女性から男性のように変わったことで、とても気分が楽になりました」

メルの子どもたちは当時、一二歳と一五歳だったが、とても協力的だった。子どもたちには、これから何が起こるのかわからないとメルは告げていたが、もちろん、メル自身にもまったくわかっていなかった。

メルは、トランスジェンダーに属するほかの人びとと同様に、自身の解剖学的な女性という性と、内面的に感じる性とが一致していないと思っていた。それは、性的指向が一致していないという意味ではない。性的指向とは、あなたが誰と一緒にベッドをともにしたいかということを意味するが、性同一性とは、あなたがどの性別として誰と一緒にベッドをともにしたいかということを意味し、大きくその意味合いが異なる。

世界的な調査から、世界では〇・三〜〇・六%の人びとがトランスジェンダーだと考えられている。二〇一六年の米国内のアンケートでも同様の結果が得られており、少なくとも米国内には、一四〇万人のトランスジェンダーがいることになる。ただこれらの数字には、自分の外見的な性と内面的な性のちがいについて認めることを恐れている人たちの数は含まれていない。トランスジェンダーに対する差別禁止法が制定されている地域でカミングアウトする人びとの割合が高くなるのは、当然のこと

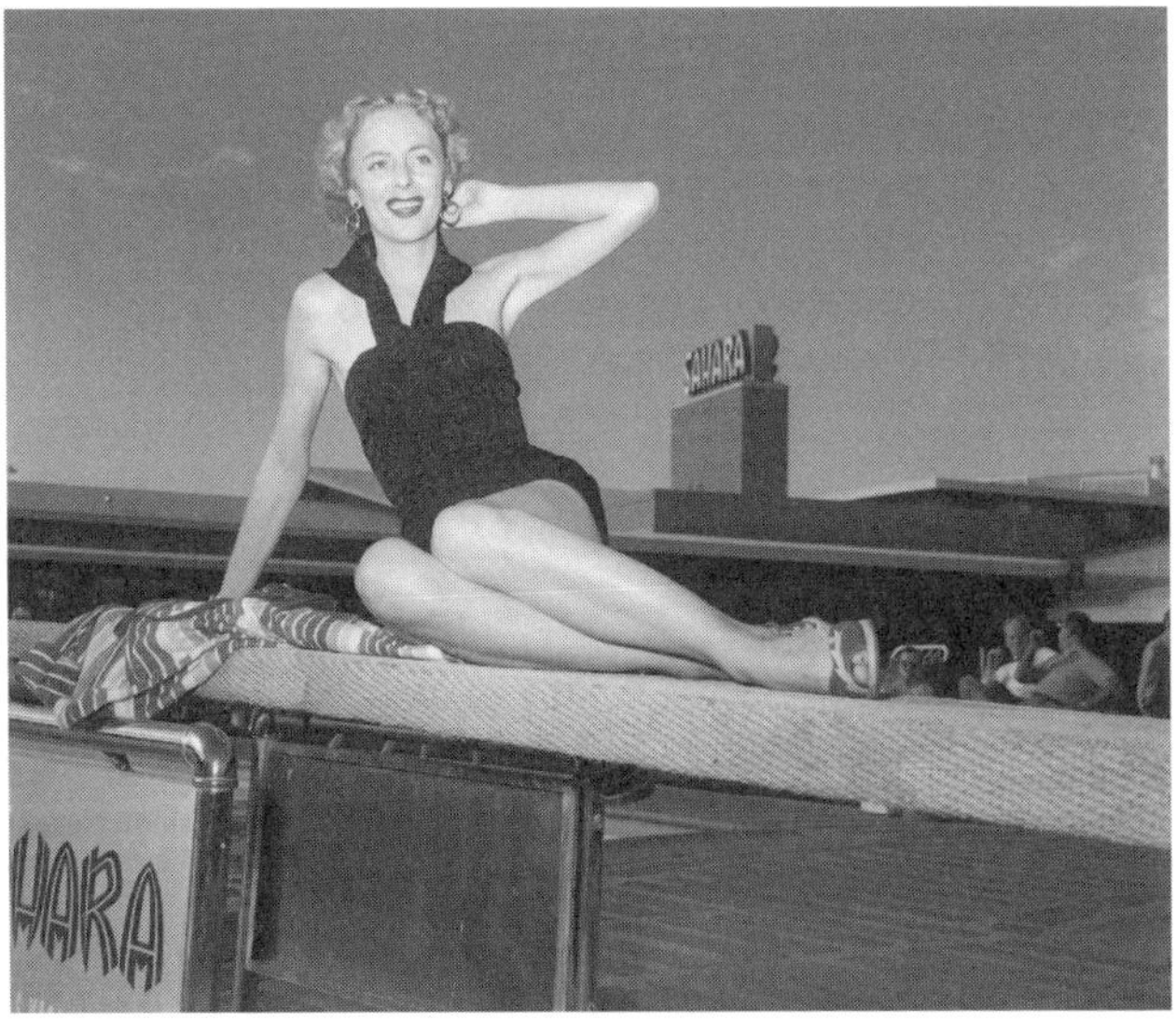

クリスティーン・ヨルゲンセン、一九五三年十一月四日。元々の写真の説明は以下の通りである。「女優クリスティーン・ヨルゲンセンが初めて水着を着用した写真」。ベットマン／ゲッティイメージズより。

である。

この調査結果は、メディア（記事、書籍、ドキュメンタリー、トランスジェンダーのキャラクターが出演したテレビ番組）の影響によって、トランスジェンダーがあたかも二一世紀に急増したかのような印象を与えているのかもしれない。しかし、自分が間違った性別の体に生まれたと感じる男女の話は、何世紀にもわたり存在している。過去では、服装を変えたり、新しい名前にしたりすることで対応していた。二〇世紀初頭の形成外科の台頭により、少数の人びとは、自身が不要だと感じる臓器を除去したり、改変したりする手術を受けられるようになった。たとえば、一九三〇年にデンマークの画家であるリリ・エルベは、去勢し、陰茎を膣に成形し、卵巣と子宮の移植を含む手術を行った（＊1）。

＊1　一九三一年九月エルベは、膣形成と子宮移植手術中に亡くなった。

当時と現在の大きなちがいは、ホルモン療法によって、外科的な手法ではなくホルモンによって安全に、肉体の性転換を行うことができるようになったことである。具体的には、一九三五年にテストステロンが、そして一九三八年には合成エストロゲンがホルモン療法として利用できるようになった。

一九五二年一二月一日、ニューヨークデイリーニュースは、ニューヨーク出身の内向的な二六歳の軍曹ジョージ・ヨルゲンセンが、ホルモン療法と性転換手術を受け、クリスティーン・ヨルゲンセンになったことを「元米軍兵士は、ブロンドの美女になった」と新聞のトップページに大見出しで大々的に報じた。記事の下半分には二枚の写真が掲載されていて、左側にはマリリン・モンローのようなショートボブのクリスティーンの横顔の写真が、その右側には丸刈り頭で軍帽をかぶったジョージの顔写真が掲載されていた。クリスティーン・ヨルゲンセンは、トランスジェンダーであることを二〇一五年に告白したケイトリン・ジェンナーの一九五〇年代版ともいえる（訳注：米国の陸上競技選手。十種競技の元世界記録保持者で、一九七六年モントリオールオリンピックの金メダリスト。二〇一五年に自身がトランスジェンダーであることを公表した。旧名はブルース・ジェンナー）。当時、トランスジェンダーの治療を受けたのはクリスティーンだけではないが、記事の影響でクリスティーンは一躍有名人となった。

ヨルゲンセンは、クリスティーンになる手術を受けるまでの数年間、精神分析を受けるべきかで悩んでいた。その頃ベストセラーだったポール・デ・クルイフの〝男性ホルモン〟を読破し、男性にテストステロンを勧めるクルイフの主張に対して、テストステロンを服用しても心まで男性らしくなることはありえないと思った。ふとそのとき、ヨルゲンセンはまったく正反対のことを思いついた。それは「女性らしくなるためには、女性ホルモン（エストロゲン）を服用すればよいのでは？」とひらめいたのだ。

ヨルゲンセンは、自分のことを研修中の医療アシスタントで（これは本当）、動物実験で使うエストロゲン錠が一〇〇錠必要だと言って（これは嘘）薬剤師を騙し、処方箋を発行せずにエストロゲン錠を入手することに成功した。ラベルには「医師の助言なしに服用してはならない」と記載されていたが、気にせず毎晩一錠服用した。服用し始めてから一週間後、胸が柔らかくなったように感じ、今まで以上に休息が得られたように感じた。これはおそらく、薬の効果というよりも幸福感が増したからだろう、とヨルゲンセン本人が数年後に出版した自伝に書き残していた。

ヨルゲンセンはニュージャージー州で、エストロゲンの効果を診察して、さらに処方箋を書いてくれる心優しい医師を見つけた。その医師は、エストロゲンの服用から約一年後、スウェーデンで性転換手術をしてくれる外科医をヨルゲンセンに紹介した。ヨルゲンセンはヨーロッパへ向け出発し、スウェーデンへ向かう前にデンマークにいる家族と過ごす予定を立てていたが、最終的にはデンマークで、クリスチャン・ハンバーガー医師と出会い無料で手術を受けた（なぜかといえばこの手術は、臨床研究的な手術であるとされ、ヨルゲンセンの両親がデンマーク人だったので手術には保険が適用されたからである）。

一九五一年九月二四日、ヨルゲンセンは、まず睾丸を摘出し、それから陰茎を膣にする手術を受けた。そして最初の手術から三か月後、三回目にあたる最後の手術が行われたことが米国で報じられたのだった。

シカゴ・デイリー・トリビューン紙の一面では「ヨルゲンセンの両親は息子から手紙を受け取り、性転換手術と女性ホルモン注射がいかに息子を普通の女性に変えたかを語った」と取り扱っていた。一方、オースティン・ステーツマン紙にはヨルゲンセンへの電話インタビューが掲載されていた。記者はヨルゲンセンに、趣味は男っぽいのか女っぽいのかと尋ねた。ヨルゲンセンはその質問に対し「球技よりも編み物が好きって意味なら、もちろん私も好きよ」と返した。

米国のメディアに旋風を巻き起こしたヨルゲンセンは帰国し、ナイトクラブのエンターテイナーとしてのキャリアをスタートさせた。本人が自覚するように、歌も踊りもダメだった。しかし「ロスでずっこけてから、なぜか世界的に有名なナイトクラブのスターになっていたわ。それから一年もたたないうちに、ブロードウェイでも脚光をあびるようになったの」とヨルゲンセンは説明した。

多くの米国人がヨルゲンセンの記事を読み、熱狂的な魅力のあるヨルゲンセンに首ったけだった。デンマークにあるハンバーガーの病院には、性転換手術を熱望する海外の患者たちから手紙が殺到した。ハンバーガーは、米国人から手紙を受け取ったらニューヨークとサンフランシスコにオフィスを構える、ジェンダーとセクシュアリティが専門の内分泌学者ハリー・ベンジャミンを紹介した。

ベンジャミンは、執筆した『トランスセクシュアルの事実（原題：The Transsexual Phenomenon）』のなかで、トランスジェンダーの性同一性障害は、生物学的な原因によるもので、これまで考えられてきた心理的なトラウマや不十分な子育てが原因ではないという画期的な考え方を世に広めた。ベンジャミンは、ヨルゲンセンの自伝の前書きで、ヨルゲンセンについて、健やかな家庭、チャーミングな母と父のごく普通の家族のもと育ったと書いていた。またベンジャミンは、自分が男性か女性かという感覚はこれまでの研究から胎児の脳内で形作られることが示唆されているとも述べた。そして、トランスセクシュアルが起こる詳細なメカニズムは不明だが「トランスセクシャリズムの唯一の原因は、幼少期の成育環境だという精神分析医の見解は誤りだと強く否定できる」と述べた。ベンジャミンは、肉体的な性別を入れ替えたいと希望する人のことを〝トランスセクシュアル〟、異性の衣類を身に着けることに喜びを感じるが、自身の肉体的な性が間違っているという確信がない人のことを〝トランスベスタイト〟として区別した。（なお〝トランスセクシュアル〟という言葉は、一九九〇年代に〝トランスジェンダー〟という言葉に置き換えられた）。ベンジャミンは、性転換手術を望む患者を、インターセックスの子どもたちの手術を行っていたジョンズ・ホプキンス大学に紹介した。とくにジョンズ・ホプキンス大学の医療チームの一員であった産婦人科外科医ハワード・ジョーンズは、非常に熱心だった。後年のジョーンズは、ヨルゲンセンに関する報道記事を読むや否や、ヨーロッパで行われている手術なら自分にもできるはずだと思ったと周囲に語っていた。

ジョーンズは、この手術を自身のキャリアにおける挑戦だと一念発起して、まだ教科書には記載されていない新しい性転換手術の手技を完成させた。ジョンズ・ホプキンス大学の医療チームは内分泌学者、心理学者、泌尿器科医、形成外科医などで構成され、これまでにインターセックスの赤ちゃんを手術してきた経験があったことから、トランスジェンダーの人びとにも対応できる究極の専門医療チームだとジョーンズは信じていた。そして一九六六年には、ジョンズ・ホプキンス・ジェンダー・アイデンティティ・クリニックが正式に開院した（とはいえ実は、一九五〇年代にはすでにトランスジェンダーの患者を数人治療していた）。なお、ジョンズ・ホプキンス大学の医療チームは、ホルモン治療や手術を行う前に、二年間異性装をさせ、心理的な評価をして問題がないかどうかチェックした。

った。

だがこの手続きは、科学的な根拠に基づくものではなく、まったく根拠のない仮説に基づいたものだった。

ジョーンズは、当時、妻のジョージアンナが、自身の手術に対する熱意には共感しつつも、彼が医療チームの生殖内分泌学部門で責任者だったことから、手術に反対する人たちが大学病院に押し寄せるのではないかと心配していたことを思い出した。しかし、その心配は杞憂に終わり、ジョンズ・ホプキンス・ジェンダー・アイデンティティ・クリニックは、誰からもまったく注目されず開院した（その一四年後に、ジョーンズ夫妻がバージニア州ノーフォークに米国内初となる体外受精クリニックを開院した際は、抗議者たちがクリニックの入口をバリケードで塞ごうとして集まった）。

ジョンズ・ホプキンス大学の医療チームメンバーであるジョン・マネー（第7章）が提唱した〝染色体や生殖器といった解剖学的なものだけでなく、行動や自己意識を含めた七つの要素がジェンダーを形成する〟という包括的なジェンダー観に惹かれて、性同一性障害の人びとはボルチモアにやってきた。しかし彼らのように自分の生い立ちとは異なる性を自分の感覚として持っている、つまり性自認（ジェンダー・アイデンティティ）している患者が続出したことで、〝性同一性は生後一八か月までに形成される〟というマネーが提唱した仮説の根幹が崩れてしまった。ちなみにマネーの仮説にしたがって、一九五〇年代、ボー・ローラン（第7章）のようなインターセックスの子どもたちは手術すべきだという考えが医師たちに広がった。症例数は少ないが、実際にこの一八か月という期限の前に、非常に小さい陰茎を持つ男の赤ちゃんや割礼手術に失敗した男の赤ちゃんを女の子へと転換する手術が行われていた。

動物を用いたさまざまな研究から、子宮内での脳の発達が性同一性の形成に非常に重要な役割を果たしていることが明らかになっている。一九五九年、妊娠中の母親ラットにテストステロンを注射すると、生まれてきた雌ラットの外生殖器は、雌でも雄でもなく不明確だった。しかしこの雌ラットは、通常の雄ラットのように、雌にマウント（交尾行動）をし続けた。さらに驚くことに、この雌ラットは、生まれてからテストステロンの作用を受けていないにもかかわらず、エストロゲンとプロゲステロンを注射しても、ほかの雌ラットに対してマウントし続けたのである。これらの実験結果から、ホルモン治療で脳内の配線は、変更できないことが明らかになった。その後、これと似た研究がいくつか行われたが、それらは性同一性ではなく交尾行動に焦点をあてたものだった。

「人びとは、もちろん一部の研究者でさえも、動物の性について話すことがあるし、おそらく動物たちにも性があると思われます。しかし、彼らが自分たちの性別とアイデンティティの一致についてどのように感じているのかを私たちには知る術がありません。私たちは、動物たちが行う交尾行動を知っているにすぎないのです」とダートマス大学カイゼル医学部生理学・神経生物学教授のレスリー・ヘンダーソンは述べた。動物の性行動は、もちろん子孫を残すという目的もあるが、それ以外にも攻撃性を示したり、優位性を示したり、ときには食物と引き換えるために行われたりもする場合がある。そのためヘンダーソンは、動物の性行動の結果から、〝性的指向〟または〝性同一性〟について議論する場合には、注意が必要であると述べた。

げっ歯類を用いた研究では、視床下部近傍《ししょうかぶきんぼう》の小さな領域の大きさが、雄と雌ではちがうことが報告された（＊2）。

一方、ヒトでは、扁桃体の近傍に存在する分界条床核中心核《ぶんかいじょうしょうかくちゅうしんかく》とよばれる領域が、男性では女性の二倍大きいことが報告されている。同様のことが、視床下部近くのINAH3（前視床下部間質核の略）とよばれる領域でも見られる。これら領域が大きいか小さいかで性同一性が影響されるかについては不明であり、大きさのちがいが男女を決定するわけではないとヘンダーソンは警告している。また、「性同一性へ影響を与えるのは、ひょっとすると何か別なもの、たとえば神経伝達物質だったりニューロン間の接続だったり、あるいはこれまで研究対象としてきた領域とはまったく異なる可能性がある」とヘンダーソンはつけ加えた。

最近行われた研究では、トランスジェンダーの人びとを対象に、これら脳領域の大きさと彼らの性自認または外生殖器組織が一致するのかどうか解析が行われた。言い換えると、本章の最初に登場した女性から男性へ性転換したメル・ワイモアの脳は、男性のように見えるのか、または女性のように見えるのか？　を解析するようなことが行われた。しかし、これらの研究のほとんどは、実験規模が小さく、また証拠能力も弱かったため脳領域の大きさと性自認または外生殖器との相関関係を見いだせなかった。

「脳には、性を決定するため進化的に保存されている、なんらかの生物学的な要素が存在するはずです」と、ボストン大学トランスジェンダー医学研究グループの主任であるジョシュア・セーファーは話した。「しかし、我々はそのことについて何もわかっていません。最高性能を持つＭＲＩを用いれば、微妙な脳領域のちがいを見いだすことができるかもしれませんが、山ほどの脳画像を専門家に鑑定してもらっても、男性の脳と女性の脳を見分けることが難しいように、どの画像がトランスジェンダー

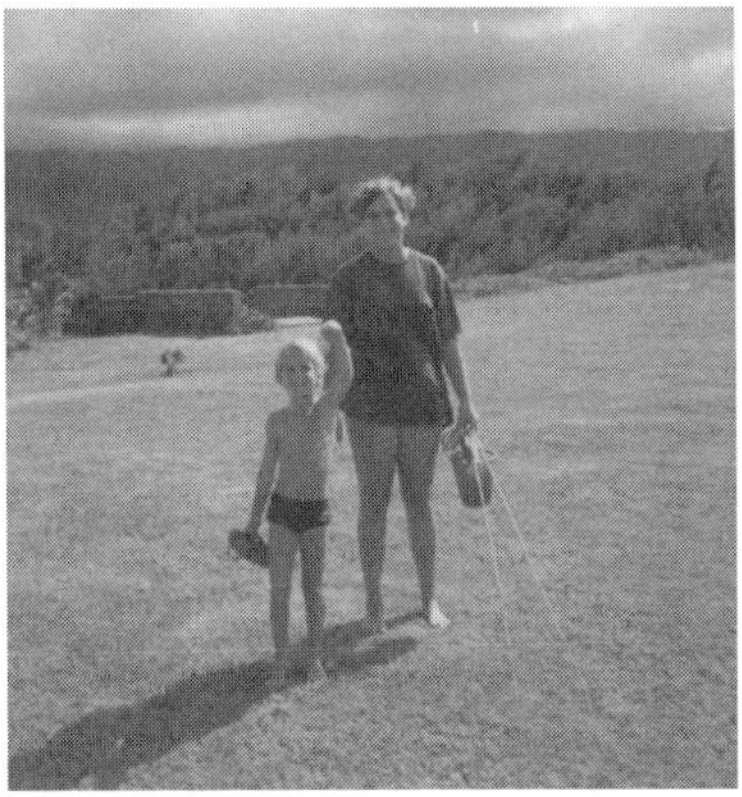
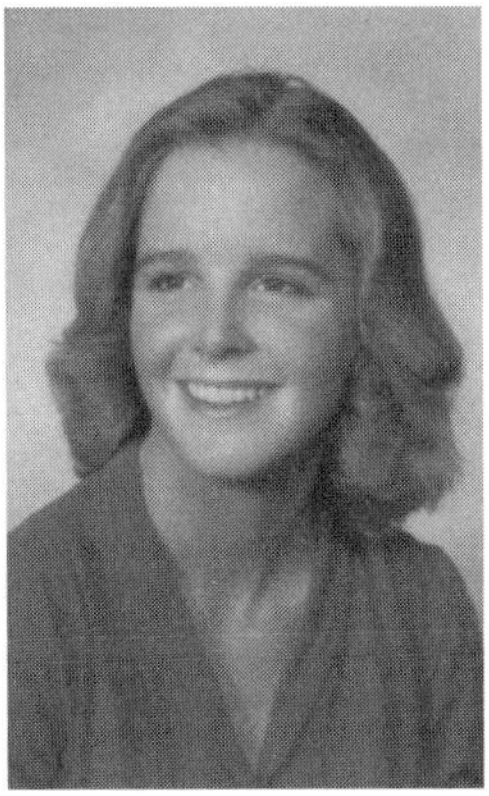

左：姉と一緒の六歳の頃のメル。右：高校生の頃のメル。写真提供：メル・ワイモア

の人の脳かを鑑別することはできないでしょう」ともいっていた。

自分の身体の性別が間違っているという感覚は、おそらくホルモンや遺伝子、そして環境中のさまざまな物質など、数多くの要因によって引き起こされたものだと考えられる。そのため、ある人にとってトランスジェンダーのアイデンティティを引き起こした要因が、ほかの人と同じとはかぎらない。

メルは、子どもの頃から男の子になりたかった。スカートや派手な服ではなく、男の子のズボンをはくことにこだわっていた。メルの母親は、それに協力してくれた。母親は、メルが学校に着ていくための手製のシャツとズボンを縫ってくれたが、写真撮影の日には、ドレスを着ていくように頼んだ。メルの家族は、おてんばなメルもいつの日か女性的なものを受け入れてくれるだろうと考えていた。

＊2　たとえば、雄ラットでは、雌ラットと比較して、内側視索前野が大きく、前腹側脳室周囲核が小さい。しかしマウスでは、内側視索前野は雌雄で同じ大きさである。これらのことから、ラットで明らかになったことがそのままヒト（またはマウスでさえ）に適応することはできない。

メルは、高校に入学する頃には、周囲になじもうと髪の毛を長く伸ばし、女の子の身なりをしていた。「傍から見ればとても幸せで、友達も多かったし明るい性格だったけど、本当はずっとつらかったんです」。メルはアリゾナ大学に進学し、そこで将来の夫と知り合った。「私は、元夫に、すっかり惚れこんだと思い込んでいました」とメルは語った。二人は大学卒業後も遠距離恋愛を続け、一九八九年に結婚した。

それから一〇年後の一九九九年、メルのなかで「不幸せだ」という気持ちが日に日に大きくなっているのは、自分がレズビアンなのが原因ではと思い始めた。メルは夫と別居し、翌年離婚したが、二人は友人として当時まだ乳児だった子どもたちの両親としての関係は続けた。メルの母親は、レズビアンだという娘の告白を受け入れるのに非常に苦労し、カミングアウト後の数年間は非常にぎくしゃくした関係が続き、メル自身もその関係に満足はしなかった。メルは、女性と肉体的に満足しあっていたが、カップルとしての関係はもめてばかりだった。「それまでずっとセラピーを受けてきて、さまざまな悩みから解放されたレズビアンになれたはずだったのに、実際には問題の多い人間関係ばかりで、大人になるのはどうしてこんなにも悲惨なんだろうと不思議に思っていました。エンジニアとして誰もが文句を言えないキャリア、完璧な夫、そして二人の美しい子どもたちと私はほしいものをすべて手に入れました。しかし、私には何かが欠けていて、それが何なのか解決しようともがいていたんです。しかし、性別が原因だなんて、当時は思いもよりませんでした」。

転機は、中学校の行事のときに起きた。メルは、PTAの多様性委員会の委員長として、ゲイ、レズビアン、トランスジェンダーの若者たちに活気力を与える安全な環境づくりに教育者とともに取り組んでいるYes Instituteの演者を招き、講演会を開催した。

「私は保護者のまとめ役だったので、教室の一番うしろに座っていました。私が座っていると、オプラ・ウィンフリーとバーバラ・ウォルターズがトランスジェンダーの子どもたちにインタビューしている映像が流れて、そのなかの一人が、私の子どもの頃にそっくりでした。その映像がきっかけで、トランスジェンダーが原因で私は不幸だと感じているのではないかと思い始めたんです」

メルは、フロリダ州マイアミにあるYes Institute本部で行われる一週間のセミナーに参加登録した。

「セミナーには、トランスジェンダーの人たちがいました。そこにはさまざまな移行段階のトランスジェンダーの人たちが集まっていて、私はただただ怖くなりました。しかし、私はすでにカミングアウトしたせいで家族に迷惑をかけていたので、『あぁ、なんてこと。また同じことを繰り返すわけ？』とばかり考えていました」

メルは、兄と二人の姉妹の協力を得て、メルの家族に、公の場で自分がトランスジェンダーであることを発表することを事前に伝えておいた。マンハッタンのアッパーウエストサイドにあるコミュニティボードの会議で議長を務めたあと、五〇人ほどの参加者に対して、メルは次のように発表した。

「今回は、個人的な発見がありました。それは、性別こそが私を長く苦しめてきた原因だったと知ったのです。これが何を意味するのか、私はこれから探っていく予定です。みなさんは私が変わるさまを目の当たりにするかもしれません。でも、私がどう変化するか、私自身まだわかりません。ただ議長として一生懸命に働き、トランスジェンダーに関する質問についてオープンに、そして喜んで回答いたします。このことは、私にとっても、皆さんにとっても驚きの話だと思います。ただ、皆さんからご質問を頂きたいのと同様に、皆さんのご協力もどうかよろしくお願いします」。メルは次のＰＴＡの会議（そのとき、メルは会長になっていた）でも、同様の内容を話した。すると何名かがメルに声をかけ、彼らは戸惑いながらも、メルと一緒に喜んでくれた。

幸運なことにメルは、先進的な考えを持つ人が多い地域に住んでいた。メルは、トランスジェンダー治療において世界で指折りの内分泌学者から治療を受けることができた。ただ、すべてのトランスジェンダーの人びとが、誰しもメルのように幸運というわけではない。たとえ幸運であったとしても、周囲の人びとが認識しているあなたの性について、それを変更することは決して簡単なことではない。「深い悲しみの過程を経験しました。それはちょうど何かを失ったような、まさに愛する人との離別のようなものです。あなたが愛した人、あなたの未来の一部として想像していた人が、突然変わり、その未来も消えてしまう。つまりジェンダーは、私たちの自己感覚や社会に非常に溶け込んでいて、性転換すると、あなたの人生のあらゆる面が狂ってしまう。このことが本質的な深い悲しみを引き起こすようです」とメルは語った。

二〇一〇年、メルは両乳房全摘出手術を受け、その後ほどなくしてホルモン治療も開始した。まず初めにエストロゲンの作用を阻害して閉経を促す薬を服用した。服用してから数か月後には、メルの体内でエストロゲンが産生されなくなったため、エストロゲン阻害剤の服用が不要となった。

「治療をはじめるとすぐに気分が良くなりました。私の体がようやく自分のものになったように感じたんです。それからエストロゲンが体内で産生されなくなると、私はより私らしくなったように感じました」と、メルは言った。

次の治療は、胸にテストステロンジェルを塗布する、というものだった。テストステロンは注射するよりもジェルのほうが緩やかに作用するためである。「いわゆる男性としての性的魅力を増すために、テストステロンジェルを塗っていたわけじゃなくて、投薬量を自分で調整できるからこれを使っていたんです」と、メルは述べた。それでもテストステロンジェルは、メルの性的欲求に非常に大きな影響を与えた。

「テストステロンが私の性欲を思春期の少年並みにしてしまうほど強く作用したことには驚きました。誰だろうが何だろうが、とにかくムラムラしてしょうがない。だから、デートはしばらく禁止にしました。相手に何をしてしまうかわからなかったから、気分が落ち着くのを待つことに決めたんです。私ったら文字通り、思春期を迎えた一七歳の少年みたいですね」と、メルは思春期の欲望を内面に秘めながらも大人な態度で取材に応じてくれた。

トランスジェンダーの男性の場合（女性から男性へ外見を変化させた場合）では、テストステロン療法によって筋肉が増強され、顔に髭が生え、性欲が増強し、体臭が変化する。一方、トランスジェンダーの女性（男性から女性へ外見を変化させた場合）では、エストロゲンが直接身体の機能へ影響を与えるのではなく、テストステロンの濃度を低下させるように作用する。テストステロンの濃度が低下すると、筋肉量が低下し、脂肪分布が変化し、おしりが大きくなる。ただ、一部のトランスジェンダーの女性では、テストステロンの血中濃度をさらに低下させるために抗アンドロゲン薬を服用する場合もある。

ホルモン療法の副作用には、注意を払う必要がある。たとえばテストステロンを服用すると、血球数が増加し、脳梗塞や心臓発作のリスクを高める可能性がある。一方、エストロゲンの服用は、うつ病の発症リスクを高める可能性が報告されている。しかし、ボストン大学の内分泌学者であるセーファーは「性転換をした人びとの場合、ホルモン療法によるうつ病などの副作用よりも、性転換に満足している場合が多かった」と述べた。

トランスジェンダーの患者が成人後にホルモン療法を行っても、二次性徴で起きた変化をすべて取り除くことはできない。たとえば、テストステロンはいちど膨らんだ胸を小さくすることはできない。また、エストロゲン投与によって喉仏を小さくしたり、あるいは低い声を女性らしい高い声へと変化させることもできない。そのため現在では、多くの医師たちが、十代の若い時期、たとえば思春期の最初の兆候が現れたときに治療を開始することを推奨している。二〇一七年秋に発表された最新の米国内分泌学会の治療ガイドラインでは、一六歳未満の子どもに対してホルモン療法を開始することが一部認められた。これは、八年前に発表されたガイドラインから大きく変更された点で、当時ホルモン療法は、一六歳頃に開始されるべきだとされていた（＊3）。しかし、一部の専門家たちは、研究成果が不足していると警告している。というのも、長年にわたってトランスジェンダーの子どもたちを追跡調査し、副作用の発生を監視し、当初トランスジェンダーだとカミングアウトした子どもたちのうち、結局何人がトランスジェンダーではなくなったのか、といった情報を収集する大規模な研究が行われていないためである。

医師たちは、性転換することに責任を持つことが難しい思春期に、子どもたちの治療を開始することに対して懸念を示している。二次性徴を阻害する薬は可逆性があるため、もし子どもたちが性転換の結論を先延ばしにしたい場合、薬の服用をやめさえすれば、思春期は遅れるが、それでも思春期を迎えることができる。ただ医師たちのなかには、逆に自身の決定を評価できる年齢に達するまで、二次性徴を阻害する薬をできるだけ長期間摂取させ続けることを提案する者もいるが、この提案も非常に複雑でわかりにくい。ある医師は、トランスジェンダーのアイデンティティを持つこと自体が非常に難しいことにもかかわらず、毛深く筋肉質の若い男性と曲線美の若い女性の同級生の中で、自分だけが小柄な少年のままでいること自体がトラウマの種になるのではないかと述べた。いずれにしても、最新の治療ガイドラインは、推奨する治療方針についての情報は提供するが、専門家（および保護者）がすでに理解しているように、それぞれの子どもに対して、個別に対応する必要がある。つまり汎用的な治療方針が、すべての人に効果があるというわけではないことを頭に入れておく必要がある。

メルのように出産後に性転換を行った成人たちとは異なり、思春期の子どもたちは、潜在的に不妊症になりうる可能性についても考慮しなければならない。出生時に男の子だと判断された子どもが抗アンドロゲン薬とエストロゲンを服用すると、精子数が激減する。成人のなかには、生殖能力を回復させるために数か月間にわたって薬の服用を止める人もいるし、十代の若者たちのなかには自身の精子や卵を凍結する人もいる。しかしこれらの選択肢は、思春期の最初の兆候が出始めたときに二次性徴を阻害する薬を摂取した場合は選択できない。というのも、思春期前の男の子から精子を、思春期前の女の子から成熟した卵を取りだすことは不可能だからだ。

＊3　最新のガイドラインは、米国臨床内分泌医学会、米国アンドロロジー学会、欧州小児内分泌学会、欧州内分泌学会、米国小児内分泌学会、トランスジェンダー健康世界専門医協会など、いくつかの主要な医学会が協力して策定している。

男性から女性へ性転換した十代の子どもを持つ父親は「私の子どもは、エストロゲン療法を開始した日が誕生日だと思っている」と話した。女性から男性への性転換を検討している十代の子どもを持つ母親は「テストステロン療法の長期的な影響について心配なため、子どもが少なくとも二〇歳になるまでは、テストステロン療法を延期したい。また、誰も発達中の脳への影響について明確に答えることができないので、そのことが何よりも怖い。そして、子どもがうつ病を発症した場合、ホルモン療法の利点よりも、未知の長期的なリスクのほうが上回ってしまう」と話した。

メルは、テストステロン療法によって自信を得たと話した。メルが実家へ戻った際、メルの姉は、メルが〝ろくでなし〟のように立ち振る舞っていたと、メルに伝えた。そのような行動は、メルが今まで以上に自身に満ち溢れ、幸せだったからそのようにさせたのだろうか？　あるいは、テストステロンの影響なのだろうか？　いずれにしても、メルにはどちらなのかわからなかった。

性転換の移行期間中、メルは男性トイレに恐怖を感じていた。というのも、バレてしまうのではないかと心配だったのだ。とくにトイレで個室を待っている際に、女性的に見えたり、あるいはトランスジェンダーに見えたりしないか、ひやひやしていた。だが、鏡を見て自身の姿を確認したり、服装を整えたり、化粧を直したりしながらおしゃべりする女子トイレとは異なり、男性トイレは、社交的に立ち小便をする場所ではないことを、メルはすぐさま学んだ。つまり、「男性は用を足して、すぐに立ち去る」と。

「私は男子トイレの使用にかなり臆病になっていました。男子トイレはものすごく臭くて、あまりにも不潔で。慣れるまでにはかなりの時間がかかったと思います。ある意味、激しい悪臭の攻撃を受けたようなものです」

メルは自分が、ジェンダーに対する新しい理解をはぐくむ一人になることを願っている。「性別は存在するが、問題は私たちがそれにどのような意味合いを持たせるか、なのです。性別は、人生のあらゆることに影響を与えるので、より曖昧で硬くない箱を作りたいと思っています」

半世紀前、ジョーンズがジョンズ・ホプキンス大学病院のジェンダーアイデンティティクリニックの設立に携わったとき、患者たちの過度な期待が医学的な可能性を超えてしまうこと、つまり治療によって感情的な悩みが解決されると期待されてしまうことを懸念していた。現在、多くの専門家たちは、逆のことを懸念している。つまり、治療を受けなかった場合の影響である。トランスジェンダーの四〇％以上が自殺未遂の経験があり、これは米国全体平均の十倍である。そして、その大部分は治療を受ける前に起こっている。メルは、自殺を考えたことこそなかったが、一六歳から二六歳までの間に一〇回も交通事故を起こしている。「極端に不注意で、どんな場所でもスピードを出して運転していました」とメルは話した。

性同一性と外生殖器との間の不一致を引き起こす原因については、まだ解明できていない。しかし、活動家、研究者、臨床医などのコミュニティは、可能な限り最もよいタイミングでかつ安全に性転換を支援するための最善で効果的な治療法を見つけだそうとしている。

15章　飽くなき欲求：視床下部と肥満

カレン・スニゼックの息子ネイトは、お腹を空かせて生まれた。強烈に、また貪欲なまでにネイトは飢えていた。ネイトは、目の覚めている間は絶えず授乳してもらっていたが、そのような状況は、長く続かなかった。そのうちネイトは空腹で目を覚ますようになり、ミルクを欲しがって泣き叫んだ。「とにかく私は疲れきっていて、私の生命力がネイトに全部吸い取られているようにすら感じていました」とカレンは語った。

離乳食が始まってもネイトが落ち着くことはなかった。カレンは、食事が終わるたびにネイトを椅子から引きはがしたが、ネイトは再び椅子に向かってよちよちと歩いていき、さきほどの食事はすっかり忘れたかのように椅子の脚にしがみついて泣き叫ぶということを繰り返していた。母としてわが子の要求を拒否するのは非常に心が痛むが、ネイトに食事を与え続けることはできなかった。二七〇〇グラムで生まれたネイトは、みるみるうちに丸々と肥え、そして肥満児になっていた。

ネイトは二歳になったが、食べても食べてもお腹がすく子どもがいるとは考えにくく、息子は何か病気ではないかとカレンは考え始め、ネイトをかかりつけの女医のもとへ連れて行った。「血液検査の結果、ネイトが非常に珍しい内分泌疾患を患っていることがわかりました。でも、専門医を紹介してもらうまでに一か月、または二か月かかったのか、はっきり覚えていません」とカレンは話した。検査の結果、ネイトの遺伝子には欠損があり、満腹を感じさせるホルモンが正しく機能していないことがわかった。ネイトは、〝プロオピオメラノコルチン（略してＰＯＭＣ）欠乏症〟だった。食べるのが大好きというのではなく、食べ続けるようにプログラムされて生まれてきたのだった。

肥満に対する対応方法は、一九世紀に生きた〝太った花嫁〟ことブランシュ・グレイ（第1章）の場合と、二〇〇八年に生まれたネイトとでは大きく異なる。グレイの時代には〝ホルモン〟という言葉もなく、異常に太っている人としてサーカスで見せ物にされるか、病気の原因について理解できていない医師たちから好奇な目で見られるかだった。しかし、グレイの死とネイトの誕生の間に内分泌学という研究分野が誕生して花開き、研究者たちは肥満の謎を解くための道を切り開いた。ネイトを診た専門医は、ネイトの遺伝子の欠損領域が2p23.2（二番染色体短腕部の二三・二の領域）であり、その領域には満腹を感じさせるホルモンの遺伝子が存在することを明らかにした。この重要な発見は、ネイトのような人びとの食欲を抑えるだけでなく、私たち一般人の食欲を抑えるのに役立つ新薬開発への可能性も切り開いた。またこのような内分泌研究の進展により、人間の最も原始的な欲のひとつである食欲、つまりホルモンによる食欲の調節という生物学的基盤について新たな知見が得られた。

体重増加に関する初期の生理学研究は、エネルギー代謝に注目したもので、ある人がほかの人よりも早くカロリーを燃焼できるのか、その機構を解明するものが多かった。そのため過食は、感情を扱う心理学研究者の領域だった。一九五〇年代まで、科学者がラットを用いて肥満の研究を始めるまでは、空腹感がホルモンによって調節されているとは考えられなかった。

肥満ラットには、生まれながら肥満のラットもいれば、強制的に食べさせて肥満にさせた（ラットは嘔吐しないため、吐しゃ物で周囲を汚すこともなく、強制的に太らせることが容易である）ラットもいる（＊1）。研究者たちは、脳内に存在するアーモンドぐらいの大きさの視床下部がさまざまなホルモンを分泌して、体温、ストレス、生殖といった身体の機能を調節していることについて解明し始めていた。そこで研究者たちは、視床下部が食欲も調節しているのではないかと考え始めた。試しにラットから視床下部を取り除いたところ、狂ったように食べ始めるようになったことから、摂食調節に重要なホルモンが、当初の予想通り視床下部から分泌されている可能性が示唆された。

一九五八年、ケンブリッジ大学のジョージ・R・ハーベイは、二匹のラットの皮膚を切開して、お互いの皮膚を縫い合わせて結合させるという、驚くほどシンプルだが風変りな実験を行った。それはまるで、結合双生児を作製するようなものだった（訳注：この結合双生児のことを、パラビオーシスまたは、並体結合とよぶ）。結合した二匹のラットの間で血液は循環する。ハーベイは、二匹のラットがお互いに血液を共有するなら、ホルモンも共有するだろうと考えた。そこでハーベイは、片方のラットの視床下部を取り除き、猛烈な空腹を引き起こせば、二匹とも肥満にできるのではないかと考えた。ハーベイの予想では、視床下部を取り除いたラットでは、体内のホルモンバランスが崩れ、もう片方の視床下部を取り除いていないラットにも影響を与えることで、どちらのラットも肥満になるのではないかと考えていた。しかし予想とはまったく正反対のことが起こった。視床下部を取り除いていないラットが、食べるのをやめてしまったのである。ハーベイは、同様の実験を別のラットのペア数組で追試したが、結果は常に同じだった。「（食べ物を）手で与えても食べようとせず、ただ目をそらすだけ」とハーベイは記録していた。結局、視床下部を摘出する脳外科手術を受けたラットは明らかに太ったが、もう片方のラットは、やせ細って餓死してしまうことがわかった。

この実験結果によって、食事によってカロリーを摂取すると、食欲を抑える化学反応（ホルモンの分泌）が起こるのだとハーベイは一九五九年に英国生理学会が発行している生理学雑誌JP（Journal of Physiology）へ寄稿した論文で説明している。そしてハーベイは、自分の研究が、ホルモンの〝ネガティブ・フィードバック〟という当時広まっていた理論を裏づけるものだと結論づけた。〝ネガティブ・フィードバック〟とは、体内のあるホルモン濃度が上昇すると、それを抑えるために別のホルモンが分泌されるという理論で、医師たちがホメオスタシスとよぶ、身体の恒常性を保つ機構だと考えられていた。たとえばエストロゲンとプロゲステロンの増減によって月経周期が制御され、膵臓から分泌されるインスリンによって血糖値が調節されるというのも、このホメオスタシスによる。ハーベイは、肥満ラットが食事をすると〝満腹感〟を伝える肥満ホルモンが分泌されるのではないかと考えた。視床下部を摘出された肥満ラットでは、脳に欠陥があるため食べ続ける。だが、肥満ラットから分泌された満腹ホルモンが、血流を介してやせ細ったラットに流入すると、満腹だという情報がやせ細ったラットに伝えられる。つまり、やせ細ったラットは、何も食べていないにもかかわらず、満腹ホルモンが血中に存在するため、食事を摂らなくなったのではないかと考えたのである。

＊1　ratbehavior.orgによると、ラットはげっぷをしない。これはラットの消化管に筋組織がないだけでなく、食べ物を押し戻すための脳と身体の協調機能が存在しないためである。嘔吐は、有毒な食物を吐き出すために有益であるが、ラットは嘔吐できないため、食物に対しての好き嫌いが激しく、危険なものを食べないように最初にまずほんの一口だけ味わう。しかしこれは信じがたい話である。というのも、ニューヨークのネズミは外に捨てられたものなら何でも、たとえそれが殺鼠剤であっても食べているように見える。

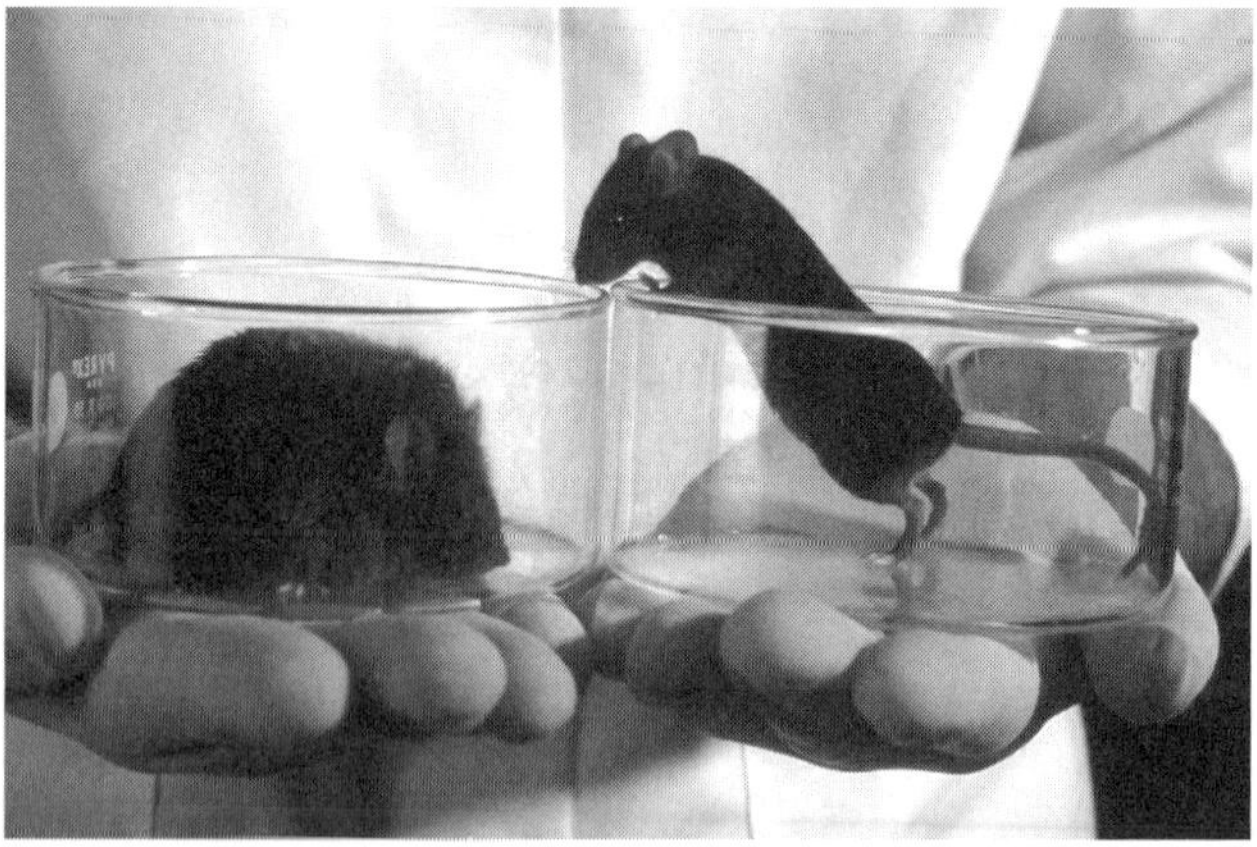

右側のマウスは正常。左側は、レプチン欠乏症を引き起こし、貪欲な摂食行動を引き起こす遺伝子変異を持っている。レミ・ベナリ／ガンマラフォ／ゲッティイメージズより。

イギリスで行われたこの実験は、その後米国で行われた研究とともに、満腹ホルモンの正体を探し求める研究へと発展した。一九四九年、メイン州バー・ハーバーのジャクソン研究所で働いていたジョージ・スネルは、健常なマウスと比較して、三倍の体重がある極度の肥満を示すマウスの系統を発見した。そのマウスは猛烈に食べ続けた。スネルは、このマウスを肥満（obesity）という言葉から〝オービー（ob）〟マウスと名づけた。それから十年後、同じジャクソン研究所のダグラス・コールマンは、太っているだけでなく、猛烈に食べ続け糖尿病でもある別のマウスの系統を発見した。コールマンは、このマウスを糖尿病（diabetes）という言葉から〝ディービー（db）〟マウスと名づけた。コールマンは、〝ob〟や〝db〟マウスでは、満腹ホルモンが欠如しているにちがいないと疑い、ハーベイと同様に二匹のマウスで結合双生児を作製して実験していたが、結局、満腹ホルモンの正体は謎のままだった。

一九七〇年代、ラジオイムノアッセイを開発してノーベル賞を受賞したロサリン・ヤロー（第9章）は、消化管と脳の双方から分泌されるコレシストキニン（CCK）こそが、探し求めている満腹ホルモンではないかと考えていた。しかし、ロサリンの弟子であるブルース・シュナイダーによってロサリンの仮説が間違っていることが証明された。現在では、CCKは食事中に分泌され消化を促進するホルモンであることが知られている。つまりCCKは、確かに空腹感には関係しているが、満腹感を得るホルモンではなかった。一九八〇年代初頭、科学者たちが、ホルモンを作り出すために必要な遺伝子（つまりホルモン遺伝子）を同定する技術を開発したことで、満腹ホルモンを探し求める研究は勢いを増した。しかし、満腹ホルモン遺伝子を特定するためには、その後さらに十年ほどの歳月が必要だった（遺伝子探索《ハンティング》は、ごみ拾い競争のようなもので、科学者たちはまずホルモン遺伝子の周囲を捜索し、手がかりを片っ端から集めながら、目的のホルモン遺伝子に少しずつ近づいていくというたいへんな作業を行う必要がある）。

一九九四年、コールマンの研究成果に触発されたロックフェラー大学のジェフリー・フリードマンは、最新の遺伝子ハンティング技術を駆使して満腹ホルモン遺伝子を発見した。それは、当初思われていたほど単純なものではなかった。満腹感を伝えるホルモンかと思いきや、むしろ体重を調節するホルモンだったのである。このホルモンは、空腹感に襲われたときと満腹感を感じたときを設定することで、長期的に食欲をコントロールする。つまり、この機能が正常にはたらかないことには、満腹感は訪れない。

この体重を調節するホルモンは、ギリシャ語の〝痩せた〟を意味するレプトス（leptos）から、〝レプチン（leptin）〟と名づけられた。これまでのホルモンとは異なり、ありそうもない場所でレプチンは発見された。なんとレプチンは、脂肪細胞で作られていた。この発見から、脂肪細胞は、脂肪を貯蔵するだけでなく、卵巣や精巣など、ほかの内分泌臓器と同様な機能を持っていることがわかり、研究者たちに衝撃を与えた。

「脂肪細胞が燃料貯蔵庫であることに加えて、さまざまな分子を分泌する細胞だということを理解できませんでした」と話してくれたのは、コロンビア大学の小児科教授、分子遺伝学とナオミ・ベリー糖尿病センターのディレクターを務めるルディ・ライベルだ。ライベルは、ロックフェラー大学でフリードマンと一緒にレプチン遺伝子を同定するうえで、非常に重要な役割を果たした。

科学者や世界中の減量に取り組んでいるダイエッターたちを騒然とさせたのは、レプチンが脂肪細胞で産生されているという発見ではなく、レプチン自体の発見だった。つまり、私たちの一部は、意志が弱いからではなく、ホルモンの影響で太っているという仮説に対してひとつの証拠が与えられたため、騒然としたのである。「食欲ではなく、遺伝子があなたを太らせる」とは、ロンドンのインディペンデント紙のトップニュースの見出しである。ニューヨーク・タイムズ紙は「肥満はなるものではなく、人びとが肥満になるように生まれてきたという説を強力に後押しする結果だ」と記事で述べていた。

現在では、レプチンは、飢餓を知らせる警報装置のようなホルモンだと考えられている。身体のエネルギー貯蔵庫にある貯蓄が低下すると、空腹感をあおるスイッチが入る。そこで食事を摂ると空腹感が和らぎ、レプチンによる警報装置は休息モードに戻る。しかし、食物を摂取しない状態が続くと、血中レプチン濃度は危険なほど低下し、低濃度のまま維持される。すると、視床下部から分泌されるほかのホルモンの生理機能が妨げられるようになる。たとえば、生殖や代謝機能を低下させ、免疫系を弱らせる。「これらすべての機能（子どもを産む、細菌感染から身を守る、体温調節など）は、エネルギーを消費します。そのため、血中レプチン濃度が低い場合、省エネのためにこれら一連の反応を抑制するのです」とフリードマンは説明した。

血中レプチン濃度の低下がきっかけとなり、ほかのホルモンの調子も狂ってしまうため、飢餓状態《ダイエット》の女性は生理が止まり、不妊症や病気にもなりやすくなる。さらに、腕に余分な毛が生えてきたり、毛が切れやすくなったり、骨がもろくなったりもする。これらは拒食症患者でもよく見られる症状ということを医師たちはずいぶん前から知っていたが、最近ようやく、これらの症状をレプチンが引き起こすことがわかってきた。

レプチンが、体重を減らすのに苦労する理由のひとつである。実は昔からいわれているセットポイント理論はレプチンによって説明できる。ほとんどの人は、ファッションモデルのように痩せていなくても、〝普通〟の体重もしくは自身にとってちょうどよいと感じる体重を維持するセットポイントが設定されている。食事の量を減らし、体内の脂肪貯蔵量を減らすと、レプチンの分泌量も低下する。すると、セットポイントから外れたとして警報装置が作動し、食欲が刺激され、ダイエットを開始した時点の体重に戻すべく食欲が湧いてくる。そこで暴飲暴食をしてしまうと、レプチンは食後に分泌されるため、空腹感が減少するが、体重は元に戻ってしまう。なお、持続的かつできるだけ緩やかに体重を減量させると、レプチンの警報装置は作動せず、セットポイントがリセットされ、新しいセットポイントが再設定される。

これらの研究成果から、レプチンは、ダイエット中に感じる空腹感を食い止め、体重の減量に役立つ、あるいは期待できると思われていた。レプチン注射は、ダイエットをしたい人に画期的な効果を示す新薬になるのではないかと期待していた製薬会社にとっては、とても残念なことだが、レプチン注射は、レプチン遺伝子を欠損して生まれてきた非常に稀《まれ》な人びとにしか効果がなかった。レプチン注射が私たちの体重を減らすことができなかったのは、おそらく、私たちは空腹でないときでも食事を摂るからかもしれないし、空腹、満腹、さらにはカロリーの消費速度を調節するホルモンが私たちの体内に数多く存在するからかもしれない。

ネイトは、レプチンが欠乏しているわけではなく視床下部のレプチン受容体に欠陥があった。しかし症状は同じで、ネイトは執拗に空腹を感じている。ちがいは、レプチン注射でネイトを救うことはできないという点だった。ネイトにレプチン注射をすることは、水漏れしているホースの水を止めようとして、まったく関係のない場所にガムテープを巻くようなものである。

ネイトは、レプチン受容体に欠陥があるため多くの内分泌系に問題を抱えている。ブランシュ・グレイの時代であれば、ネイトのような遺伝子欠損のある状態で生まれた子どもは乳児期まで生き延びることができなかった。現在ネイトは、コルチゾン（副腎皮質ホルモン）を一日三回、甲状腺ホルモンを一日一回服用している。また、思春期を自身の内分泌系だけで乗り越えることができないため、思春期の時期には、性ホルモンも服用する必要がある。

ネイトのような人びとを対象にした研究成果のおかげで、空腹に関する生理学的な理解が大幅に進んだのは事実だ。しかし、まだまだ初期段階でしかなく、今得られている研究成果はこれから行われる食欲や代謝に関する研究のための足掛かりでしかない。現在、内分泌学者たちは、感染症の専門家、免疫学者、神経科学者、さらには環境科学の専門家たちと力を合わせさまざまな研究に取り組んでいる。たとえば、消化管内に常在している数兆個もの細菌、いわゆる腸内細菌は、細菌独自の化学物質を放出し、私たちヒトの食欲を調節するホルモンの機能を阻害し、カロリー消費効率を変化させる可能性が示唆されている。つまり、ある種の腸内細菌は、私たちを太らせるように作用し、また別の細菌群は、痩せるように作用しているのかもしれない。これまでの研究から、抗生物質の摂取は、私たちを太らせることが示唆されている。これは、抗生物質が腸内細菌を駆除し、肥満を促すような細菌だけが腸内で生き残るためだと考えられている。しかし、別の研究ではまったく正反対の結果が報告されているため、プロバイオティクス飲料を摂取することで、〝良い〟細菌が私たちの腸内に補充できると期待することは時期尚早である。ただ、消化管と腸内細菌との関係に関する研究成果が、レプチンに関する研究成果と結びつくことで、空腹について完全に理解することが可能になるかもしれない。その他にも、大気汚染や工業用化学物質、また水や食料に混入する殺虫剤に焦点をあてて研究が進められている。これらの毒素は、ちょうどコンピューターのハッカーのように、私たちのホルモンを活性化し、私たちの内分泌系をかく乱する可能性があるからだ。いずれにしても、これらの仮説を検証するためには、まだまだ長い時間が必要である。

かつては、減量のために胃の大きさを小さくする胃切除手術が行われていたが、現在では胃の上部から分泌される食欲促進ホルモンであるグレリンの分泌量を減少させることで食欲を抑制する効果があると考えられている。科学者たちは、リスクの高い胃切除手術のような減量手術よりも、減量薬の開発を進めている。しかし、そのような薬は、はたして減量手術よりも安全で副作用はないのか、といった疑問が湧いてくる。

肥満研究の先駆者であるコロンビア大学のルディ・ライベルは、細胞一個のレベルでの空腹の情報伝達について解明しようとしている。具体的には、複数のホルモンがどのようにして脳の神経細胞間での空腹のメッセージのやり取りに作用するのか明らかにしようとしている。「現在求められているのは、ヒトを対象にして、今日利用されている脳画像診断装置よりも、細胞を一個から見分けられる優れた解像度を持つ装置を用いてヒトはどのようにして食事の摂取量を調節しているのか、その調節機構を明らかにすることである。もし、それが明らかにできれば、内分泌系がどのように関与しているのか、また、脳や消化管に内分泌系がどのような影響を与えているのか、より深く理解できるようになるだろう」とライベルは語った。

確かに、私たちのなかには食べ過ぎている人がいる。ただ、私たちの体は、ホルモンのせいで、カロリーを消費する効率が落ちたり、空腹感を感じるようになったりしているのかもしれない。実験動物たちは、これまでと同様のエサを与えられているにもかかわらず、昔と比較して太っている。動物たちは、より空腹になっているのだろうか？　それともカロリーを消費しにくくなったのだろうか？　誰にもまだわからないが、何かがホルモンの作用を変化させ、肥満を引き起こしているのかもしれない。私たちヒトの場合は、体内のホルモンバランスが崩れてしまっていることで、肥満化しているのかもしれない。

15章　飽くなき欲求：視床下部と肥満

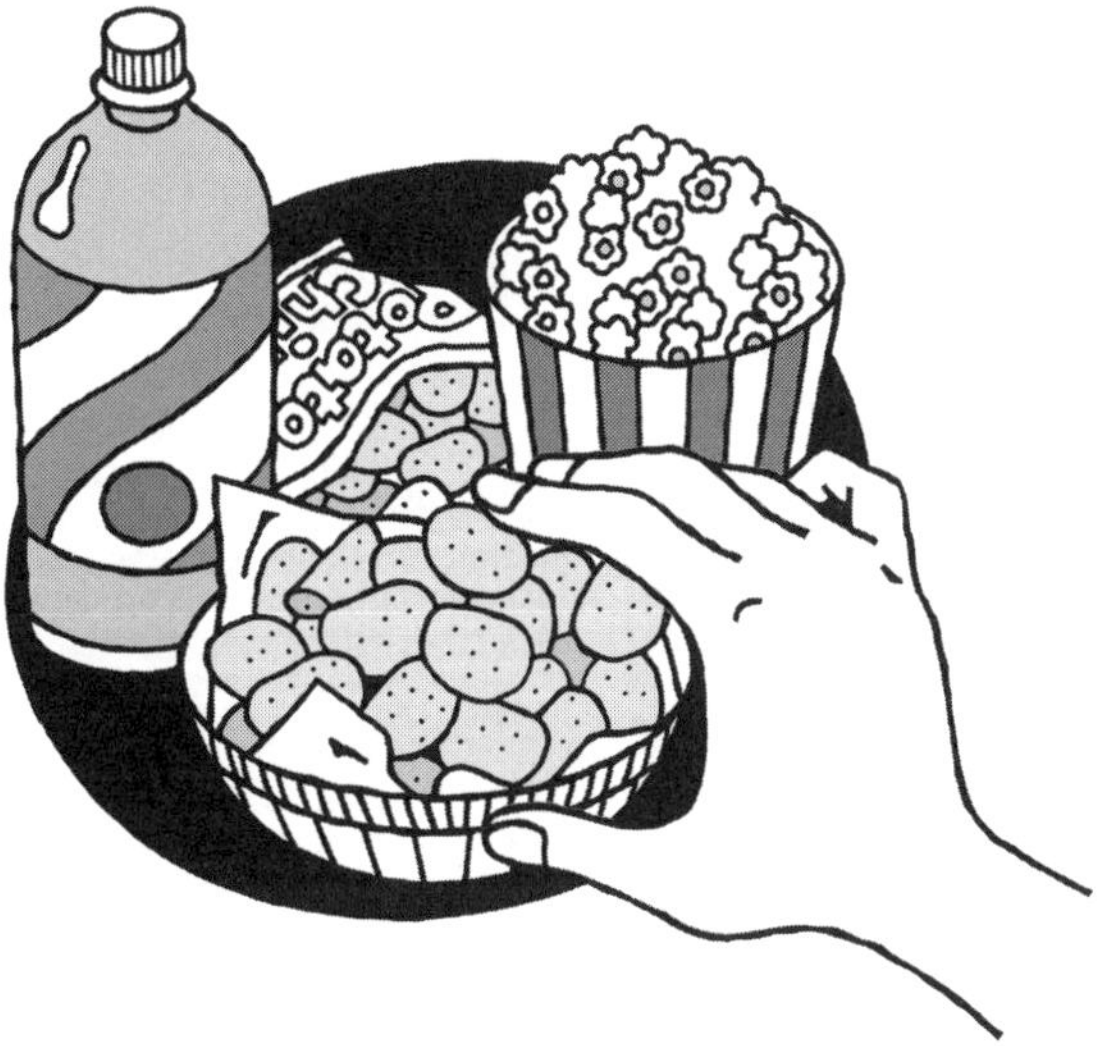

ヒトの食欲研究は、研究者がまっさらな状態から研究を開始できないため、非常に難しい。たとえば、昔からある〝鶏が先か、卵が先か〟という問題と同様に、体内のホルモンの影響で体重が増加するように生まれてきたのだろうか？　それとも食事が原因で脂肪を蓄えやすくなったのだろうか？　または、妊娠中の母親の食習慣、あるいは特定の化学物質への曝露が、カロリー余剰摂取やジャンクフードの誘惑から逃れる方法になんらかの影響を与えたのだろうか？　肥満誘発性汚染物質に私たちはさらされているのだろうか？　それとも、私たちの生活様式、毎週の休日やすべての社交行事が非常に食事中心的であるということが影響を与えているのだろうか？　いずれにしても、非常に取り扱うことが難しい疑問ばかりである。

ネイトは現在八歳。丸々と太っていて背が

低く、がっしりとした足をしている。ネイトの身長に対する体重の割合を示す肥満度指数（ＢＭＩ）は、肥満レベルを大きく上回っている。ネイトは、ふだんは陽気な子どもである。それは、食べ物に気を配っているカレンの献身的な看病のおかげだ。ネイトはいま、自宅学習しているので、カレンは彼の毎回の食事のカロリーを計算し、盗み食いしないように常に様子を見ている。二人は、オーランドから一時間ほど離れたところにある浜辺の町のフロリダ州ニュー・スミュルナのゲートとフェンスで囲われた居住地区で暮らしている。

カレンは、フェイスブックでネイトと同様の症状の子どもを持つ三人の親たちと知り合った。彼らの子どもたちは、レプチン受容体を活性化する治験薬を服用しているが、ネイトがこの治験に参加資格を有するまで、まだ十年もある。というのも、この治験に参加するボランティアは、一八歳以上でなければならない。彼らの息子の一人は、四か月で二五ポンド（約十一・三キロ）痩せ、食べ物がこれほどおいしいと感じたことはなく、人生で初めて満腹感を得たとカレンに話した。

カレンは、焦燥の色が隠せない様子で「今すぐにでも、その薬を渡してほしい」と言った。

また、カレンは、ネイトをできる限り、さまざまな治験に参加させたいと考えている。たとえそれが、新しい食欲抑制剤の治験であっても、あるいはネイトの体内でうまく機能していないほかのホルモンのうち、どれか一つに対する治験であってでも。「ネイトの体内には、この問題を解決するための答えが必ずあると思っています」と彼女は言った。ネイトが四歳のとき、メリーランド州ベセスダにある米国立衛生研究所（ＮＩＨ）に一週間滞在したことがある。カレンは、医師たちがネイトや彼女に提供した情報よりも、ネイトのほうがより有益な情報を数多く医師たちに提供したと思っているが、それでもなお彼女は、内分泌学の将来のために正しいことをしたと思っている。

肥満研究は、単に体重の増加に関する研究ではない。肥満研究が内分泌学の分野で最前線にあるのは、二〇世紀のホルモン研究の先駆者たちが長年望んでいたが、決して実現できなかった、つまり細胞と行動を結びつけることができる研究だからである。「我々人類は、食欲や肥満をコントロールしたいと願っている。肥満の場合、食事をやめれば体重を減らすことができるので、私たちは、自分で食欲や肥満をコントロールできるという錯覚を持っている。しかし、それは、水を飲む、セックスをする、その他多くのあなたを突き動かす基本的な欲動があるように、食べるためにあなたを突き動かす基本的な欲動が存在するということを完全に無視している。人類のこの基本的な欲動がどれほど強力でそれを意識的にコントロールすることがどれだけ難しいのか、ということを我々は完全に理解しているとは思えない」とレプチン遺伝子の発見者であるフリードマンは言う。結局、私たちの体内のホルモンは、あらゆる行動を支配しているのである。

エピローグ

ホルモン研究が始まってから二〇年後、そして、分泌協会が設立されて五年後の一九二一年、脳標本収集家で脳神経外科医のハーベイ・クッシングは、これを機に内分泌研究分野を回顧し、脳下垂体に関する研究成果は「論文の大洪水を引き起こし、内分泌学者を誕生させた」と述べた。彼はあらゆる分野で有名人だったが、そこに〝謙虚であること〟は含まれていなかった。

講演会の自己紹介の場で、クッシングは自身の研究成果を自画自賛した。つまり、自分自身こそがこの内分泌学という研究分野を立ち上げた創始者、または内分泌学船クッシング号の船長だと宣言した「ある者は、内分泌学の新たな発見の誘惑に取りつかれた。またある者は、内分泌学に熱心に入植しようとし、またある者は、宣教師的な精神をもって福音を広めようとした。しかし、ある者は経済的な利益に目がくらみ、貿易風に船の帆を広げて走りだした。これほどまであらゆる活動へと人びとを駆り立てた研究分野なのだから、将来歴史家が語るべきことかもしれない」と言い放った。

クッシングは、甲状腺の機能が低下している患者に甲状腺ホルモンを投与することや、副腎の機能が落ちるとアジソン病を発症することを発見した自分の献身的な仲間の研究者たちを賞賛した。だから、クッシングが行った講演の数年後、二人の殺人犯の犯行が、松果体の機能不全によるものだと誤った証言をした医師たちについて、クッシングはきっと驚きもしなかっただろう。もし、クッシングがこの世にいれば、世界を巻き込んだ脳下垂体標本の収集活動が始まることも、背の低い子どものために成長ホルモンを脳下垂体から抽出できることを予見していたにちがいない。それだけではなく、クッシングは几帳面だったので（もちろんその性格こそが彼を世界最高の脳外科医にしたのだが）、成長ホルモンに不純物が混入することにつながった実験技術の不備を指摘していたかもしれない。

クッシングは、いんちきな若返り薬や、性欲増強ホルモン剤を押し売りする強引な販売員の存在に激怒していた。もし彼が現在生きていれば、血中テストステロン濃度の低い男性へホルモン治療を促すコマーシャルやオキシトシンが愛の秘薬として販売されていることについて冷淡な態度でいるだろう。しかし、ホルモン治療を推測から正確なものへと変化させた技術、十億分の一グラムといった極微量のホルモンの測定を可能にしたラジオイムノアッセイの出現については予期できなかったはずだ。そして、脳下垂体と同様に腸内細菌や脂肪細胞がホルモンを産生することも予期できなかっただろう。

ホルモン研究は、互いに影響しあうものの研究ともいえる。当初は、ヒトの内分泌組織やホルモンを産生する細胞集団について解析されていた。かつてクッシングは、消化管と脳とのつながり、つまりホルモンがさまざまな臓器に作用を及ぼすことに驚愕した。現在では、私たち一人ひとりが、莫大な種類のホルモンという化学物質の入った小さな池のような存在だと認識されている。

「私たちは、霧に包まれた貧弱な海図しかない内分泌学の海へと乗り出した」とクッシングは、今から約一〇〇年以上も前にボストンで開催されたアメリカ医師会の会議で聴衆を前に語った。

「我々のほとんどは、船乗りとしての知識を持ち合わせず、目的地も漠然としているため、方向を容易に見失ってしまう」

クッシングが〝熱心な入植者〟とよんだ人びと、つまり、二一世紀の研究者たちは、より鋭い視点を持っている。それはクリスタルのようにクリアではないが、クッシングの生きた時代と比較して曇りは格段に少なくなった。研究者たちは、ホルモンの産生遺伝子を特定する技術を開発し、これまでにないほど小さく、これまでにないほど強力な化学物質であるホルモンのミクロな影響を顕微鏡下で可視化することに成功している。過去の歴史が将来に対するガイドであるとするならば、薬や世間で流布しているさまざまな情報に対して、私たちはこれまで以上に目の肥えた消費者になれるはずである。健全な猜疑心を持つことこそが、誇大広告や希望をいたずらに煽る宣伝からうまく回避するすべを生み出し、本格的な科学知識こそが、人生を正しい方向へと導いてくれるはずである。私たちが前進し続ける限り、ホルモンがどのようにして私たちを羨ましがらせ、不機嫌にさせ、空腹にさせるのか、そのしくみについてより深く理解できるようになる日がきっと来るはずだ。ホルモンこそが、ヒトをヒトたらしめているのである。

謝辞

この本を執筆する過程は、まさに体内でホルモンが作用するしくみに似ていた。これは別に執筆作業が私をイライラさせたということではなく、ホルモンが単独で作用することはないという意味である。たとえば、落ち着こうとするとき、ホルモンは、ほかのホルモンの分泌を引き起こし、徐々に作用して情報を伝える。まさにその通りで、私も冷静になることが必要なとき専門家や友人、そして家族を頼りにしてどのようにすればよいのか導いてくれるよう相談した。

各章の注釈には、執筆に際し情報提供に協力してくれた数多くの専門家たちの詳細を記載した。イェール大学産婦人科臨床教授であり、私が頼りにしている更年期障害研究の第一人者であるメアリー・ジェーン・ミンキン医師。ベイラー医科大学男性生殖医療外科准教授であり、テストステロン研究者であるアレクサンダー・パストゥスザック医師。また、ダートマス大学カイゼル医科大学生理学神経生物学教授であるレスリー・ヘンダーソン博士は、二四時間三六五日、いつでも相談に乗ってくれた。ボストン医療センタートランスジェンダー医学手術チームのディレクターであるジョシュア・セイファー医師は、私の専門用語の使い方について助言をくれた。この場を借りて感謝申し上げたい。

ニューヨーク医学アカデミー歴史コレクション図書館長アイリーン・シェイナー、イェール大学クッシング・ホイットニー医学図書館医学史図書館長メリッサ・グラーフ、コロンビア大学医学センターアウグスティウス・C・ラング健康科学図書館特別コレクション責任者スティーブン・E・ノヴァックは、見つけ出すことが難しい資料を追跡して、いつも見つけ出してくれた。ニューヨーク医学アカデミーのウォルター・リントンとチーチェン・リーは、オンラインでは利用できない科学論文を見つけ出し、私にメールで送ってくれた。この場を借りて感謝申し上げたい。

思慮深い研究者やライターの方々から、大切な資料を共有してもらえたことは、非常にありがたかった。歴史家でありライターでもあるテキサス大学オースティン校ゲルマン研究の教授であるジョン・ホバーマン、成長ホルモンの問題が初めて明るみになった際、最初に記事に取り上げた勇敢な記者であるエミリー・グリーン、The Birth of the Pill（＊1）の著者のジョナサン・イーグは、避妊薬を発見した研究者のインタビュー録音テープを共有してくれた。

ハワードとジョージアンナ・ジョーンズの子どもたちである、ラリー・ジョーンズ、ハワード・ジョーンズ三世医師、ジョージアンナ・クリンゲンスミス医師は、親切にも私を家に招待してくれ、両親の話を聞かせてくれた。エランナ・ヤローとベン・ヤローは、母親のロサリン・ヤローの話を聞かせてくれた。

謝辞

多忙なスケジュールのなか、献身的に私の原稿にコメントし、そして再読（ときにはさらに再読）してくれた素晴らしい友達たちに心の底から感謝する。ニューヘブンの仕事仲間である、アンナ・ライズマン、リサ・サンダース、ジョン・ディロン、そして新しいメンバーのマージョリー・ロイゼンタールに感謝する。彼らとのシダーハースト・コーヒーでの三時間以上にもわたる時間を私はいつも楽しみにしていた。ニューヨークの仕事仲間である、ジュディス・マトロフ、ケイティ・オレンシュタイン、そしてアビー・エリンは詳細な本書に対するコメント、そして私のメールに対していつでも返信してくれ、また文章の間違いを見つけ出してくれた。シェリー・フィンク、エリゼ・ラッキー、アナベラ・ホックスチャイルド、ベス・ラコー、ジェシカ・フリードマンは、本書をより洗練されたものにするために、鋭いコメントをしてくれた。作家であるマリー・リー、ジョン・ライナー、アリス・コーエンとのニューヨークのアッパー・ウェスト・サイドでのディナーは、いつも楽しかった。OpEdプロジェクトの優秀なフェローや共同指導者にも感謝したい。キャサリン・マッギオーグとジェシカ・ペプスナーは、本書を精読してくれただけでなく、創造性も提供してくれた。

そしてもちろん、毎月のディナーでアドバイスや励ましをくれたInvisible Instituteのメンバーに感謝する。

実際に聴衆の前で、自らの研究について話す機会は、自分の考えを磨き、それらを言葉にすること

＊1　原題は『The Birth of the Pill: How Four Pioneers Reinvented Sex and Launched a Revolution』日本では未翻訳.

にもつながった。ニューヨーク医学アカデミーの副総長であり医学・公衆衛生史センター図書館長でもあるリサ・オ・サリバンとイベント企画コーディネーターのエミリー・ミランカーには、とくに感謝する。ブラウン大学コガット人文科学研究所で講演する機会を与えてくれたジェイ・バルーク博士に感謝する。イェール大学が人文科学を医学教育プログラムに取り入れたとき、私はまだ医学部生だったが、現在では、責任者のアンナ・ライズマン博士の元で、私もその医学教育プログラムのメンバーを務めさせていただいている（なお、アンナは、私の作家グループのメンバーの一員でもある）。アンナは、この医学教育プログラムで、講演する機会を与えてくれた。ただ、発表までの準備時間は短く、これほど厳しいものはなかった。

マルグリット・ホロウェイ、キャシー・シュフロ、ハリエット・ワシントン、ローレン・サンドラー、ローリー・ニーホフ、リジー・レイス、ジョアンナ・ラディン、ウェンディ・パリ、アリス・ティッシュ、トミー・ティッシュ、ダグ・カガン、アディナ・カガン、ジェーン・ボルディエールは、早く原稿を仕上げてほしいと思っているにもかかわらず、私に精神的なサポートをしてくれた。それだけではなく、私がホルモンの歴史について話し続けることをやめろとも言わず、出版までのスケジュールについて話をすることは一切なかった。イェール大学医学部名誉教授のトム・ダッフィー博士は、ジョンズ・ホプキンス大学時代の思い出を話してくれ、私をとても楽しませてくれた。イェール大学内分泌学部長、頭頸部病理学のマンジュ・プラサード博士は、本書の原稿を読み、文章の構成や医学的な内容について鋭い指摘をしてくれた。ヨハンナ・ラモス＝ボイヤーとバージニア・シュルガーは私を励ましてくれた。マーク・ショーンバーグとリサ・アルバーツは、ボルチモアで運転手をしてくれただけでなく、私の話を聞いてくれた。ロンドンの私の友人であるジェシカ・ボールドウィンは、私がどうしても必要になった写真を撮りに、バタシー公園の奥まったところにある茶色のイヌの像を探しに至急行ってくれた。メモリアルスローンケタリング癌センター小児内分泌学と長期フォローアッププログラム部長であるチャック・スクラー医師、イェール大学小児科名誉教授であるマイロン・ジェネル医師は、内分泌学にある大きな問題を教えてくれた。

私は、学生たちから非常にたくさんのことを学んだ。タリ・ウッドワードは、ありがたいことに、学生たちにとって、アイディアの源になり続けているコロンビア大学ジャーナリズム大学院に招き入れてくれた。学部生と一緒に仕事をする機会を提供してくれたアンドリュー・アーグッドに感謝している。英語１２１クラスでの打ち合わせで、文章の締め方、つなぎ方、省略や構造、目次、そして医学専門用語を使用しないようにしたことは、執筆の助けになった。教室の熱気は伝染し、打ち合わせは、私に元気を与えてくれた。

私は、作家にとって夢のエージェントであるジョイ・ハリスにお世話になった。彼女はまた、良い友人である。Ｗ・Ｗ・ノートンの担当は、執筆の過程でサポートしてくれた。ジル・ビアロスキー（詩人であり、作家であり、回顧録作家でもある）は、本書を生み出してくれた編集者であり、非常に感謝している。私が、執筆で苦労し始めたとき、彼女は私の考えをうまく発展させ、正しい方向へと導いてくれた。すべてのＷ・Ｗ・ノートンの人びと、プロジェクト編集者のエイミー・メデイロス、表紙デザインディレクターのイングス・リュウ、プロダクションマネージャーのローレン・アバーテに感謝する。ドリュー・エリザベス・ワイトマンは、編集アシスタントとして非常に優秀だった。私が彼女に質問を浴びせたりしても、彼女は快くすぐに返答してくれた。きわめてスマートなアレグラ・ヒューストンは、私の原稿を修正してくれた。

人は母親になるまで、自分の母親に感謝しないものだ。本書の執筆中、母親が何度も電話をかけてきたが、私はほとんどその電話を取らなかった。しかし、いざ自分が母親の忙しいスケジュールに関係なく電話したとき、母親は私をとても気遣ってくれた。お母さん、ありがとう。亡き父、ロバート・Ｖ・Ｐ・ハッター医師は、言葉や医療データ、科学的な真実を大切にし、そして医療について正確に、そして共感を持って伝えることを心掛けていた。亡き父は、私のことを誇りに思ってくれていると思う。兄のアンドリューと妹のイーディは、私が自信を無くしていたとき、いつも私の能力を信じてくれていた。

私の子どもジャック、ジョーイ、マーサ、イライザは、私のすべてである。子どもたちは、この謝辞のなかからホルモンのダジャレを削除すべきだと主張するなど、ありがたいことに無断でアドバイスまでしてくれた。そして最後に、スチュアート…私とあなたは、本当に相性《ケミストリー(＝ホルモン)》が合うね。

訳者あとがき

本書は、ランディ・ハッター・エプスタインの著書『Aroused: The History of Hormones and How They Control Just About Everything』の全訳です。ランディは医師であり、メディカルライターでもあります。そして、イェール大学医学部ライター・イン・レジデンス（大学が作家に居室を用意し、講義を行ってもらうとともに、作家としての創作活動を支援するシステム）や同大学の英文学部講師、そしてコロンビア大学ジャーナリズム大学院の客員教授も務めています。彼女は、医学と社会の相互関係について興味を持ち、文化的な価値観が医療行為や公衆衛生、そして研究活動にどのような影響を与えるのか、逆に、研究活動や治療法が健康や病気に対する一般の人びとの認識にどのような影響を与えるのかについて、さまざまな視点から議論しています。彼女のコラムは、米国のニューヨーク・タイムズ紙やワシントン・ポスト紙、そして英国のデイリー・テレグラフ紙やガーディアン紙などの新聞にも掲載されています。

私たちの生理機能、たとえば食欲、睡眠、闘争や逃走、さらには思春期（第二次性徴）の訪れや性行動などは、さまざまなホルモンによってコントロールされています。もちろんこれら以外の生理機能もまたホルモンによって調節されています。ホルモンは体内の内分泌腺で産生され、極微量で作用します。たとえば、五〇メートルプールにスプーン一杯分のホルモン〔一グラムの一兆分の一グラム（ピコグラム）〕が血中に存在するだけで、生理機能を発揮するホルモンもあります。

ホルモンを産生する内分泌腺には、脳下垂体や精巣や卵巣といった生殖腺に加え、甲状腺、副甲状腺、副腎、膵臓、腎臓などがあり、それぞれ異なる生理作用を持つホルモンを産生しています。たとえば副腎では体内の水分や塩分量を調節するホルモン（アルドステロン）、腎臓では赤血球の産生を促すホルモン（エリスロポエチン）、胃では食欲を促進するホルモン（グレリン）、脂肪組織では、体脂肪や食欲を抑制するホルモン（レプチン）など、さまざまな臓器でホルモンが産生されています。このようにホルモンは、私たちの身体を健康な状態に保つために、あらゆる生理機能を調節してくれる潤滑油のような作用をしています。現在までに、体内には一〇〇種類以上のホルモンまたはホルモン様物質が発見されていますが、今後もさらに発見されると思われます。

ホルモンが正しく作用しなければ、内分泌疾患を引き起こします。多くの場合、ホルモンの分泌量に異常が起こりますが、ホルモンの作用自体が正しく起こらない場合もあります。たとえば、膵臓のランゲルハンス島内に存在するβ細胞は、血中のグルコース濃度（血糖）の上昇を感知するとインスリンを分泌します。分泌されたインスリンによって、血中のグルコースが筋組織や脂肪組織などに取り込まれ、血糖が低下します。このインスリンが分泌されなくなると、血糖が高い状態が続く糖尿病になります。一方、肥満になると、インスリンが正常に分泌されても、インスリンの効きが悪くなり、糖尿病を引き起こす場合もあります。いずれにしても重要なのは、私たちの血中に存在するさまざまなホルモンの濃度は、非常に狭い範囲で絶妙に維持されていて、私たちのさまざまな生命活動をコントロールしていることです。つまり、ホルモンは多すぎても少なすぎても良いはたらきはしてくれません。ホルモンの分泌量には、最適な濃度が存在するのです。

本書では、ヒトが生命活動を営むために必要不可欠であるホルモンに光をあて、著者のウィットと知的好奇心をもって、ホルモンという概念がどのように生み出されたのか、そのはじまりを十二指腸からホルモンが分泌されることを発見した研究者と、それによって巻き起こった暴動について歴史を紐解きながら語ります。頭がほぐれたところで、気難しいが、腕はめっぽう立つ脳神経外科医が集めた脳標本を話題に、脳下垂体からホルモンが分泌されることをどのように発見したのかを説明してくれます。さらには、ある夫婦が息子の背を伸ばすために成長ホルモンを遺体から回収しようと東奔西走したトピックスや、不妊治療の基礎を築いた生殖内分泌学者夫婦とトランスジェンダーの意外な関係、イヌの性行動研究の成果から、その成果を利用して偽の治療薬を売りつけた詐欺師など、この強力で魅惑的な生体物質をめぐる光と影を語っています。

本書は、上記のような興味深いトピックスを元に「あるホルモンによって身体のある機能が調節される」といった基本中の基本を面白く解説した部分もあれば、最新の知見を惜しみなく（今後新たな研究成果が出ることで塗り替えられることを恐れずに）披露している部分もあります。とはいえ、本書は専門書よりもはるかにわかりやすく、ホルモンの知識がない人にとっても、非常に面白くて、ついい誰かに話したくなるようなエピソードが満載です。ただ、読破するには、ひとつずつ理解しながら先に進む必要があるため、それなりの忍耐と努力は必要です。しかし、本を閉じる頃には、自分自身がどれほどホルモンによってコントロールされているのかに感動するとともに、自分のからだのしくみを不思議に感じ、心から敬意を払うようになるはずです。そして巷にあふれる宣伝や広告の情報をそのまま鵜呑みにするのではなく、ホルモンに関する正しい科学知識によって、現代社会の荒波を乗り越えられるようになるはずです。

最後になりましたが、本書が完成するまでには非常に多くの方々のご尽力を賜りました。東京大学大学院総合文化研究科生命環境科学系坪井研究室の皆さんには、若者ならではの意見を頂きました。旧知の友人からは、斬新な意見を頂きました。そして、このような興味深い本書を訳す機会を与えてくださった株式会社化学同人、的確なアドバイスを下さった浅井歩さんと上原寧音さんのおかげで本書を世に出すことができました。この場をお借りして皆様に厚く御礼を申し上げます。

二〇二二年七月

坪井　貴司

15章　飽くなき欲求：視床下部と肥満

本章は、カレン・スニゼックへの詳細なインタビューと、コロンビア大学医科大学の人間栄養学研究所小児科および医学部教授であるルドルフ・L・レイベル博士、ロックフェラー大学スター人類遺伝学センター所長のジェフリー・M・フリードマン博士、ケンブリッジ大学臨床生化学・医学教授であるスティーブン・オライリー卿と彼の共同研究者であり薬理研究の第一人者である代謝医学の専門家であるサダフ・ファローキへのインタビューに基づいて執筆した。さらに、イェール大学分子細胞生理学教授のジェラルド・シュルマン博士、ルイジアナ州バトンルージュのペニントンバイオメディカルリサーチ外来クリニックのメディカルディレクターであるフランク・グリーンウェイ博士、そしてフロリダ大学のジェニファー・ミラー博士にもインタビューを行った。

科・生理学教授であり内分泌研究主任であるハーシェル・ラフ博士、ノースカロライナ大学の小児科・生化学・生物物理学の教授であるエリザベス・ウイルソン博士、そしてミシガン大学泌尿器科准教授のジェームズ・デュプリー博士。この章で扱った歴史的な背景は、アーリーン・ワイントローブの著書“Selling the Fountain of Youth: How the Anti- Aging Industry Made a Disease Out of Getting Old— And Made Billions（New York: Basic Books: 2010）”を参照した。

13章　オキシトシン：これぞ愛の感覚

本章は、デューク大学生物学の名誉教授であるピーター・クロッパー博士、北カリフォルニア大学精神神経生物学の教授であるコート・ペダーセン博士、ニューヨーク大学神経科学の准教授であるロバート・フロムケ博士のそれぞれの研究室に私自身が訪問してインタビューした内容に基づいている。ペンシルベニア大学ウォートン校商学部の准教授であるギデオン・ナーベ博士は、統計学について助言をくれた。イェール大学心理神経生物学の准教授であるスティーブ・チャンは、サルとオキシトシンの関係に関する彼の仕事について紹介くださった。マギル大学心理学の准教授であるジェニファー・バーツ博士には、オキシトシンと自閉スペクトラムとの関係について説明して頂いた。さらに、ペンシルバニア大学人類学の教授であるマイケル・プラット博士とニューヨーク大学の霊長類生殖生態学・進化学の主任研究員であるジェームス・ハイアム博士にもインタビューを行った。

14章　性転換

本章は、メル・ワイモアへのインタビューに基づき、またトランスジェンダーのコミュニティーの人々との議論によって執筆した。また、ジョシュア・セイファー医師、アニシャ・パテル医師、スーザン・ブールウェア医師、レスリー・ヘンダーソン博士、ジャック・ターバン医師といった臨床医たちにもインタビューを行った。ハワード・W・ジョーンズ・ジュニア医師とクロード・ミジョンには、黎明期のトランスジェンダー治療の詳細について情報提供頂いた。この章で扱った歴史的な背景については、ジョアン・マイヤーウィッツ著の“How Sex Changed: A History of Transsexuality in the United States（Cambridge, MA: Harvard University Press, 2004）”、いくつかの回顧録、例えばジェニー・ボイラン著の“She's Not There: A Life in Two Genders（New York: Broadway Books, 2013）”、エイミー・エリス・ナット著の“Becoming Nicole: The Transformation of an American Family（New York: Random House, 2015）”、ジュリア・セラーノ著の“Whipping Girl: A Transsexual Woman on Sexism and the Scapegoating of Femininity（Berkeley, CA: Seal Press: 2007）”、ペイガン・ケネディ著の“The First ManMade Man（New York: Bloomsbury, 2007）”、クリスチャン・ヨルゲンセン著の“Christine Jorgensen: A Personal Autobiography（New York: Bantam, 1968）”、そしてアンドリュー・ソロモン著の“Transgender”の11章 *Far From the Tree*（New York: Scribner, 2012, 599-676）を参照した。

成長ホルモン治療を受けた患者たちやアメリカ食品医薬品局の事務官、CJDの悲劇と生物学に詳しい医師たち、具体的には、キャロル・ヒンツ（故レイモンド・ヒンツ医師の妻）、マイケル・アミノフ医師、ロバート・ブリザード医師、アルバート・パーロー医師、メリーランド大学神経学講座准教授のロバート・ワーロー医師、国立衛生研究所の上級調査官であるポール・ブラウン博士、エジンバラ大学神経病因学ユニットの創設者であるアラン・ディッキンソン博士、国立衛生研究所の糖尿病、内分泌代謝疾患部門の責任者であるジュディス・フラドキン博士を含む多く方々にインタビューを行った。ジャーナリストのエミリー・グリーンは、英国での成長ホルモンとCJDの関係に関する物語の報道だけでなく、彼女の情報源も惜しみなく提供してくれた。私の教え子ニコラス・スミスは、フランスの新聞を英語に翻訳してくれた。

11章　頭がかっかする：更年期の謎

この章では、イェール大学産婦人科・生殖医療部門の臨床教授メアリー・ジェーン・ミンキン氏には、更年期障害に関する専門的な知識を提供していただいた。また、ニューヨーク大学産婦人科教授のライラ・ナハティガル博士、イェール大学産婦人科科長のヒュー・テイラー、コロラド大学医学部産婦人科教授のナネット・サントロ博士、ウィメンズ・ヘルス・ネットワークのエグゼクティブ・ディレクターのシンディ・ピアソン氏など、数多くの研究者や臨床医にインタビューを行った。更年期症状について自らすすんでオープンに語ってくれた数人の女性たちがいた。そのなかの一人は、更年期が始まって以来、まったく症状が改善する様子がないと語ってくれた。

12章　テストステロン研究の創始者

テキサス大学教授ジョン・ホバーマン著の“Testosteron Dreams: Rejuvenation, Aphrodisia, Doping（California: University of California Press, 2005）”は、本章を執筆するうえで、また現状を研究するうえでも非常に役に立った。基礎研究を行いながら臨床現場で患者も診ている以下の研究者たちに取材した。アレクサンダー・パストゥザック博士、ブリガム・アンド・ウィメンズ病院老齢・代謝科、男性の健康に関する研究プログラム主任であるシャレンダー・バシン教授、マサチューセッツ一般病院、ハーバード大学医学部教授であるジョエル・フィンケルスタイン医師、アルバート・アインシュタイン医科大学モンテフィオーレ医療センター泌尿器科教授兼学長のマーク・シェーンバーグ医師、カリフォルニア大学サンディエゴ校家庭医学および公衆衛生学教授であるエリザベス・バレット・コナー博士、アルバート・アインシュタイン医科大学泌尿器科教授であるフランク・ロウ博士、ロードアイランド州プロビデンスのミリアム病院男性の健康センターの共同主任でありブラウン大学家庭医学准教授である、マーティン・マイナー博士、メイズヘルスクリニックのメディカルディレクターのマイケル・ワーナー博士、ニューイングランド100歳以上のヒトの研究の主任であり、ボストン大学医学部の教授であるトーマス・パールズ博士、泌尿器科医でありトゥレッククリニックの創設者であるポール・トゥレック医師、ウィスコンシン医科大学医学・外

Cheryl Chase, “Hermaphrodites with Attitude: Mapping the Emergence of Intersex Political Activism, 〔CLG: A Journal of Lesbian and Gay Studies 4, no.2 (1998) : 189-211〕” を参照した。

8章　成長させるために

この章は、アル・バラバン博士とバーバラ・バラバンへの広範なインタビューと、お二人が寛大にも共有してくれた新聞の切り抜き、バージニア大学小児内分泌学名誉教授のロバート・ブリザード博士、ロサンゼルス生医学研究所ホルモン生化学科教授のアルバート・パーロー博士、カリフォルニア大学サンフランシスコ校パーキンソン病・運動障害クリニック院長のマイケル・アミノフ博士、キャロル・ヒンツ（故レイモンド・ヒンツ博士の奥様）へのインタビューに基づいている。成長ホルモン治療の歴史の概要は、Stephen Hall, “Size Matters: How Height Affects the Health, Happiness, and Success of Boys— and the Men They Become（New York: Houghton Mifflin Harcourt, 2006）”、Susan Cohen & Christine Cosgrove, “Normal at Any Cost: Tall Girls, Short Boys, and the Medical Industry's Quest to Manipulate Height（New York: Jeremy P. Tarcher/Penguin, 2009）”，そしてAimee Medeiros,“Heightened Expectations（Tuscaloosa: University of Alabama Press, 2016、こちらは、Aimeeがカリフォルニア大学サンフランシスコ校に提出した健康科学史における彼女の博士論文（2012年）を元に執筆されている。私はこの論文について相談に乗った）”に記載されている。アウレリア・ミニューシアとジェニファー・イーとは、エドナ・ソーベル博士についての情報を提供してくれた。

9章　測れないものを測る

この章で扱った甲状腺ホルモン研究の歴史は、ピッツバーグ大学小児内分泌学教授トーマス・フォーリー博士からご教示いただいた。ロサリン・ヤローの詳細な人生の記録については、彼女の教え子であり、その後同僚となり、そして家族ぐるみの友人となったユージーン・ストラウス博士の著書“Rosalyn Yalow, Nobel Laureate :Her Life and Work in Medicine（New York: Basic Books, 1998）”に基づいた。私は、ヤロー博士の何人かの同僚、彼女の子どもたちにもインタビューを行った。またヤローの名誉ある講演の様子や思い出深いできごとのホームビデオも拝見させていただいた。

10章　強くなり続ける痛み

この章で扱った歴史的な背景の詳細は、Jennifer Cooke, “Cannibals Cows and the CJD Catastrophe（Sydney：Random House Australia、1998）”から引用した。Susan Cohen and Christine Cosgrove, “Normal at Any Cost: Tall Girls, Short Boys, and the Medical Industry's Quest to Manipulate Height（New York Jeremy P. Tarcher/Penguin, 2009）”も参考にした。この本は、成長ホルモンの歴史をカバーしていて、そして高すぎると考えられた女性の身長を抑えるためにエストロゲンを投与した歴史についても記述されている。私は、

ーンズたちのアシスタントを長くやっていたジョーンズ財団のナンシー・ガルシアとメアリー・F・デイヴィス、ジョンズ・ホプキンス大学医学部の産婦人科名誉教授であるエドワード・ウォラック博士、アメリカ国立衛生研究所の生殖生物学・内分泌学のシニア調査官であるアラン・ドチャーニー博士、ジョンズ・ホプキンス大学医学部の小児内分泌医であるクロード・ミニョン博士、バージニア大学の小児内分泌学名誉教授であるロバート・ブリザード博士への広範囲なインタビューに基づいている。私は、写真、書簡、出版物、出版されていない回顧録を含む、ジョーンズ博士の個人アーカイブを読み、ジョージアンナ・ジョーンズの発見につながった、胎盤を提供した研究室であるハーバード大学の病理学医アーサー・ヘルティグ博士論文を調べた（アーサー・ヘルティグの息子が親切にも利用させてくれた）。

7章　ジェンダーを作り出す

この章は、私に自身の医療記録を共有してくれたボー・ローレンとアンドロゲン不応症サポートグループの医師であり医学顧問でもあるアーリーン・バラッツ博士、精神科医のケイティ・バラッツ博士、ネバダ大学社会学の准教授であるジョージアン・デイヴィス、1950年代および現在においてインターセックスの患者たちの世話をした内分泌学者、インターセクシャリティがどのように自分たちの生活に影響したかについて告白をした人々との広範なインタビューに基づいている。私はまた、1930から1940年代のコロンビア大学でのインターセックスの子どもたちの治療における医療記録（名前は編集済みのもの）、キンゼイ研究所でのジョン・マネーの論文およびハワード・W・ジョーンズJr博士の個人アーカイブにあるインターセックスの子どもたちに関する会議メモも参照した。ジョンズ・ホプキンス大学のクロード・ミニョン博士とハワード・W・ジョーンズ・ジュニア博士、ミシガン大学の臨床心理学者であるデヴィッド・サンドバーグ博士、カリフォルニア大学バークレー校准教授で歴史学者のサンドラ・エーダー博士、ニューヨーク市立大学Macaulay Honors College教授のエリザベス・リース博士、スタンフォード大学生物医学倫理研究センターの上級研究員であるカトリーナ・カルカジス博士を含む専門家にインタビューした。さらなる背景の情報は、Alice Dreger, “Hermaphrodites and the Medical Invention of Sex,（Cambridge, MA: Harvard University Press: 1998）”、Alice Dreger, “lntersex in the Age of Ethics（Hagerstown, MD: University Publishing Group, 1999）”、Katrina Karkazis, “Fixing Sex: fotersex, Medical Authority, and Lived Experience（Durham, NC: Duke University Press, 2008）”、Elizabeth Reis, “Bodies in Doubt: An American History of Intersex（Baltimore: Johns Hopkins University Press, 2009）”、Sandra Eder, “The Birth of Gender: Clinical Encounters with Hermaphroditic Children at Jons Hopkins（1940-1956）,（PhD thesis in the history of medicine, Johns Hopkins University, 2011）”、Suzanne J. Kessler, “Lessons from the intersexed（New Brunswick, NJ: Rutgers University Press; 2002）”、Georgiann Davis, “Contesting Intersex: The Dubious Diagnosis（New York: New York University Press, 2015）”、Hida Viloria, “Born Both: An Intersex Life（New York: Hachette, 2017）”、Thea Hillman, “Intersex（for lack of a better word）（San Francisco: Manic D Press, 2008）”、

は、イェール大学の博物館でも展示されている）“The Legacy of Harvey Cushing（New York: Thieme Medical Publishers, 2007）”を参照した。また、イェール大学スターリング記念図書館に保存されているハーベイ・クッシング文書（MS 160、原稿保存記録）の中のクッシングの書簡を精査した。イェール大学ハーベイ＆ケイト・クッシング脳神経外科教授デニス・スペンサー博士とワシントン州シアトルの整形外科医クリストファー・ジョン・ウォール、テキサス州ヒューストンの産婦人科医Tara Bruce、神経病理学者であるギル・ソリターレ博士、イェール大学クッシングセンターの写真家でありコーディネーターであるテリー・ダグラディに、インタビューを行った。

4章　殺人鬼ホルモン

殺人と裁判の詳細は、Simon Baatz, “For the Thrill of It: Leopold, Loeb, and the Murder that Shocked Chicago（New York: Harper, 2008）”、Hal Higdon, “Leopold and Loeb: The Crime of the Century（Champaign, IL: University of Illinois Press, 1999）”、ミズーリ大学カンザスシティ校ロースクールのウェブサイトFamous Trial、ノースウェスタン大学図書館のアーカイブスの抜粋を参考にした。1920年代の内分泌学の概要は、Julia Ellen Rechterの1997年のカルフォルニア大学バークレー校の博士論文、“The Glands of Destiny A History of Popular, Medical and Scientific Views of Sex Hormones in 1920s America”によるものである。ルイ・バーマンの背景については、Christer Nordlund, “Endocrinology and Expectations in 1930s America〔British Journal for the History of Science, 40, no. 1（2007）: 83 104〕”を参考にした。

5章　男らしくなる秘密の方法！？

1920から1930年代のホルモンに関する研究についての背景については、Nordlund, “Endocrinology and Expectations in 1930s America”、Rechter , “The Glands of Destiny”、Sengoopta, “The Most Secret Quintessence of Life”を参照した。シュタインナッハについての詳細は、Eugen Steinach, “sex and life：forty years of biological experiments（New York, Viking, 1940）”、Chandak Sengoopta, “Tales from the Vienna Labs: the Eugene Steinach-Harry Benjamin correspondence,〔Newsletter of the Friends of Rare Book Room, New York Academy of Medicine, no.2（Spring, 2000）: 1-2, 5-9〕”を参照した。ジョン・ブリンクリーに関するさらなる情報は、R. Alton Lee, “The Bizarre Careers of John R. Brinkley（Lexington: University Press of Kentucky, 2009）”とPope Brock, “Charlatan: America's Most Dangerous Huckster, the Man Who Pursued Him, and the Age of Flimflam（New York: Broadway Books, 2009）”に記載されている。チャールズ・エドゥアール・ブラウン・セカールについて、さらに知りたい場合は、Aminoff, “Brown-Sequard”を参照のこと。

6章　ホルモンで結ばれたふたり

この章は、ハワード・W・ジョーンズJr博士とその子どもたち、そして彼の同僚で、ジョ

注　釈

より詳しい引用文献のリストは下記のウェブサイトからご覧になれます
https://www.kagakudojin.co.jp/book/b608364.html

1章　太った花嫁

ブランシュ・グレイの死亡記事については、1883年10月20日付ニューヨーク・タイムズ紙“Trying to Steal the Fat Bride: Resurrectionists Twice Baffled in Attempts to Rob The Grave”、1883年10月29日付ボルチモア・サン紙“The Fat Girl's Funeral: Her Remains Deposited in a Capacious Grave at Mt. Olivet”、1883年9月26日付ニューヨーク・タイムズ紙“More than a Better Half”、1883年10月27日付のボルチモア・サン紙“The Fattest of Brides Dead”、1883年11月19日付サンフランシスコ・クロニクル紙“Poor Moses: How the Late Fat Girl's Husband was Scared”、1883年11月17日付ウィークリーアイリッシュタイムズ紙“Sudden Death of a 'Fat Woman'”、1883年10月1日付ボルチモア・サン紙“A Ponderous Bride”を参照した。内分泌学の初期の全体像については、V. C. Medvei著の“A History of Endocrinology（Lancaster, United Kingdom, MTP Press, 1984）”を参照した。

2章　ホルモン誕生

「茶色の犬」事件に関する情報は、下記の文献を参照した。Peter Mason, “The Brown Dog Affair: The Story of a Monument that Divided a Nation（London: Two Sevens, 1997）”、Henderson, “A Life of Ernest Starling”、Hilda Kean, “An Exploration of the Sculptures of Greyfriars Bobby, Edinburgh, Scotland, and the Brown Dog, Battersea, South London, England（Journal of Human-Animal Studies 11, no.4（2003）: 353-73）”、J. H. Baron, “The Brown Dog of University College〔British Medical Journal 2, no.4991（1956）: 547-48〕”、David Grimm, “Citizen Canine: Our Evolving Relationship with Cats and Dogs（New York: Public Affairs, 2014）”、Coral Lansbury, “The Old Brown Dog: Woman, Workers, and Vivisectionists in Edwardian England（Madison: University of Wisconsin Press, 1985）”。

1900年代初頭の内分泌学に関する情報は、下記の文献を参照した。Medvei, “History of Endocrinology”、Merriley Elaine Borell, “Origins of the Hormone Concept: Internal Secretions and the Physiological Research 1895-1905（科学史に関する博士論文，イェール大学，1976）”。

3章　脳の瓶詰め

ハーベイ・クッシングの生涯については、Michael Blissによって書かれた“Harvey Cushing: A Life in Surgery（New York: Oxford University Press, 2005）”、Aaron Cohen GadolとDennis D. Spencerの著書でありクッシングの手術中の写真が含まれている（それらの写真

ホルマオ 43
ホルモン 2, 45, 76
ホルモン恐怖症 247
ホルモンタイプ 83
ホルモンと犯罪 79
ホルモン配合剤 240
ホルモン補充療法 4, 232, 235
ホルモン療法 77, 164, 305
ボロノフ，セージ 96, 108

【ま】

マウント 299
マネー，ジョン 142, 298
マルタ 147
満腹ホルモン 314
見世物小屋 10
醜い顔コンテスト 60, 172
メラトニン 91
メリーランド・クラブ 124
免疫反応 193
モーゼス，デビッド 12
モドリン，アーバイン 35

【や】

ヤギ 277
ヤギの睾丸 96
ヤロー，ロサリン 189, 316
優生学 85
ヨウ素 201
ヨルゲンセン，クリスティーン 294

【ら】

ライディッヒ細胞 97
ラクール，エルンスト 249
ラジオイムノアッセイ 196
ラット 102
ランゲルハンス島 17
ランス，ナオミ 229
卵巣 17, 81
卵巣ホルモンタイプ 82
卵胞 120
リー，チョウ・ハオ 171
リビア，ポール 33
リヒテンシュタイン，ロバート 107
両性具有 106
リリー，フランク 139
ルジチカ，レオポルド 251
レーベン，モーリス 173
レオポルド，ネイサン 73
レズビアン 302
レプチン 11, 316
レプチン受容体 319
ローディッシュ，マーヤ 71
ローテンバーグ，ロン 262
ロードシス反射 281
ローブ，リチャード 73
ローラー培養装置 121
ロッキング 246
ロドリゲス，ジョーイ 203
ロンドン大学 25

【わ】

ワイモア，メル 291
ワイン・オブ・カルドイ 234
若返り 95

索　引

バタシー　25
ハタネズミ　281
麦角　273
パブロフ，イワン　31
パブロフの条件反射　33
パラチリン　80
バラッツ，アーリーン　154
バラバン，ジェフリー　159
バラバン，バーバラ　159
ハルバート，ハロルド　88
半陰陽　137
犯罪者　87
ビーチ，フランク　245, 267
ヒッチコック，アルフレッド　75
ヒト絨毛性ゴナドトロピン　125
ピトシン　272
ヒト成長ホルモン　169
ヒト成長ホルモン財団　176
肥満　312
肥満研究　323
ピル　6, 235
ヒンツ，レイモンド　204
フィッシャー，ヘレン・E　223
ブーテナント，アドルフ　251
フォーリー，トーマス　201
復員軍人援護局　181
副甲状腺　17, 80
副甲状腺ホルモン　80
副腎　17, 22, 81
副腎皮質刺激ホルモン　64
副腎皮質ホルモン　319
副腎ホルモンタイプ　82, 136
太った花嫁　13
不妊治療　113
ブラウン･セカール，チャールズ･エドゥアール　97
プラシーボ効果　99, 109
プラセボ　237, 259
フリークショー　10, 136
フリードマン，ジェフリー　316
フリードマン，ロバート　226
ブリザード，ロバート　182, 210
ブリンクリー，ジョン　96, 108
プレマリン　234
プロオピオメラノコルチン欠乏症　312
プロゲステロン　5, 77, 112, 222, 279
プロベラ　234, 238
フロムケ，ロバート　289
プロメトリウム　238
プロラクチン　63
プロラン　125
ブロンクス退役軍人病院　192
分泌腺　29
米国アンチエイジング医学アカデミー　262
米国食品医薬品局　209, 235, 256
米国立衛生研究所　181, 209, 221
米国立脳下垂体機関　176, 182, 203
ベイブ　73
ベイリス，ウィリアム　26
ヘーゼルタイン，フローレンス　221
ペダーセン，コート　278
ペドフィリア　143
ペニス　130
ヘルスパートナー　133
ベルトルド，アーノルド・A　20, 43, 102, 249, 275
ベルナール，クロード　2
ヘルマプロディートス　137
ヘルマン，ルイス　123
放出ホルモン　64
ボーマン，カール　88
ホール，プリューデンス　270
北米インターセックス協会　153
母子の絆　276
ホスキンス，ロイ・G　77
ホットフラッシュ　224
母乳　272
ホモセクシュアリティ　105

【た】

ダーウィン，チャールズ *19*
ダイアモンダオ，ミルトン *148*
体外受精 *113*
胎盤 *122*
ダイム博物館 *12*
唾液腺 *37*
多発性内分泌腺腫症 *91*
ダロウ，クラレンス *75*
男性更年期 *255*
男性ホルモン *64, 105, 106, 111, 112*
男性らしさ *117*
チバ *251*
茶色の犬の像 *25*
腸内細菌 *320*
ディービーマウス *315*
低身長 *160*
低身長症 *55*
ディッキー *73*
低テストステロン症候群 *255*
デール，ヘンリー *273*
テストステロン *4, 64, 112, 136, 167, 245, 249, 291*
テストステロン補充療法 *248*
伝達性海綿状脳症 *209*
点鼻スプレー *282*
投資家 *283*
同性愛 *105*
同性愛者 *143*
道徳的分子 *284*
動物愛護活動家 *25*
動物実験 *26, 55*
ドーピング *253*
ドライマウス *35*
トランスジェンダー *292, 297*
トランスセクシャル *297*
トランスベスタイト *297*
トルコ鞍 *57, 62, 91, 168*

【な】

内性器 *133*
内臓療法 *83*
内分泌 *43*
内分泌学 *16, 29, 77, 96, 136, 312*
内分泌学会 *77*
内分泌研究会 *77*
内分泌犯罪学者 *247*
内分泌物 *3*
軟骨無形性症 *161*
二重盲検無作為化比較試験 *110*
ニューロキニンB *231*
ニワトリ *249*
妊娠検査 *118*
ネガティブ・フィードバック *314*
脳下垂体 *17, 54, 136, 169, 230*
脳下垂体機能亢進症 *58*
脳下垂体機能低下症 *58, 161, 166*
脳下垂体機能不全症 *58*
脳下垂体のためのパイロット *184*
脳下垂体ホルモンタイプ *82*
脳腫瘍患者 *48, 52*
脳神経外科 *52*
脳標本 *48*
ノーベル化学賞 *251*
ノーベル生理学・医学賞 *113, 199*
ノバック，エミール *124*

【は】

バーソン，ソロモン *193*
ハーベイ，ジョージ・R *313*
バーマン，ルイス *80, 94*
パーロー，アルバート *185, 217*
配合品質管理法 *241*
パイプカット *3, 94, 252*
ハゲビー，リジー・リンド・アフ *36*
バゼドキシフェン *242*
バソプレシン *64*

索　引

子宮移植 *104*
子宮頸がん *222*
子宮摘出手術 *221*
試験管ベビー *113*
自己発揚 *99*
視床下部 *17, 136, 230*
視床下部ニューロン *230*
ジヒドロテストステロン *141*
脂肪細胞 *317*
雌雄同体ウシ *118*
絨毛性ゴナドトロピン *125*
雌雄モザイク *139*
受刑者 *87*
受精卵 *139*
シュタインナッハ，オイゲン *94, 252*
受託者 *283*
出産 *272*
松果体 *17, 91*
小児性愛 *143*
ジョーンズ，ハワード・W *113, 137, 146, 297*
食欲研究 *321*
食欲促進ホルモン *320*
ジョスト，アルフレド *140*
女性の健康イニシアチブ *237*
女性ホルモン *64, 105, 112, 295*
女性ホルモン濃度調節機構 *231*
女性らしさ *117*
ジョリエット刑務所 *93*
ジョンズ・ホプキンス・ジェンダー・アイデンティティ・クリニック *298*
ジョンズ・ホプキンス大学 *142, 297*
進化論 *19*
神経仮説 *31*
人工合成成長ホルモン *212*
真正半陰陽 *141*
心臓発作 *236*
人体実験 *55*
陣痛 *272*
信頼ゲーム *282*
心理内分泌学 *80*
膵臓 *17*
スコープス，ジョン *75*
スコルタ，レイサ・カトリーナ *36*
スターリング，アーネスト *26*
スターリングの心臓の法則 *31*
性転換 *148*
精管結紮術 *94, 252*
精管切除術 *3*
世紀の犯罪 *75*
性クラブ *117, 139*
性自認 *146, 163, 298*
生殖器 *133*
生殖制御ホルモン *230*
精巣 *17, 102*
精巣移植実験 *43*
生体解剖実験 *25*
成長ホルモン *4, 11, 63, 161, 203*
成長ホルモン療法 *164*
性的指向 *106, 292*
性同一性 *145, 292*
『性と内分泌』 *116*
性による役割 *144*
精嚢－神経仮説 *100*
性分化疾患 *138*
性別 *105, 135, 144*
性ホルモン *162, 236, 246, 319*
性欲 *101*
生理不順 *81*
セクレチン *32*
石灰化 *91*
セットポイント理論 *318*
セルフエンハンスメント *99*
先端巨大症 *172*
先天性副腎過形成 *141*
前葉（脳下垂体の） *56*
ソーベル，エドナ *165*
ゾンデク，ベーンハード *118, 124*

【か】

カーター，スー　*281*
カーニー複合　*72*
カーリング，トーマス・ブリザード　*22*
外性器　*130*
カエルの性行動研究　*100*
仮性半陰陽　*141*
身体のほてり　*224*
感染症　*19*
完全犯罪　*73*
疑似的な同性愛行動　*106*
基礎代謝測定器　*88*
偽薬　*237, 259*
キャノン，ウォルター・B　*78*
キャバリー，ジョン・R　*92*
ギャング　*82*
虚弱体質　*81*
クー・クラックス・クラン　*82*
クーリッジ，ステファン　*39*
クッシング，ハーベイ　*48, 79, 97, 114, 162, 274*
クッシングコレクション　*50*
クッシング症候群　*59*
クッシングセンター　*50*
クッシング病　*59*
クリトリス　*134*
グレイ，ブランシュ　*9, 312*
クレチン症　*3, 187*
グレリン　*11, 320*
クロイツェルト・ヤコブ病　*205*
クロプファ，ピーター　*276*
グロブリン　*194*
経口避妊薬　*6, 235*
血糖値　*172*
ケネディ，ジョン・F　*8*
ケンブリッジ大学　*113*
抗アンドロゲン薬　*305*
好塩基性下垂体腺腫　*62*
睾丸移植実験　*22*
睾丸　*20*
恒常性　*18, 314*
甲状腺機能不全　*22*
甲状腺刺激ホルモン　*64*
甲状腺ホルモン　*3, 11, 17, 64, 167, 187, 203, 319*
合成エストロゲン剤　*127, 151*
合成テストステロン　*252*
抗体　*194*
後天性免疫不全症候群　*202*
更年期　*4, 221*
交尾　*280, 299*
抗ミュラー管ホルモン　*140*
後葉（脳下垂体の）　*56*
五体満足　*140*
コッホ，ロベルト　*19, 45*
コッホの原則　*45*
小人症　*55, 161*
コルチゾール　*1, 59, 141*
コルチゾン　*2, 142, 319*
コレシストキニン　*316*
コレステロール　*251*
コロンビア大学　*132*

【さ】

殺人　*73*
サリバン，アーサー　*130*
サリバン，キャスリーン　*130*
サリバン，ブライアン・アーサー　*130*
サリバン，ボニー　*134*
サンガー，マーガレット　*84*
シアーレ社　*234*
シーガー，ジョージアンナ　*113, 137*
シェーファー，エドワード　*44*
ジエチルスチルベストロール　*151*
シェリング　*251*
ジェンダー　*145*
ジェンダー・アイデンティティ　*146, 163, 298*

索　引

【欧文】

A.D.A.M 質問紙　255
ACTH　64
A-Z 試験　118
CAH　141
CCK　316
CJD　205
DES　127, 151
DSD　138
FDA　209, 235, 256
GW カーニック社　83
hCG　125
HIPAA　178
HRT　235
KKK　82
NIH　181, 182, 209, 221
NPA　176, 182, 203
PATH　261
POMC　312
PTH　80
RIA　196
TED　284
TSE　209
VA　181
WHI　237

【あ】

アイゼンハルト，ルイーズ　64
アジソン，トーマス　22
アジソン病　1, 22
アシュハイム，セルマー　118
アセトン　177
アップジョン社　234
アドホケーター　133
アドレナリン　22, 78, 83, 228, 274
アミノフ，マイケル　205
アヤスト社　234
アルツハイマー型認知症　236
アレン，エドガー　116
アンチエイジング　262
アンドロゲン　141, 252
アンドロゲン不応症　154
アンドロジェル　253
イェール大学医学部　48
遺体安置所　170
インスリン　3, 172, 203
インスリン注射　77
インターセクシュアリティ　137
インターセックス　138, 152, 297
インフォームド・コンセント　110, 133
ウェルズ，オーソン　75
ウォール，クリス　66
ウッドワード，ルイーザ　46
エイズ　202
エヴァンス，ハーバート　171
エストリオール　241
エストロゲン
5, 64, 77, 112, 136, 222, 279, 295
エドワーズ，ロバート　113
エノビット　234
エピネフリン　83
エングル，アール　120
黄体ホルモン　77, 112, 120
オーガズム　282
オービーマウス　315
オキシトシン　64, 270
オスラー，ウィリアム　18
汚染　207
オリバー，ジョージ　22

■著 者　ランディ・ハッター・エプスタイン（Randi Hutter Epstein）
医師、作家、ジャーナリストであり、ニューヨーク・タイムズ紙やワシントン・ポスト紙などに寄稿している。イェール大学の講師、同大学医学部のライターを務め、またコロンビア大学ジャーナリズム大学院の非常勤教授でもある。著書に『Get me out』（人類の出生・誕生に関するノンフィクション。2010年刊行）がある。ニューヨーク在住。

■訳 者　坪井　貴司（つぼい たかし）
東京大学大学院総合文化研究科教授。2001年浜松医科大学大学院医学系研究科生理系専攻博士課程修了。現職に至る。博士（医学）。専門は、分泌生理学、内分泌学、神経科学。基礎・応用の両面から、腸内細菌がどのように腸管のホルモン分泌機能を調節し、摂食や認知機能を制御するのか研究している。著書に『みんなの生命科学』（化学同人）、『知識ゼロからの東大講義　そうだったのか！ヒトの生物学』（丸善出版）、『休み時間の細胞生物学』（講談社）などがある。東京都在住。

本文イラスト：きたむらイラストレーション

魅惑の生体物質をめぐる光と影
ホルモン全史

2022年8月20日　第1刷　発行

訳　者　坪　井　貴　司
発行者　曽　根　良　介
発行所　（株）化学同人

〒600-8074 京都市下京区仏光寺通柳馬場西入ル
編集部 TEL 075-352-3711 FAX 075-352-0371
営業部 TEL 075-352-3373 FAX 075-351-8301
振　替 01010-7-5702
e-mail webmaster@kagakudojin.co.jp
URL https://www.kagakudojin.co.jp
印刷・製本　（株）シナノパブリッシングプレス

検印廃止

ISBN978-4-7598-2083-6

本書のご感想を
お寄せください